FOOD & COOKING DATA

いつも食べる量の塩分がひと目でわかる

第4版 塩分早わかり

監修・データ作成●牧野直子（管理栄養士）

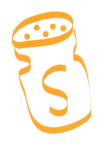

女子栄養大学出版部

目次

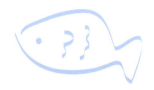

この本の使い方 …… 4
データの見方 …… 6
塩分コントロールに欠かせない　計量カップ・スプーン …… 8

食品の塩分早わかり

水産加工品 …… 9
　干物、みそ漬け、缶詰め、塩辛、魚卵、乾物、こんぶ、わかめ、練り製品など

肉・卵加工品、チーズ …… 37
　ハム、ベーコン、ソーセージ、缶詰め、卵加工品、チーズなど

漬物、ふりかけ、つくだ煮 …… 49
　梅干し、塩漬け、ぬかみそ漬け、たくあん漬け、ピクルス、ふりかけ、つくだ煮など

調味料 …… 65
　塩、しょうゆ、みそ、だし、めんつゆ、たれ、スパイス、調理ミックス、ルーなど

調理加工食品 …… 99
　インスタントめん、インスタントスープ・みそ汁、レトルトカレー、冷凍食品など

ごはん、めん、パン …… 113
　ごはん、うどん、そば、おにぎり、パスタ、中華めん、食事パン、総菜パン、菓子パンなど

珍味、ナッツ、菓子 …… 125
　珍味、ナッツ、スナック菓子、せんべい、和菓子、洋菓子、デザート菓子など

外食の塩分早わかり

    そば・うどん …… 138
    ラーメン …… 140
    丼もの …… 142
    すし …… 146
    定食 …… 148
    酒のつまみ …… 152
    イタリアン …… 154
    中国料理など …… 156
    ファストフード …… 158
    コンビニ弁当 …… 160

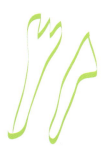

調理で変わる塩分早わかり

    だし …… 164
    下調理 …… 168
    煮物 …… 172
    調味パーセント …… 174

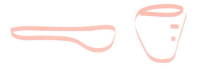

食品の塩分早わかり　索引 …… 179
外食の塩分早わかり　料理＆栄養価一覧 …… 188

この本の使い方

　ここ最近は健康志向が高まり、「塩分控えめ」「減塩」「うす塩」「塩分●％カット」など、塩分を意識した商品が増えてきました。これほど塩分に注目が集まるのは、高血圧や腎臓病、心臓病などで食事からの塩分の制限がますます厳しくなり、塩分コントロールが不可欠になっていることが考えられます。

　この本では、塩分コントロールを実践するために、ふだんよく食べる食品に塩分、ナトリウムがどのくらい含まれているか、写真入りでわかりやすく紹介しています。写真は魚なら1尾や1切れ、パンやケーキなら1個、調味料なら小さじやミニスプーンなど、実際に食べる量、使う量で紹介しています。また、食事管理に役立つように、塩分以外にもエネルギーやたんぱく質、脂質、炭水化物の量も併記してあります。

　「食品の塩分早わかり」（10～136ページ）では、日常的によく食べる食品約700品について、塩分をはじめとした栄養データを写真とともに紹介します。

　「外食の塩分早わかり」（138～162ページ）では、外食するときに役立つように、人気メニューの栄養データと、塩分を減らしたいときに何をどれだけ食べたらよいか、控えたらよいか、わかりやすくアドバイスします。

　「調理で変わる塩分早わかり」（164～177ページ）では、家庭で料理するときに役立つ減塩のコツを紹介します。

　「塩」は料理のおいしさに欠かせないものです。塩分を制限されたからと安易に減らしてしまうとおいしさは半減し、食事の楽しみもなくなってしまいます。適切な塩分量を守るには何をどれだけ食べられるか知るために、この本を活用してください。

食品の塩分早わかり

日ごろよく食べる食品の中で、塩分量が気になるもの約700点を選び、各食品について塩分など栄養データを示しました。

データ作成にあたっては、文部科学省科学技術・学術審議会資源調査分科会報告「日本食品標準成分表2015年版（七訂）」（以下、「食品成分表」）「同 追補2016年」「同 追補2017年」に記載のあるものはその資料から、ないものについてはその他の資料や撮影で使用した食品のパッケージ記載データ、さらにはそれに近いと考えられるデータを参考にして算出してあります。

メーカー名を記載した食品は、各メーカーに協力を依頼し、提供された栄養データ（2018年10月現在のもの）を基に計算し、掲載してあります。

いずれの食品も産地や季節、あるいはメーカーによって栄養データは多少異なります。傾向を知る手がかりとしてご利用ください。

おことわり

紹介しているメーカー名のある食品以外は、一般的な食品のデータです。加工品は商品によって製造方法が異なりますので、掲載のデータは傾向をつかむための参考値としてとらえてください。

メーカー名入りの市販食品は、メーカーの協力を得て掲載しています。リニューアル等でパッケージや内容が変わる場合があります。

外食の塩分早わかり

「外食＝味が濃い」というイメージどおり、外食のメニューは一般に塩分が高めです。濃いめの味つけは食欲を増進し、保存性もよくなるためです。

138～162ページの「外食の塩分早わかり」では、塩分が多いと考えられているメニューを中心に、32品を選び、栄養データを紹介しています。塩分コントロールしながら外食を楽しめるように、材料や料理ごとに重量と塩分、ナトリウム、エネルギーを紹介し、量を加減しながら食べるくふうをアドバイスします。

外食のデータ作成にあたっては、「食品成分表」を基に、一般的な外食メニューを参考にして材料表から栄養データを算出しました。本書の巻末（188～191ページ）には詳細な栄養価一覧も収載しましたのであわせて活用してください。

調理で変わる塩分早わかり

家庭で調理する場合に役立つ塩分データを集めました。料理の基本となる「だし」の作り方とその塩分、「下ゆで」や「ふり塩」「立て塩」などの下調理で使う塩の吸塩量、煮物で煮汁の残し方によって変わるでき上がりの塩分量の違いなど、適塩でおいしい料理を作るためのコツがわかります。

また174～177ページでは、料理の味つけを失敗なく、適塩に仕上げるのに役立つ「調味パーセント」の考え方、使い方も収載しました。

＊参考資料
「日本食品標準成分表2015年版（七訂）」「同 追補2016年」「同 追補2017年」（文部科学省）
『調理のためのベーシックデータ　第5版』（女子栄養大学出版部）
女子栄養大学紀要 Vol.26（1995）
栄養学雑誌 Vol.26　No.5（1981）
月刊『栄養と料理』（女子栄養大学出版部）　ほか

データの見方

● 食品選び早わかり（10 〜 136 ページ）

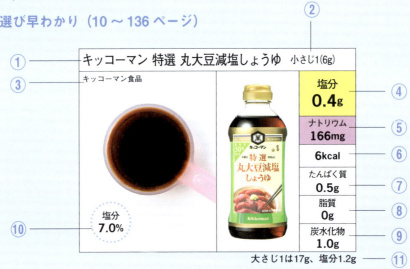

① キッコーマン 特選 丸大豆減塩しょうゆ
② 小さじ1(6g)
③ キッコーマン食品
④ 塩分 0.4g
⑤ ナトリウム 166mg
⑥ 6kcal
⑦ たんぱく質 0.5g
⑧ 脂質 0g
⑨ 炭水化物 1.0g
⑩ 塩分 7.0%
⑪ 大さじ1は17g、塩分1.2g

● 外食アドバイス（138 〜 162 ページ）

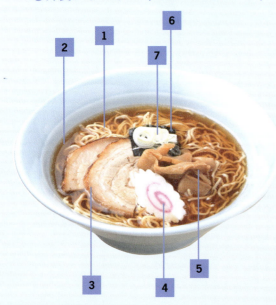

No.	材料名・重量（概量）	①② 塩分	⑤ ナトリウム	⑥ エネルギー
1	ゆで中華めん　220g（1玉）	0.4g	154mg	328kcal
2	スープ（しょうゆ味）　約380㎖	5.9g	2341mg	109kcal
3	焼き豚　15g	0.4g	140mg	26kcal
4	鳴門巻き　5g	0.1g	40mg	4kcal
5	しなちく　30g	0.3g	108mg	6kcal
6	のり　0.2g（1枚）	0g	1mg	0kcal
7	ねぎ　5g	0g	0mg	2kcal

①食品名または商品名、材料名

食品名は一般的と思われる名称を採用しました。メーカーから提供のあった商品は、その商品名を記載してあります。

②データの基準量（重量、概量）

一部の食品を除き、写真で紹介した量で、塩分など栄養データの基準量です。食品によっては大きさや量の目安をつけやすいように、概量を併記してあります。一尾魚のように骨や内臓など廃棄部分を含んだ写真の場合には、廃棄部分を除いた正味重量も記しました。

メーカー名入りの市販食品で、「1袋3〜4人分」など人数分に幅があるものは、平均的な量として人数分を「3.5人分」などとして、1人分の重量を算出しています。

液体調味料の小さじ1、大さじ1あたりの重量は、実際に計量した値のものと、比重から算出したものがあります。

③メーカー名、ブランド名

メーカーからデータ提供された商品についてはそのメーカー名やブランド名を記載しました。

④塩分（食塩相当量）

製造時に添加される食塩由来の塩分と、食品そのものに含まれているナトリウムなどに由来する食塩相当量を合わせた数値です。

通常、「食塩相当量（g）＝ナトリウム量（mg）× 2.54 ÷ 1000」として算出されます。

⑤ナトリウム

ナトリウムは塩素と結合して食塩（塩化ナトリウム）として、またリン酸塩として体液中に含まれます。ナトリウムは体液のバランスを保つために必要なものですが、多くの食品に含まれているものなので、不足することはまずありません。反対に必要以上にとりすぎると体液のバランスをくずし、高血圧などの病気の原因になります。

⑥エネルギー

生命、体温の維持、体を動かすことなどに欠かすことのできないものです。生きていくために最低限必要なエネルギー量（基礎代謝量）は成人男子で約1500kcal、成人女子で約1200kcalです。ダイエットする場合もこれ以下にするのは危険です。

⑦たんぱく質

筋肉や血液などを作る栄養素です。魚介や肉、卵、豆・豆製品、牛乳・乳製品がおもな供給源ですが、穀物や野菜、調味料、菓子にも含まれています。

⑧脂質

1 g ＝ 9kcal とエネルギーが高い栄養素です。健康を考えると動物性脂肪を控え、総摂取エネルギーの20〜25％にするのが理想的です。油脂類をはじめ、種実類、クリーム類、肉、魚介がおもな供給源です。

⑨炭水化物（または糖質）

エネルギー源として速やかに利用できる栄養素です。ごはんやパン、めん、菓子、くだもの、芋類、砂糖に多く含まれます。1日の総エネルギーの60％を炭水化物からとるのが理想です。

⑩塩分％（100 gあたりの塩分量）

食品に含まれる塩分量を百分率で示しました。食品同士で塩分を比較したり、紹介した基準量以外の分量で塩分量を算出したりするためのものです。

100 gあたりの塩分量がある場合はその数値を、ない場合はナトリウム量や基準量の塩分を100 gあたりの値に換算し算出しました。

⑪欄外備考

一部の食品について、重量や栄養データの詳細、廃棄率※と廃棄箇所など、あると便利なデータを記載しました。湯を注いだり、湯で煮たりするスープ類やめん類などについてのデータは、調理中の水分の蒸発量は考慮していません。

※廃棄率
魚介や卵、野菜などを実際に調理するさいに除く部分、骨や内臓、殻、皮などの重量比率（％）のことです。

◆数値の表記法

　数値の表示桁は「食品成分表」にならって、表示桁に満たないものは四捨五入して記載しました。ただし、一部の食品において、メーカーから提供されたデータの表示桁で記載したものもあります。
　なお、「0」「微量」の表記は、以下の基準によります。

「0」
　まったく含まれていないか、『食品成分表』の表示基準の最小記載量の 1/10 に満たなかったもの。

「微量」
　『食品成分表』の表示基準の最小記載量の 1/10 以上は含まれているが、5/10 未満であるもの。

◆換算による数値の誤差

　食品の成分値を算出するさい、表示桁に満たないものは四捨五入を行なうため、換算を重ねると誤差が生じます。特にナトリウムと塩分、塩分％については、換算の回数が多いため、計算の方法によってお互いの数値が合わないことがあります。本書ではナトリウム値を基本に計算した値を収載しています。

塩分コントロールには欠かせません
計量カップ・スプーン

　塩分の制限をきちんと守るには、計量は欠かせません。なかでも調味料は少量でもきちんと計量することで、調味の失敗もなく、おいしく安心して食べられます。
　おすすめは、1mℓまで計量できる「ミニスプーン」。食塩（精製塩）ならミニスプーン1杯で1.2gに相当します。大さじや小さじ、すり切り用へら、計量カップとともに、数本そろえておくと便利です

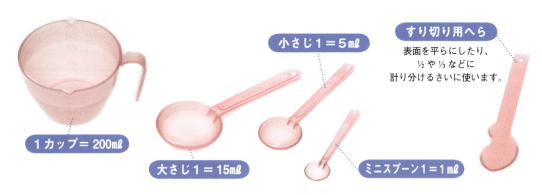

- 1カップ＝200mℓ
- 大さじ1＝15mℓ
- 小さじ1＝5mℓ
- ミニスプーン1＝1mℓ
- **すり切り用へら** 表面を平らにしたり、½や⅓などに計り分けるさいに使います。

※上記の計量カップ・スプーンは、
女子栄養大学代理部・サムシング（TEL03-3949-9371）でとり扱っています。

食品の塩分早わかり

水産加工品

干物や缶詰め、塩辛、海藻、練り製品などは
塩を加えて加工するので、塩分が多い食品です。
少量でも高塩分なので、食べる量と頻度を控えめに。

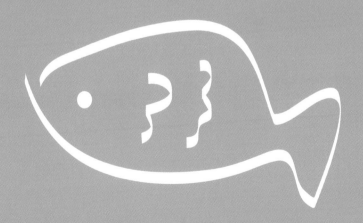

干物①

甘口、辛口など塩ザケの公的な表示基準はありません。

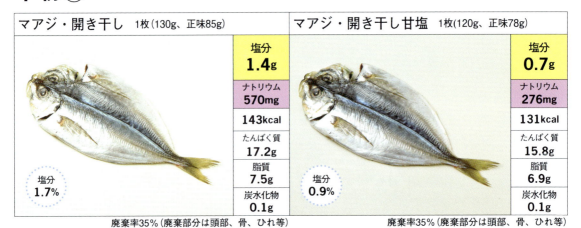

マアジ・開き干し　1枚(130g、正味85g)	マアジ・開き干し甘塩　1枚(120g、正味78g)
塩分 1.4g / ナトリウム 570mg / 143kcal / たんぱく質 17.2g / 脂質 7.5g / 炭水化物 0.1g / 塩分 1.7%	塩分 0.7g / ナトリウム 276mg / 131kcal / たんぱく質 15.8g / 脂質 6.9g / 炭水化物 0.1g / 塩分 0.9%

廃棄率35%(廃棄部分は頭部、骨、ひれ等)　廃棄率35%(廃棄部分は頭部、骨、ひれ等)

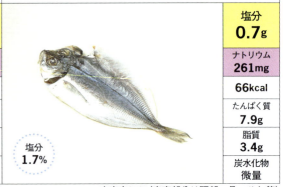

ムロアジ・開き干し　1枚(140g、正味91g)	小アジ・開き干し　1枚(60g、正味39g)
塩分 1.9g / ナトリウム 755mg / 141kcal / たんぱく質 20.8g / 脂質 5.6g / 炭水化物 0.1g / 塩分 2.1%	塩分 0.7g / ナトリウム 261mg / 66kcal / たんぱく質 7.9g / 脂質 3.4g / 炭水化物 微量 / 塩分 1.7%

廃棄率35%(廃棄部分は頭部、骨、ひれ等)　廃棄率35%(廃棄部分は頭部、骨、ひれ等)

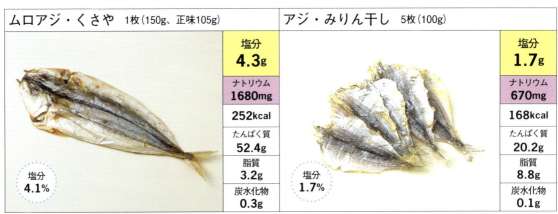

ムロアジ・くさや　1枚(150g、正味105g)	アジ・みりん干し　5枚(100g)
塩分 4.3g / ナトリウム 1680mg / 252kcal / たんぱく質 52.4g / 脂質 3.2g / 炭水化物 0.3g / 塩分 4.1%	塩分 1.7g / ナトリウム 670mg / 168kcal / たんぱく質 20.2g / 脂質 8.8g / 炭水化物 0.1g / 塩分 1.7%

廃棄率30%(廃棄部分は頭部、骨、ひれ等)

塩ザケの塩分濃度は加工業者に一任されていますが、甘口約2.8%、中辛約3.8%、辛口約4.7%のところが多いようです。

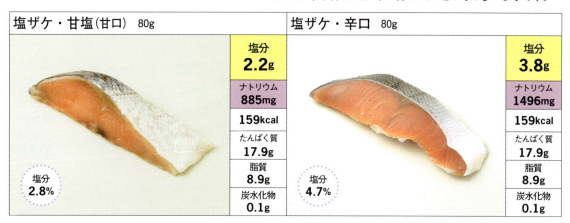

塩ザケ・甘塩(甘口) 80g
- 塩分 2.2g
- ナトリウム 885mg
- 159kcal
- たんぱく質 17.9g
- 脂質 8.9g
- 炭水化物 0.1g
- 塩分 2.8%

塩ザケ・辛口 80g
- 塩分 3.8g
- ナトリウム 1496mg
- 159kcal
- たんぱく質 17.9g
- 脂質 8.9g
- 炭水化物 0.1g
- 塩分 4.7%

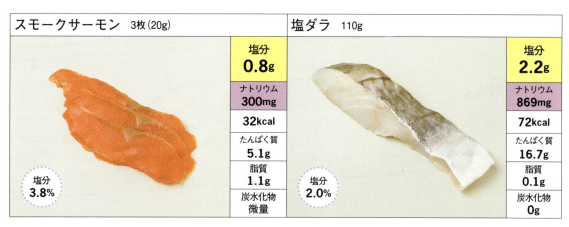

スモークサーモン 3枚(20g)
- 塩分 0.8g
- ナトリウム 300mg
- 32kcal
- たんぱく質 5.1g
- 脂質 1.1g
- 炭水化物 微量
- 塩分 3.8%

塩ダラ 110g
- 塩分 2.2g
- ナトリウム 869mg
- 72kcal
- たんぱく質 16.7g
- 脂質 0.1g
- 炭水化物 0g
- 塩分 2.0%

生魚の塩分（一尾魚編）

種類	一尾重量(g)	正味重量(g)	塩分(g)	ナトリウム(mg)	エネルギー(kcal)
マアジ	160	72	0.2	94	91
マイワシ	120	48	0.1	39	81
アユ(天然)	80	44	0.1	31	44
イサキ	260	143	0.6	229	182
カマス	160	96	0.3	115	142
マガレイ	200	100	0.3	110	95
カサゴ	200	70	0.2	84	65
キス	50	23	0.1	23	18
キチジ	340	136	0.3	102	356

種類	一尾重量(g)	正味重量(g)	塩分(g)	ナトリウム(mg)	エネルギー(kcal)
サンマ	150	105	0.4	147	334
キビナゴ	10	7	微量	11	7
シタビラメ	200	110	0.4	154	106
マサバ	500	250	0.7	275	618
ニジマス(養殖)	140	77	0.1	39	98
マダイ(養殖)	250	123	0.2	64	218
トビウオ	300	180	0.3	115	173
ワカサギ	10	10	0.1	20	8

「日本食品標準成分表2015年版（七訂）」（文部科学省）から算出

水産加工品○干物①

干物②

減塩を意識し、塩を減らして加工したものも増えています。

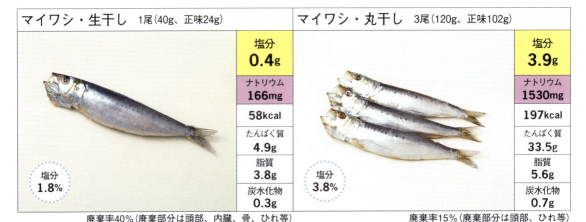

マイワシ・生干し　1尾(40g、正味24g)
- 塩分 **0.4g**
- ナトリウム **166mg**
- 58kcal
- たんぱく質 4.9g
- 脂質 3.8g
- 炭水化物 0.3g
- 塩分 1.8%
- 廃棄率40%（廃棄部分は頭部、内臓、骨、ひれ等）

マイワシ・丸干し　3尾(120g、正味102g)
- 塩分 **3.9g**
- ナトリウム **1530mg**
- 197kcal
- たんぱく質 33.5g
- 脂質 5.6g
- 炭水化物 0.7g
- 塩分 3.8%
- 廃棄率15%（廃棄部分は頭部、ひれ等）

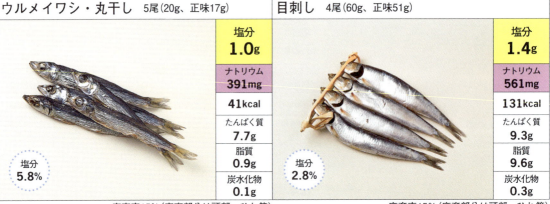

ウルメイワシ・丸干し　5尾(20g、正味17g)
- 塩分 **1.0g**
- ナトリウム **391mg**
- 41kcal
- たんぱく質 7.7g
- 脂質 0.9g
- 炭水化物 0.1g
- 塩分 5.8%
- 廃棄率15%（廃棄部分は頭部、ひれ等）

目刺し　4尾(60g、正味51g)
- 塩分 **1.4g**
- ナトリウム **561mg**
- 131kcal
- たんぱく質 9.3g
- 脂質 9.6g
- 炭水化物 0.3g
- 塩分 2.8%
- 廃棄率15%（廃棄部分は頭部、ひれ等）

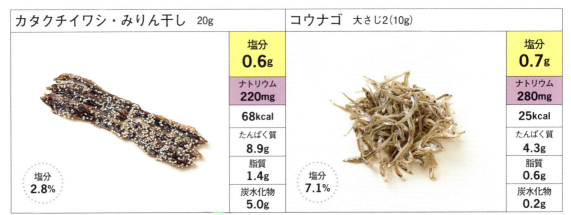

カタクチイワシ・みりん干し　20g
- 塩分 **0.6g**
- ナトリウム **220mg**
- 68kcal
- たんぱく質 8.9g
- 脂質 1.4g
- 炭水化物 5.0g
- 塩分 2.8%

コウナゴ　大さじ2(10g)
- 塩分 **0.7g**
- ナトリウム **280mg**
- 25kcal
- たんぱく質 4.3g
- 脂質 0.6g
- 炭水化物 0.2g
- 塩分 7.1%

干物は産地、魚の種類、加工方法、干し加減などで塩分量が違ってきます。掲載のデータは一般値として考えましょう。

水産加工品◎干物②

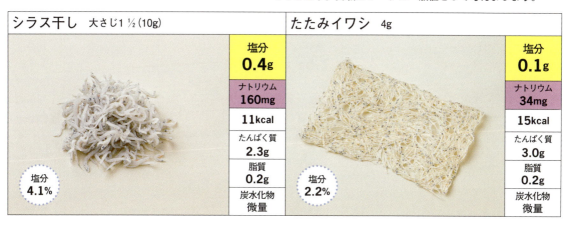

シラス干し　大さじ1 1/2（10g）
- 塩分 **0.4g**
- ナトリウム **160mg**
- 11kcal
- たんぱく質 2.3g
- 脂質 0.2g
- 炭水化物 微量
- 塩分 4.1%

たたみイワシ　4g
- 塩分 **0.1g**
- ナトリウム **34mg**
- 15kcal
- たんぱく質 3.0g
- 脂質 0.2g
- 炭水化物 微量
- 塩分 2.2%

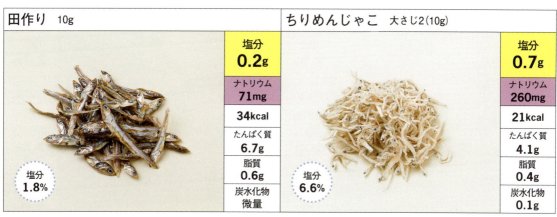

田作り　10g
- 塩分 **0.2g**
- ナトリウム **71mg**
- 34kcal
- たんぱく質 6.7g
- 脂質 0.6g
- 炭水化物 微量
- 塩分 1.8%

ちりめんじゃこ　大さじ2（10g）
- 塩分 **0.7g**
- ナトリウム **260mg**
- 21kcal
- たんぱく質 4.1g
- 脂質 0.4g
- 炭水化物 0.1g
- 塩分 6.6%

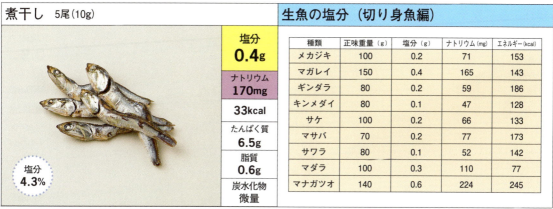

煮干し　5尾（10g）
- 塩分 **0.4g**
- ナトリウム **170mg**
- 33kcal
- たんぱく質 6.5g
- 脂質 0.6g
- 炭水化物 微量
- 塩分 4.3%

生魚の塩分（切り身魚編）

種類	正味重量（g）	塩分（g）	ナトリウム（mg）	エネルギー（kcal）
メカジキ	100	0.2	71	153
マガレイ	150	0.4	165	143
ギンダラ	80	0.2	59	186
キンメダイ	80	0.1	47	128
サケ	100	0.2	66	133
マサバ	70	0.2	77	173
サワラ	80	0.1	52	142
マダラ	100	0.3	110	77
マナガツオ	140	0.6	224	245

「日本食品標準成分表 2015年版（七訂）」（文部科学省）から算出

干物③

魚の種類よりも加工方法で塩分差が出ます。

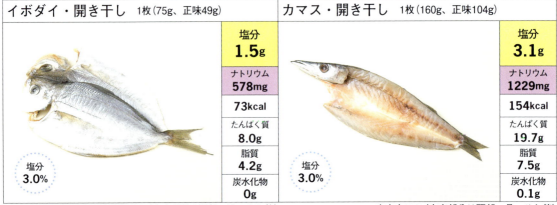

イボダイ・開き干し　1枚(75g、正味49g)
- 塩分 1.5g
- ナトリウム 578mg
- 73kcal
- たんぱく質 8.0g
- 脂質 4.2g
- 炭水化物 0g
- 塩分 3.0%
- 廃棄率35%(廃棄部分は頭部、骨、ひれ等)

カマス・開き干し　1枚(160g、正味104g)
- 塩分 3.1g
- ナトリウム 1229mg
- 154kcal
- たんぱく質 19.7g
- 脂質 7.5g
- 炭水化物 0.1g
- 塩分 3.0%
- 廃棄率35%(廃棄部分は頭部、骨、ひれ等)

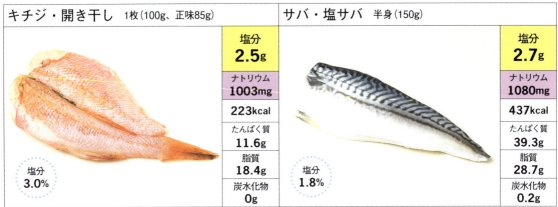

キチジ・開き干し　1枚(100g、正味85g)
- 塩分 2.5g
- ナトリウム 1003mg
- 223kcal
- たんぱく質 11.6g
- 脂質 18.4g
- 炭水化物 0g
- 塩分 3.0%
- 廃棄率15%(廃棄部分は骨、ひれ等)

サバ・塩サバ　半身(150g)
- 塩分 2.7g
- ナトリウム 1080mg
- 437kcal
- たんぱく質 39.3g
- 脂質 28.7g
- 炭水化物 0.2g
- 塩分 1.8%

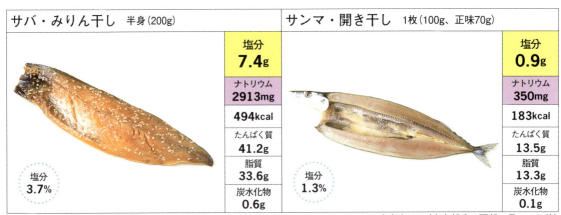

サバ・みりん干し　半身(200g)
- 塩分 7.4g
- ナトリウム 2913mg
- 494kcal
- たんぱく質 41.2g
- 脂質 33.6g
- 炭水化物 0.6g
- 塩分 3.7%

サンマ・開き干し　1枚(100g、正味70g)
- 塩分 0.9g
- ナトリウム 350mg
- 183kcal
- たんぱく質 13.5g
- 脂質 13.3g
- 炭水化物 0.1g
- 塩分 1.3%
- 廃棄率30%(廃棄部分は頭部、骨、ひれ等)

水産加工品　干物③

みりん干しやくさやなどの調味干しは、塩干しの干物より塩分が多い傾向にあります。

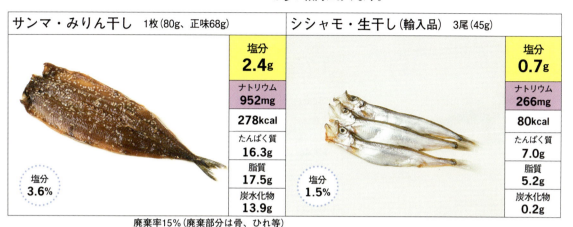

サンマ・みりん干し 1枚(80g、正味68g)
- 塩分 **2.4g**
- ナトリウム **952mg**
- 278kcal
- たんぱく質 16.3g
- 脂質 17.5g
- 炭水化物 13.9g
- 塩分 3.6%

廃棄率15%(廃棄部分は骨、ひれ等)

シシャモ・生干し(輸入品) 3尾(45g)
- 塩分 **0.7g**
- ナトリウム **266mg**
- 80kcal
- たんぱく質 7.0g
- 脂質 5.2g
- 炭水化物 0.2g
- 塩分 1.5%

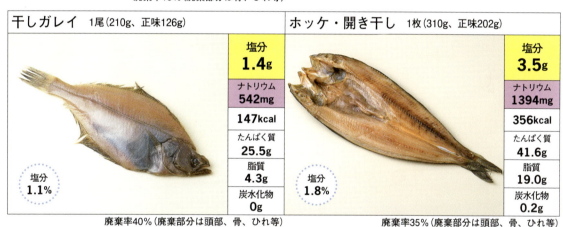

干しガレイ 1尾(210g、正味126g)
- 塩分 **1.4g**
- ナトリウム **542mg**
- 147kcal
- たんぱく質 25.5g
- 脂質 4.3g
- 炭水化物 0g
- 塩分 1.1%

廃棄率40%(廃棄部分は頭部、骨、ひれ等)

ホッケ・開き干し 1枚(310g、正味202g)
- 塩分 **3.5g**
- ナトリウム **1394mg**
- 356kcal
- たんぱく質 41.6g
- 脂質 19.0g
- 炭水化物 0.2g
- 塩分 1.8%

廃棄率35%(廃棄部分は頭部、骨、ひれ等)

身欠きニシン 1本(40g、正味36g)
- 塩分 **0.2g**
- ナトリウム **61mg**
- 89kcal
- たんぱく質 7.5g
- 脂質 6.0g
- 炭水化物 0.1g
- 塩分 0.4%

廃棄率9%(廃棄部分は頭部、内臓、骨、ひれ等)

生魚の塩分(貝類その他編)

種類	重量(g)	正味重量(g)	塩分(g)	ナトリウム(mg)	エネルギー(kcal)
アサリ 10個	80	32	0.7	278	10
ハマグリ 5個	125	50	1.0	390	20
ホタテ貝 1個	200	100	0.8	320	72
カキ(養殖) 1個	50	13	0.2	60	9
スルメイカ 1ぱい	200	140	0.7	294	116
タコ(ゆで)	120	120	0.7	276	119
ブラックタイガー 2尾	140	119	0.5	179	98
ズワイガニ足 1本	20	6	微量	19	4
タラバガニ足 1本	90	27	0.2	92	17

「日本食品標準成分表2015年版(七訂)」(文部科学省)から算出

水産加工品 ◯ 干物 ③

みそ漬け・粕漬け・酢漬けほか

販売地域や店による塩分差が大きい。

水産加工品 ○ みそ漬け・粕漬け・酢漬けほか

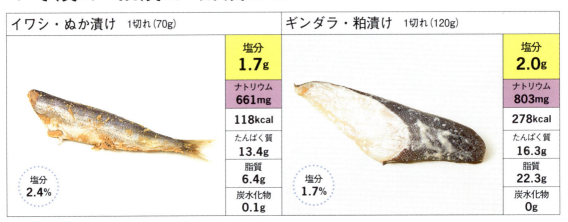

イワシ・ぬか漬け 1切れ(70g)
- 塩分 1.7g
- ナトリウム 661mg
- 118kcal
- たんぱく質 13.4g
- 脂質 6.4g
- 炭水化物 0.1g
- 塩分 2.4%

ギンダラ・粕漬け 1切れ(120g)
- 塩分 2.0g
- ナトリウム 803mg
- 278kcal
- たんぱく質 16.3g
- 脂質 22.3g
- 炭水化物 0g
- 塩分 1.7%

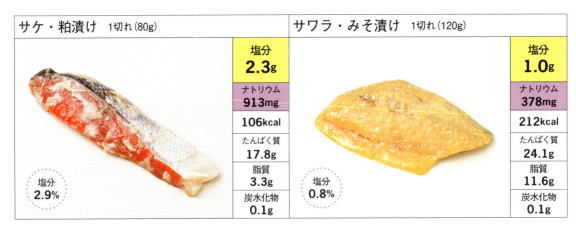

サケ・粕漬け 1切れ(80g)
- 塩分 2.3g
- ナトリウム 913mg
- 106kcal
- たんぱく質 17.8g
- 脂質 3.3g
- 炭水化物 0.1g
- 塩分 2.9%

サワラ・みそ漬け 1切れ(120g)
- 塩分 1.0g
- ナトリウム 378mg
- 212kcal
- たんぱく質 24.1g
- 脂質 11.6g
- 炭水化物 0.1g
- 塩分 0.8%

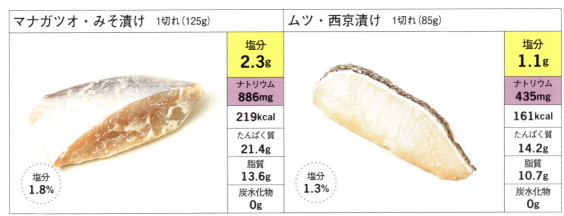

マナガツオ・みそ漬け 1切れ(125g)
- 塩分 2.3g
- ナトリウム 886mg
- 219kcal
- たんぱく質 21.4g
- 脂質 13.6g
- 炭水化物 0g
- 塩分 1.8%

ムツ・西京漬け 1切れ(85g)
- 塩分 1.1g
- ナトリウム 435mg
- 161kcal
- たんぱく質 14.2g
- 脂質 10.7g
- 炭水化物 0g
- 塩分 1.3%

干物ほど多くはありませんが、1食分の塩分は約2g。みそや粕の風味や酸味を楽しんで、かけじょうゆは控えましょう。

水産加工品 ◎ みそ漬け・粕漬け・酢漬けほか

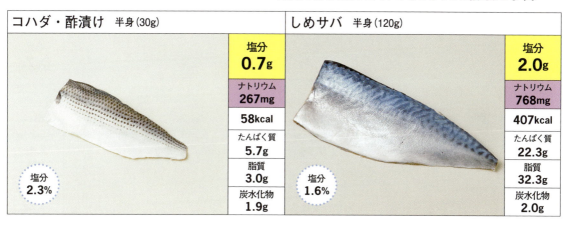

コハダ・酢漬け 半身(30g)
- 塩分 0.7g
- ナトリウム 267mg
- 58kcal
- たんぱく質 5.7g
- 脂質 3.0g
- 炭水化物 1.9g
- 塩分 2.3%

しめサバ 半身(120g)
- 塩分 2.0g
- ナトリウム 768mg
- 407kcal
- たんぱく質 22.3g
- 脂質 32.3g
- 炭水化物 2.0g
- 塩分 1.6%

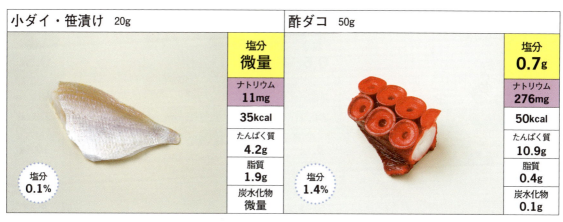

小ダイ・笹漬け 20g
- 塩分 微量
- ナトリウム 11mg
- 35kcal
- たんぱく質 4.2g
- 脂質 1.9g
- 炭水化物 微量
- 塩分 0.1%

酢ダコ 50g
- 塩分 0.7g
- ナトリウム 276mg
- 50kcal
- たんぱく質 10.9g
- 脂質 0.4g
- 炭水化物 0.1g
- 塩分 1.4%

生魚の塩分（刺身編）

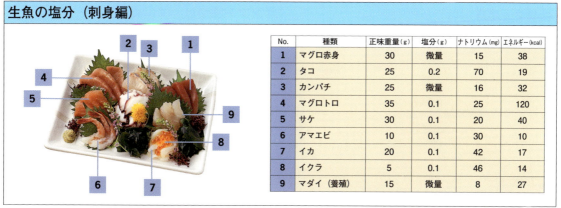

No.	種類	正味重量(g)	塩分(g)	ナトリウム(mg)	エネルギー(kcal)
1	マグロ赤身	30	微量	15	38
2	タコ	25	0.2	70	19
3	カンパチ	25	微量	16	32
4	マグロトロ	35	0.1	25	120
5	サケ	30	0.1	20	40
6	アマエビ	10	0.1	30	10
7	イカ	20	0.1	42	17
8	イクラ	5	0.1	46	14
9	マダイ（養殖）	15	微量	8	27

「日本食品標準成分表2015年版（七訂）」（文部科学省）から算出

缶詰め①

水煮や油漬けでも味つけ不要なほど充分な塩分量があります。

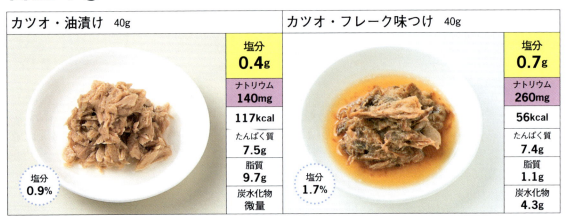

カツオ・油漬け 40g
- 塩分 0.4g
- ナトリウム 140mg
- 117kcal
- たんぱく質 7.5g
- 脂質 9.7g
- 炭水化物 微量
- 塩分 0.9%

カツオ・フレーク味つけ 40g
- 塩分 0.7g
- ナトリウム 260mg
- 56kcal
- たんぱく質 7.4g
- 脂質 1.1g
- 炭水化物 4.3g
- 塩分 1.7%

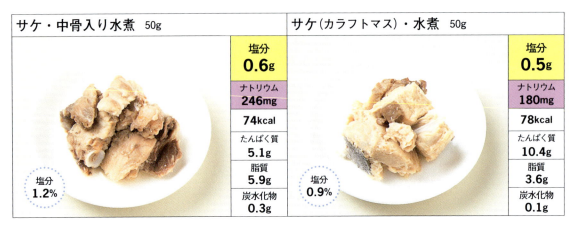

サケ・中骨入り水煮 50g
- 塩分 0.6g
- ナトリウム 246mg
- 74kcal
- たんぱく質 5.1g
- 脂質 5.9g
- 炭水化物 0.3g
- 塩分 1.2%

サケ（カラフトマス）・水煮 50g
- 塩分 0.5g
- ナトリウム 180mg
- 78kcal
- たんぱく質 10.4g
- 脂質 3.6g
- 炭水化物 0.1g
- 塩分 0.9%

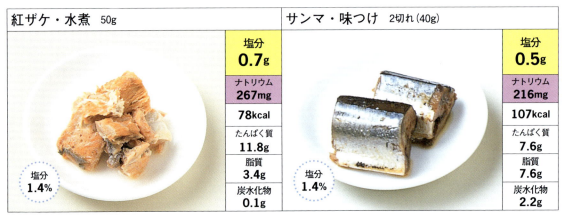

紅ザケ・水煮 50g
- 塩分 0.7g
- ナトリウム 267mg
- 78kcal
- たんぱく質 11.8g
- 脂質 3.4g
- 炭水化物 0.1g
- 塩分 1.4%

サンマ・味つけ 2切れ（40g）
- 塩分 0.5g
- ナトリウム 216mg
- 107kcal
- たんぱく質 7.6g
- 脂質 7.6g
- 炭水化物 2.2g
- 塩分 1.4%

サラダやあえ物などほかの材料と合わせて使う場合は、缶詰めの塩分量を考慮し、調味料の分量を調節しましょう。

水産加工品 ◎ 缶詰め①

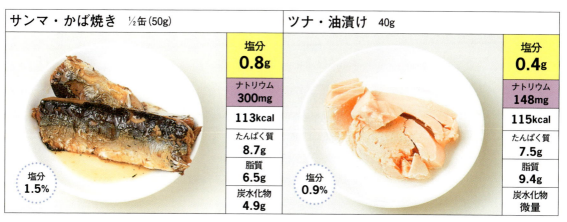

サンマ・かば焼き ½缶(50g)	ツナ・油漬け 40g
塩分 **0.8g** / ナトリウム **300mg** / 113kcal / たんぱく質 8.7g / 脂質 6.5g / 炭水化物 4.9g / 塩分1.5%	塩分 **0.4g** / ナトリウム **148mg** / 115kcal / たんぱく質 7.5g / 脂質 9.4g / 炭水化物 微量 / 塩分0.9%

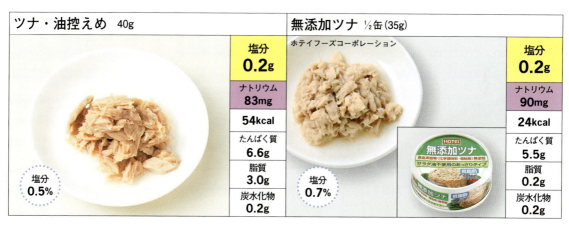

ツナ・油控えめ 40g	無添加ツナ ½缶(35g) ホテイフーズコーポレーション
塩分 **0.2g** / ナトリウム **83mg** / 54kcal / たんぱく質 6.6g / 脂質 3.0g / 炭水化物 0.2g / 塩分0.5%	塩分 **0.2g** / ナトリウム **90mg** / 24kcal / たんぱく質 5.5g / 脂質 0.2g / 炭水化物 0.2g / 塩分0.7%

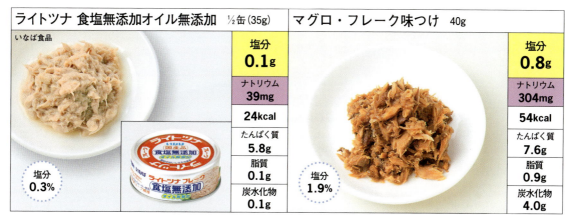

ライトツナ 食塩無添加オイル無添加 ½缶(35g) いなば食品	マグロ・フレーク味つけ 40g
塩分 **0.1g** / ナトリウム **39mg** / 24kcal / たんぱく質 5.8g / 脂質 0.1g / 炭水化物 0.1g / 塩分0.3%	塩分 **0.8g** / ナトリウム **304mg** / 54kcal / たんぱく質 7.6g / 脂質 0.9g / 炭水化物 4.0g / 塩分1.9%

缶詰め②

アンチョビーの塩分は塩辛と同じくらい多い。

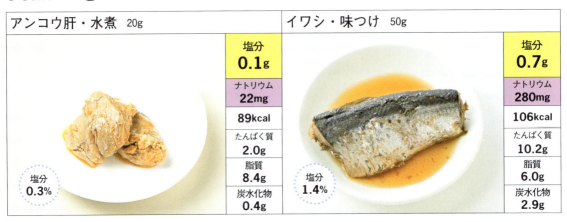

アンコウ肝・水煮 20g	イワシ・味つけ 50g
塩分 **0.1g** / ナトリウム **22mg** / 89kcal / たんぱく質 2.0g / 脂質 8.4g / 炭水化物 0.4g / 塩分 0.3%	塩分 **0.7g** / ナトリウム **280mg** / 106kcal / たんぱく質 10.2g / 脂質 6.0g / 炭水化物 2.9g / 塩分 1.4%

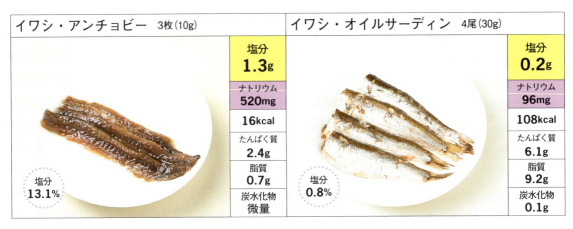

イワシ・アンチョビー 3枚(10g)	イワシ・オイルサーディン 4尾(30g)
塩分 **1.3g** / ナトリウム **520mg** / 16kcal / たんぱく質 2.4g / 脂質 0.7g / 炭水化物 微量 / 塩分 13.1%	塩分 **0.2g** / ナトリウム **96mg** / 108kcal / たんぱく質 6.1g / 脂質 9.2g / 炭水化物 0.1g / 塩分 0.8%

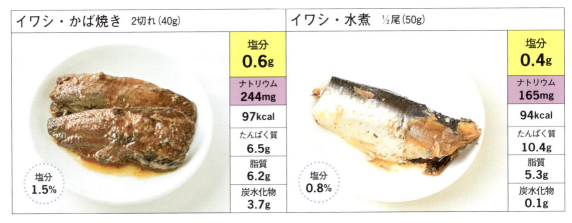

イワシ・かば焼き 2切れ(40g)	イワシ・水煮 ½尾(50g)
塩分 **0.6g** / ナトリウム **244mg** / 97kcal / たんぱく質 6.5g / 脂質 6.2g / 炭水化物 3.7g / 塩分 1.5%	塩分 **0.4g** / ナトリウム **165mg** / 94kcal / たんぱく質 10.4g / 脂質 5.3g / 炭水化物 0.1g / 塩分 0.8%

水産加工品 ○ 缶詰め②

水煮や油漬けに比べ、味つけ煮やかば焼き、みそ煮はしょうゆやみそが加わるので、一般に塩分が多くなります。

水産加工品◎缶詰め②

イワシ・みそ煮 50g

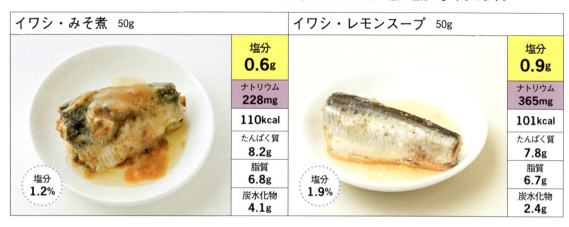

塩分 0.6g
ナトリウム 228mg
110kcal
たんぱく質 8.2g
脂質 6.8g
炭水化物 4.1g
塩分 1.2%

イワシ・レモンスープ 50g

塩分 0.9g
ナトリウム 365mg
101kcal
たんぱく質 7.8g
脂質 6.7g
炭水化物 2.4g
塩分 1.9%

ウナギ・かば焼き 65g

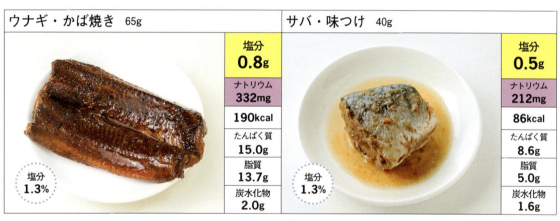

塩分 0.8g
ナトリウム 332mg
190kcal
たんぱく質 15.0g
脂質 13.7g
炭水化物 2.0g
塩分 1.3%

サバ・味つけ 40g

塩分 0.5g
ナトリウム 212mg
86kcal
たんぱく質 8.6g
脂質 5.0g
炭水化物 1.6g
塩分 1.3%

サバ・水煮 50g

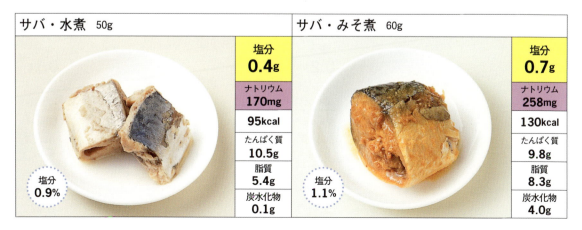

塩分 0.4g
ナトリウム 170mg
95kcal
たんぱく質 10.5g
脂質 5.4g
炭水化物 0.1g
塩分 0.9%

サバ・みそ煮 60g

塩分 0.7g
ナトリウム 258mg
130kcal
たんぱく質 9.8g
脂質 8.3g
炭水化物 4.0g
塩分 1.1%

缶詰め③

貝類、介類はもともと生の状態から塩分が多い。

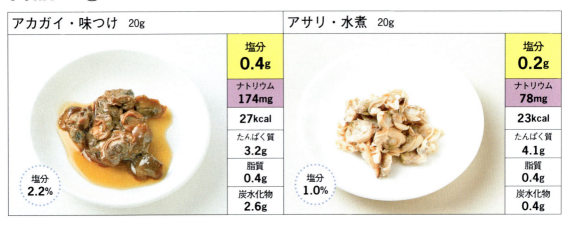

アカガイ・味つけ 20g
- 塩分 0.4g
- ナトリウム 174mg
- 27kcal
- たんぱく質 3.2g
- 脂質 0.4g
- 炭水化物 2.6g
- 塩分 2.2%

アサリ・水煮 20g
- 塩分 0.2g
- ナトリウム 78mg
- 23kcal
- たんぱく質 4.1g
- 脂質 0.4g
- 炭水化物 0.4g
- 塩分 1.0%

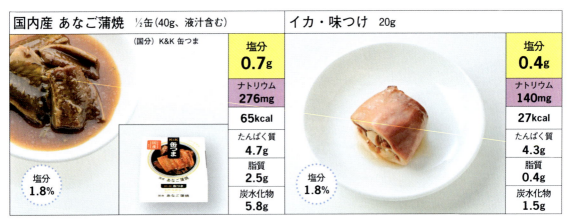

国内産 あなご蒲焼 ½缶（40g、液汁含む）
（国分）K&K 缶つま
- 塩分 0.7g
- ナトリウム 276mg
- 65kcal
- たんぱく質 4.7g
- 脂質 2.5g
- 炭水化物 5.8g
- 塩分 1.8%

イカ・味つけ 20g
- 塩分 0.4g
- ナトリウム 140mg
- 27kcal
- たんぱく質 4.3g
- 脂質 0.4g
- 炭水化物 1.5g
- 塩分 1.8%

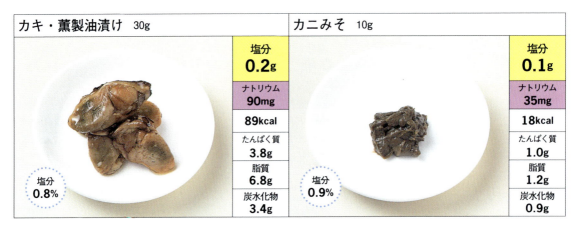

カキ・薫製油漬け 30g
- 塩分 0.2g
- ナトリウム 90mg
- 89kcal
- たんぱく質 3.8g
- 脂質 6.8g
- 炭水化物 3.4g
- 塩分 0.8%

カニみそ 10g
- 塩分 0.1g
- ナトリウム 35mg
- 18kcal
- たんぱく質 1.0g
- 脂質 1.2g
- 炭水化物 0.9g
- 塩分 0.9%

貝の缶汁はうま味があるので煮汁やスープに利用したいが、塩分を1〜2%含むので調味料の量を若干控えましょう。

水産加工品 ◎ 缶詰め ③

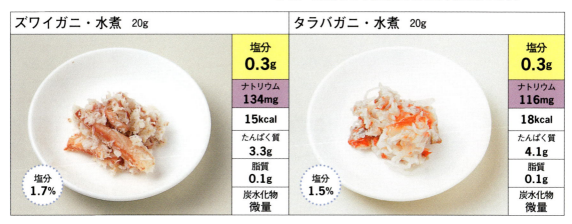

ズワイガニ・水煮　20g
- 塩分 **0.3g**
- ナトリウム 134mg
- 15kcal
- たんぱく質 3.3g
- 脂質 0.1g
- 炭水化物 微量
- 塩分 1.7%

タラバガニ・水煮　20g
- 塩分 **0.3g**
- ナトリウム 116mg
- 18kcal
- たんぱく質 4.1g
- 脂質 0.1g
- 炭水化物 微量
- 塩分 1.5%

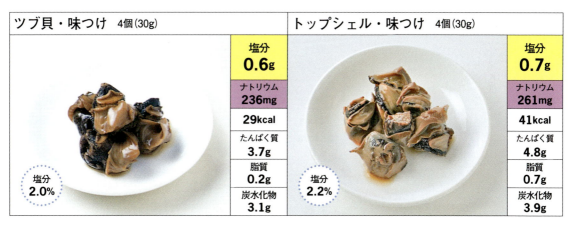

ツブ貝・味つけ　4個(30g)
- 塩分 **0.6g**
- ナトリウム 236mg
- 29kcal
- たんぱく質 3.7g
- 脂質 0.2g
- 炭水化物 3.1g
- 塩分 2.0%

トップシェル・味つけ　4個(30g)
- 塩分 **0.7g**
- ナトリウム 261mg
- 41kcal
- たんぱく質 4.8g
- 脂質 0.7g
- 炭水化物 3.9g
- 塩分 2.2%

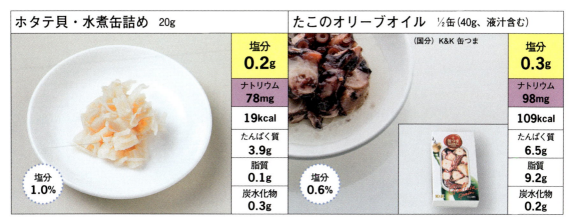

ホタテ貝・水煮缶詰め　20g
- 塩分 **0.2g**
- ナトリウム 78mg
- 19kcal
- たんぱく質 3.9g
- 脂質 0.1g
- 炭水化物 0.3g
- 塩分 1.0%

たこのオリーブオイル　½缶(40g、液汁含む)
(国分) K&K 缶つま
- 塩分 **0.3g**
- ナトリウム 98mg
- 109kcal
- たんぱく質 6.5g
- 脂質 9.2g
- 炭水化物 0.2g
- 塩分 0.6%

塩辛

塩分がきわめて多く、平均10〜15％あります。

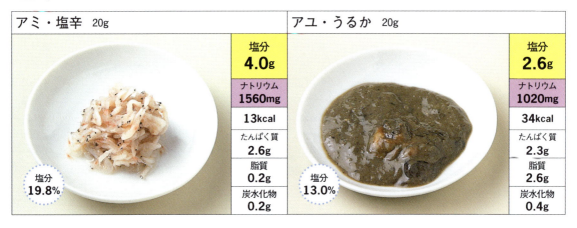

アミ・塩辛 20g
- 塩分 4.0g
- ナトリウム 1560mg
- 13kcal
- たんぱく質 2.6g
- 脂質 0.2g
- 炭水化物 0.2g
- 塩分 19.8%

アユ・うるか 20g
- 塩分 2.6g
- ナトリウム 1020mg
- 34kcal
- たんぱく質 2.3g
- 脂質 2.6g
- 炭水化物 0.4g
- 塩分 13.0%

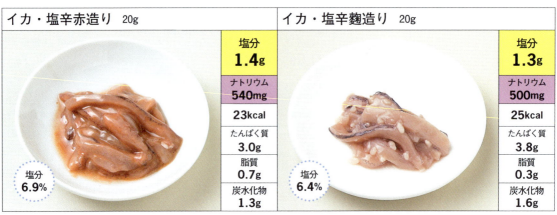

イカ・塩辛赤造り 20g
- 塩分 1.4g
- ナトリウム 540mg
- 23kcal
- たんぱく質 3.0g
- 脂質 0.7g
- 炭水化物 1.3g
- 塩分 6.9%

イカ・塩辛麹造り 20g
- 塩分 1.3g
- ナトリウム 500mg
- 25kcal
- たんぱく質 3.8g
- 脂質 0.3g
- 炭水化物 1.6g
- 塩分 6.4%

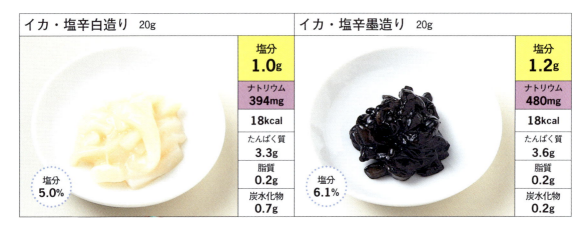

イカ・塩辛白造り 20g
- 塩分 1.0g
- ナトリウム 394mg
- 18kcal
- たんぱく質 3.3g
- 脂質 0.2g
- 炭水化物 0.7g
- 塩分 5.0%

イカ・塩辛墨造り 20g
- 塩分 1.2g
- ナトリウム 480mg
- 18kcal
- たんぱく質 3.6g
- 脂質 0.2g
- 炭水化物 0.2g
- 塩分 6.1%

塩辛は1食分を10gに減らしても塩分は1g前後。それより多いものもあるので、食べる量と食べる頻度を減らしましょう。

水産加工品 ○ 塩辛

カツオ・塩辛（酒盗） 20g

塩分 **2.5g**
ナトリウム 1000mg
12kcal
たんぱく質 2.4g
脂質 0.3g
炭水化物 0g
塩分 12.7%

がん漬け（シオマネキの塩辛） 5g

塩分 **1.0g**
ナトリウム 375mg
3kcal
たんぱく質 0.4g
脂質 微量
炭水化物 0.3g
塩分 19.1%

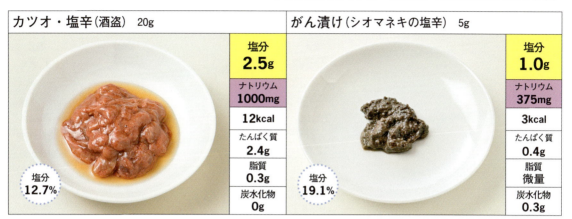

このわた（ナマコの内臓） 20g

塩分 **0.9g**
ナトリウム 360mg
13kcal
たんぱく質 2.3g
脂質 0.4g
炭水化物 0.1g
塩分 4.6%

ホヤ・塩辛 20g

塩分 **0.7g**
ナトリウム 280mg
14kcal
たんぱく質 2.3g
脂質 0.2g
炭水化物 0.8g
塩分 3.6%

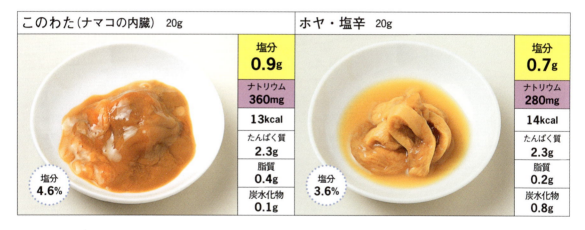

めふん（シロザケの腎臓）・しょうゆ漬け 20g

塩分 **2.9g**
ナトリウム 1160mg
15kcal
たんぱく質 3.4g
脂質 0.2g
炭水化物 0.1g
塩分 14.7%

自家製イカ塩辛の作り方

塩辛は家庭でも簡単に作れます。新鮮なイカがあったらぜひお試しを。自分で作れば、塩の量を加減できます。
①イカは胴、足、わたに分け、墨袋は除く。胴と足は皮をむき、適当な大きさに切る。
②わたはきれいなガーゼに包み、ガーゼごとしごいて中身をボールに入れる。
③②のボールに①の胴と足、塩（イカの重量の10％が目安）を加える。あればゆずの皮を少量加えると香りがよい。これらをよく混ぜて保存容器に移し、熟成させる。
※熟成中1日1回はかき混ぜること。10日目ぐらいからおいしくなります。塩分は最低でも5％は必要ですが、市販品より塩分を減らせます。

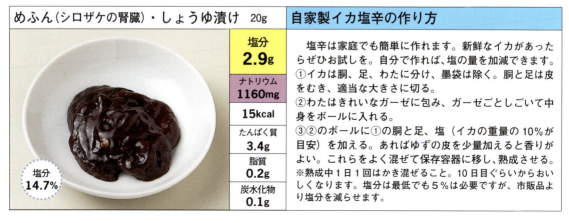

魚卵

塩分もコレステロールも多い。

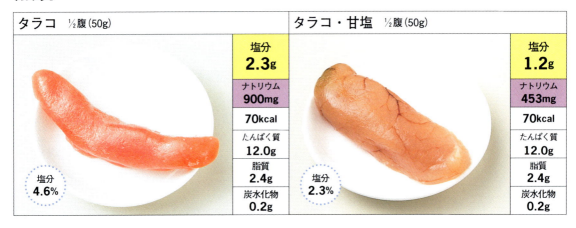

タラコ ½腹 (50g) — 塩分 2.3g / ナトリウム 900mg / 70kcal / たんぱく質 12.0g / 脂質 2.4g / 炭水化物 0.2g / 塩分 4.6%

タラコ・甘塩 ½腹 (50g) — 塩分 1.2g / ナトリウム 453mg / 70kcal / たんぱく質 12.0g / 脂質 2.4g / 炭水化物 0.2g / 塩分 2.3%

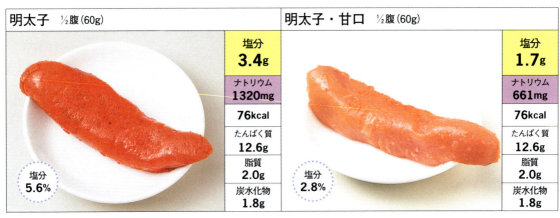

明太子 ½腹 (60g) — 塩分 3.4g / ナトリウム 1320mg / 76kcal / たんぱく質 12.6g / 脂質 2.0g / 炭水化物 1.8g / 塩分 5.6%

明太子・甘口 ½腹 (60g) — 塩分 1.7g / ナトリウム 661mg / 76kcal / たんぱく質 12.6g / 脂質 2.0g / 炭水化物 1.8g / 塩分 2.8%

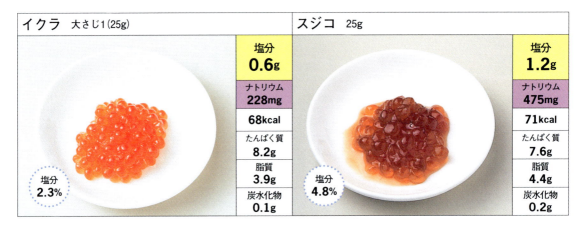

イクラ 大さじ1 (25g) — 塩分 0.6g / ナトリウム 228mg / 68kcal / たんぱく質 8.2g / 脂質 3.9g / 炭水化物 0.1g / 塩分 2.3%

スジコ 25g — 塩分 1.2g / ナトリウム 475mg / 71kcal / たんぱく質 7.6g / 脂質 4.4g / 炭水化物 0.2g / 塩分 4.8%

「甘口」、「うす塩」、「甘塩」など減塩を意識した製品もありますが、公の基準がないので、食べて塩味を確かめましょう。

水産加工品 ◎ 魚卵

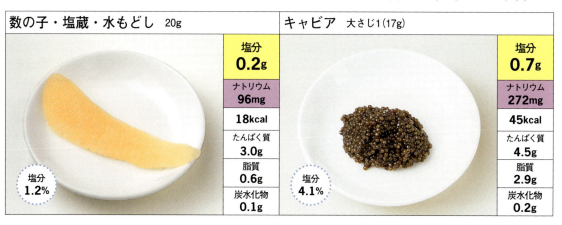

数の子・塩蔵・水もどし 20g
- 塩分 0.2g
- ナトリウム 96mg
- 18kcal
- たんぱく質 3.0g
- 脂質 0.6g
- 炭水化物 0.1g
- 塩分 1.2%

キャビア 大さじ1(17g)
- 塩分 0.7g
- ナトリウム 272mg
- 45kcal
- たんぱく質 4.5g
- 脂質 2.9g
- 炭水化物 0.2g
- 塩分 4.1%

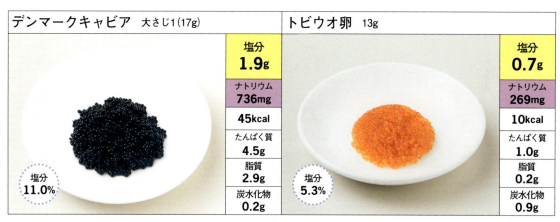

デンマークキャビア 大さじ1(17g)
- 塩分 1.9g
- ナトリウム 736mg
- 45kcal
- たんぱく質 4.5g
- 脂質 2.9g
- 炭水化物 0.2g
- 塩分 11.0%

トビウオ卵 13g
- 塩分 0.7g
- ナトリウム 269mg
- 10kcal
- たんぱく質 1.0g
- 脂質 0.2g
- 炭水化物 0.9g
- 塩分 5.3%

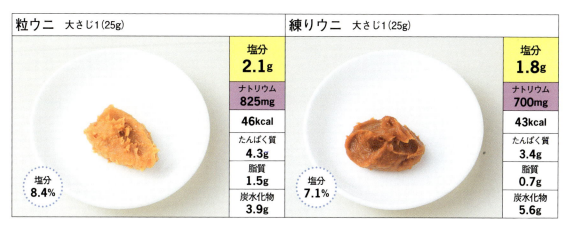

粒ウニ 大さじ1(25g)
- 塩分 2.1g
- ナトリウム 825mg
- 46kcal
- たんぱく質 4.3g
- 脂質 1.5g
- 炭水化物 3.9g
- 塩分 8.4%

練りウニ 大さじ1(25g)
- 塩分 1.8g
- ナトリウム 700mg
- 43kcal
- たんぱく質 3.4g
- 脂質 0.7g
- 炭水化物 5.6g
- 塩分 7.1%

水産加工品 ○ 乾物

乾物

凝縮されたうま味をじょうずに利用したい。

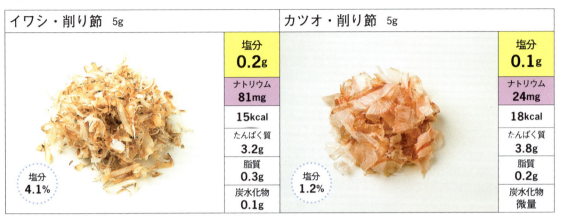

イワシ・削り節 5g		カツオ・削り節 5g	
塩分 4.1%	塩分 **0.2g** ナトリウム **81mg** 15kcal たんぱく質 3.2g 脂質 0.3g 炭水化物 0.1g	塩分 1.2%	塩分 **0.1g** ナトリウム **24mg** 18kcal たんぱく質 3.8g 脂質 0.2g 炭水化物 微量

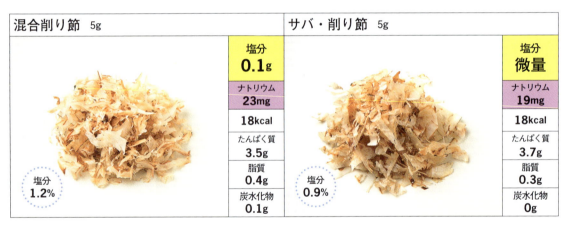

混合削り節 5g		サバ・削り節 5g	
塩分 1.2%	塩分 **0.1g** ナトリウム **23mg** 18kcal たんぱく質 3.5g 脂質 0.4g 炭水化物 0.1g	塩分 0.9%	塩分 **微量** ナトリウム **19mg** 18kcal たんぱく質 3.7g 脂質 0.3g 炭水化物 0g

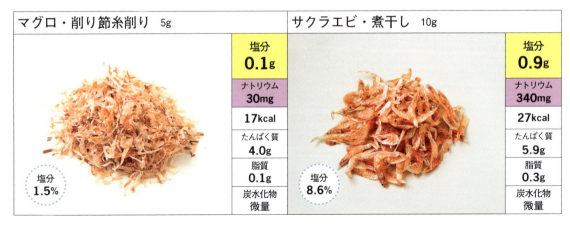

マグロ・削り節糸削り 5g		サクラエビ・煮干し 10g	
塩分 1.5%	塩分 **0.1g** ナトリウム **30mg** 17kcal たんぱく質 4.0g 脂質 0.1g 炭水化物 微量	塩分 8.6%	塩分 **0.9g** ナトリウム **340mg** 27kcal たんぱく質 5.9g 脂質 0.3g 炭水化物 微量

うま味がとけ出したエビやホタテのもどし汁は捨てずに調味料代わりに利用しましょう。料理の味に深みが出ます。

水産加工品◉乾物

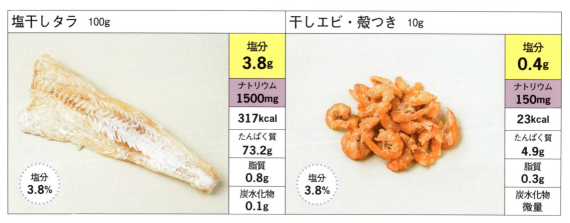

塩干しタラ 100g
- 塩分 3.8g
- ナトリウム 1500mg
- 317kcal
- たんぱく質 73.2g
- 脂質 0.8g
- 炭水化物 0.1g
- 塩分 3.8%

干しエビ・殻つき 10g
- 塩分 0.4g
- ナトリウム 150mg
- 23kcal
- たんぱく質 4.9g
- 脂質 0.3g
- 炭水化物 微量
- 塩分 3.8%

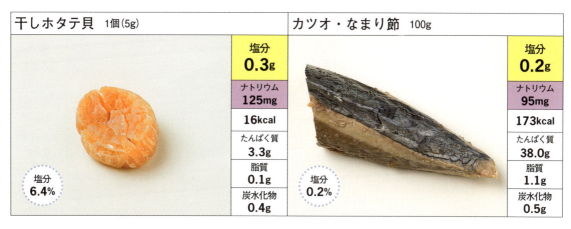

干しホタテ貝 1個(5g)
- 塩分 0.3g
- ナトリウム 125mg
- 16kcal
- たんぱく質 3.3g
- 脂質 0.1g
- 炭水化物 0.4g
- 塩分 6.4%

カツオ・なまり節 100g
- 塩分 0.2g
- ナトリウム 95mg
- 173kcal
- たんぱく質 38.0g
- 脂質 1.1g
- 炭水化物 0.5g
- 塩分 0.2%

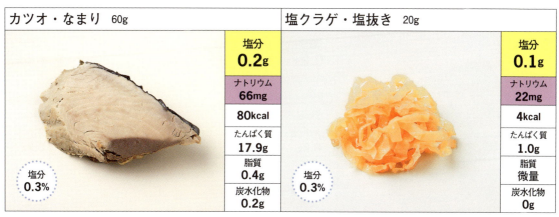

カツオ・なまり 60g
- 塩分 0.2g
- ナトリウム 66mg
- 80kcal
- たんぱく質 17.9g
- 脂質 0.4g
- 炭水化物 0.2g
- 塩分 0.3%

塩クラゲ・塩抜き 20g
- 塩分 0.1g
- ナトリウム 22mg
- 4kcal
- たんぱく質 1.0g
- 脂質 微量
- 炭水化物 0g
- 塩分 0.3%

こんぶ・のり

こんぶやのりは1回量で考えると塩分微量です。

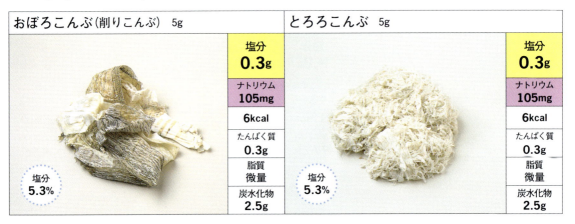

おぼろこんぶ（削りこんぶ） 5g
- 塩分 0.3g
- ナトリウム 105mg
- 6kcal
- たんぱく質 0.3g
- 脂質 微量
- 炭水化物 2.5g
- 塩分 5.3%

とろろこんぶ 5g
- 塩分 0.3g
- ナトリウム 105mg
- 6kcal
- たんぱく質 0.3g
- 脂質 微量
- 炭水化物 2.5g
- 塩分 5.3%

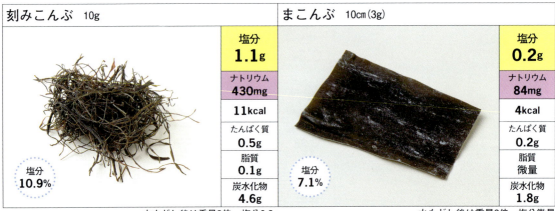

刻みこんぶ 10g
- 塩分 1.1g
- ナトリウム 430mg
- 11kcal
- たんぱく質 0.5g
- 脂質 0.1g
- 炭水化物 4.6g
- 塩分 10.9%

水もどし後は重量3倍、塩分0.2g

まこんぶ 10cm（3g）
- 塩分 0.2g
- ナトリウム 84mg
- 4kcal
- たんぱく質 0.2g
- 脂質 微量
- 炭水化物 1.8g
- 塩分 7.1%

水もどし後は重量3倍、塩分微量

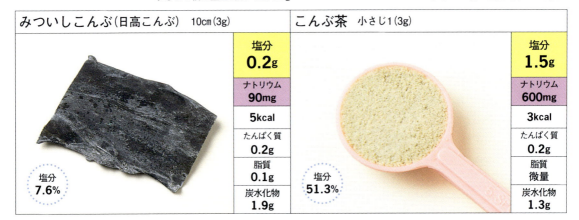

みついしこんぶ（日高こんぶ） 10cm（3g）
- 塩分 0.2g
- ナトリウム 90mg
- 5kcal
- たんぱく質 0.2g
- 脂質 0.1g
- 炭水化物 1.9g
- 塩分 7.6%

こんぶ茶 小さじ1（3g）
- 塩分 1.5g
- ナトリウム 600mg
- 3kcal
- たんぱく質 0.2g
- 脂質 微量
- 炭水化物 1.3g
- 塩分 51.3%

一部を除いて1回量の塩分は微量です。ただし、焼きのりはしょうゆをつけて食べると塩分が増えるので注意しましょう。

水産加工品 ◎ こんぶ・のり

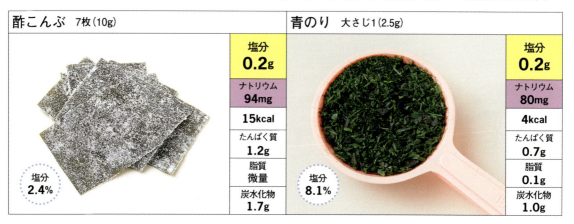

酢こんぶ　7枚(10g)
- 塩分 0.2g
- ナトリウム 94mg
- 15kcal
- たんぱく質 1.2g
- 脂質 微量
- 炭水化物 1.7g
- 塩分 2.4%

青のり　大さじ1(2.5g)
- 塩分 0.2g
- ナトリウム 80mg
- 4kcal
- たんぱく質 0.7g
- 脂質 0.1g
- 炭水化物 1.0g
- 塩分 8.1%

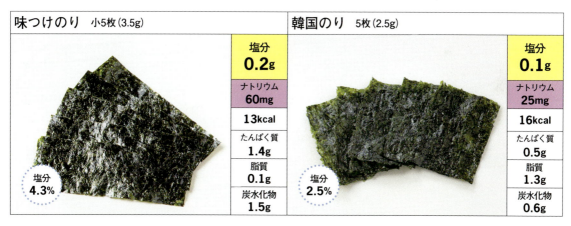

味つけのり　小5枚(3.5g)
- 塩分 0.2g
- ナトリウム 60mg
- 13kcal
- たんぱく質 1.4g
- 脂質 0.1g
- 炭水化物 1.5g
- 塩分 4.3%

韓国のり　5枚(2.5g)
- 塩分 0.1g
- ナトリウム 25mg
- 16kcal
- たんぱく質 0.5g
- 脂質 1.3g
- 炭水化物 0.6g
- 塩分 2.5%

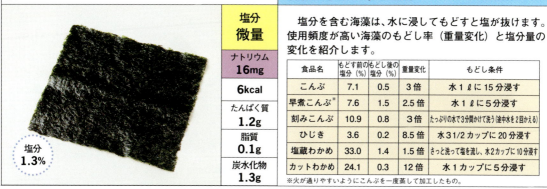

焼きのり　全型1枚(3g)
- 塩分 微量
- ナトリウム 16mg
- 6kcal
- たんぱく質 1.2g
- 脂質 0.1g
- 炭水化物 1.3g
- 塩分 1.3%

海藻のもどし率と塩分

塩分を含む海藻は、水に浸してもどすと塩が抜けます。使用頻度が高い海藻のもどし率(重量変化)と塩分量の変化を紹介します。

食品名	もどす前の塩分(%)	もどし後の塩分(%)	重量変化	もどし条件
こんぶ	7.1	0.5	3倍	水1ℓに15分浸す
早煮こんぶ※	7.6	1.5	2.5倍	水1ℓに5分浸す
刻みこんぶ	10.9	0.8	3倍	たっぷりの水で3分間かけて洗う(途中水を2回かえる)
ひじき	3.6	0.2	8.5倍	水3 1/2カップに20分浸す
塩蔵わかめ	33.0	1.4	1.5倍	さっと洗って塩を流し、水2カップに10分浸す
カットわかめ	24.1	0.3	12倍	水1カップに5分浸す

※火が通りやすいようにこんぶを一度蒸して加工したもの。

『調理のためのベーシックデータ 第5版』(女子栄養大学出版部)から

わかめ・ひじき

海藻類は塩抜きすることで塩分量が変わります。

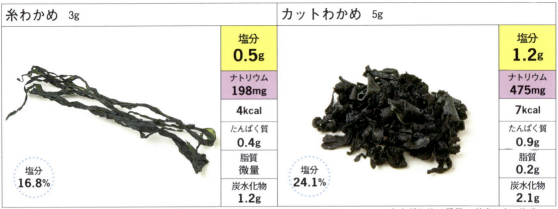

糸わかめ 3g
- 塩分 0.5g
- ナトリウム 198mg
- 4kcal
- たんぱく質 0.4g
- 脂質 微量
- 炭水化物 1.2g
- 塩分 16.8%
- 水もどし後は重量5.9倍(18g)、塩分0.1g

カットわかめ 5g
- 塩分 1.2g
- ナトリウム 475mg
- 7kcal
- たんぱく質 0.9g
- 脂質 0.2g
- 炭水化物 2.1g
- 塩分 24.1%
- 水もどし後は重量12倍(60g)、塩分0.2g

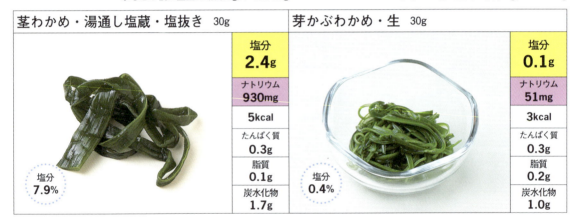

茎わかめ・湯通し塩蔵・塩抜き 30g
- 塩分 2.4g
- ナトリウム 930mg
- 5kcal
- たんぱく質 0.3g
- 脂質 0.1g
- 炭水化物 1.7g
- 塩分 7.9%

芽かぶわかめ・生 30g
- 塩分 0.1g
- ナトリウム 51mg
- 3kcal
- たんぱく質 0.3g
- 脂質 0.2g
- 炭水化物 1.0g
- 塩分 0.4%

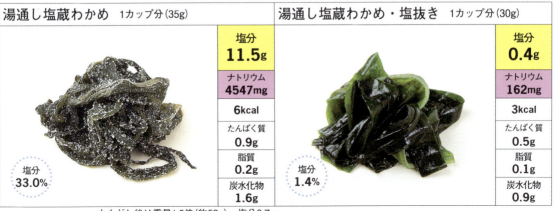

湯通し塩蔵わかめ 1カップ分(35g)
- 塩分 11.5g
- ナトリウム 4547mg
- 6kcal
- たんぱく質 0.9g
- 脂質 0.2g
- 炭水化物 1.6g
- 塩分 33.0%
- 水もどし後は重量1.5倍(約53g)、塩分0.7g

湯通し塩蔵わかめ・塩抜き 1カップ分(30g)
- 塩分 0.4g
- ナトリウム 162mg
- 3kcal
- たんぱく質 0.5g
- 脂質 0.1g
- 炭水化物 0.9g
- 塩分 1.4%

芽ひじきはもどすと8.5倍になり塩分0.2%、塩蔵わかめは1.5倍になり塩分1.4%、カットわかめは12倍になり塩分0.3%です。

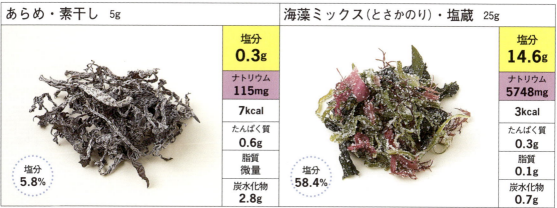

あらめ・素干し 5g		海藻ミックス(とさかのり)・塩蔵 25g	
塩分	**0.3g**	塩分	**14.6g**
ナトリウム	115mg	ナトリウム	5748mg
	7kcal		3kcal
たんぱく質	0.6g	たんぱく質	0.3g
脂質	微量	脂質	0.1g
炭水化物	2.8g	炭水化物	0.7g
塩分 5.8%		塩分 58.4%	

水もどし後は重量はほぼ同量、塩分0.1g

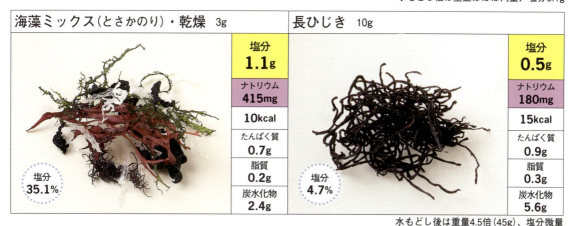

海藻ミックス(とさかのり)・乾燥 3g		長ひじき 10g	
塩分	**1.1g**	塩分	**0.5g**
ナトリウム	415mg	ナトリウム	180mg
	10kcal		15kcal
たんぱく質	0.7g	たんぱく質	0.9g
脂質	0.2g	脂質	0.3g
炭水化物	2.4g	炭水化物	5.6g
塩分 35.1%		塩分 4.7%	

水もどし後は重量4.5倍(45g)、塩分微量

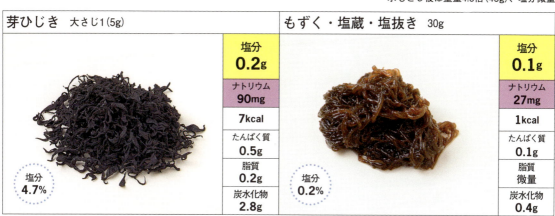

芽ひじき 大さじ1(5g)		もずく・塩蔵・塩抜き 30g	
塩分	**0.2g**	塩分	**0.1g**
ナトリウム	90mg	ナトリウム	27mg
	7kcal		1kcal
たんぱく質	0.5g	たんぱく質	0.1g
脂質	0.2g	脂質	微量
炭水化物	2.8g	炭水化物	0.4g
塩分 4.7%		塩分 0.2%	

水もどし後は重量8.5倍(約43g)、塩分0.1g

水産加工品 ◎ わかめ・ひじき

練り製品

調理前で塩分1.0〜2.3%が煮込むと50〜60%減ります。

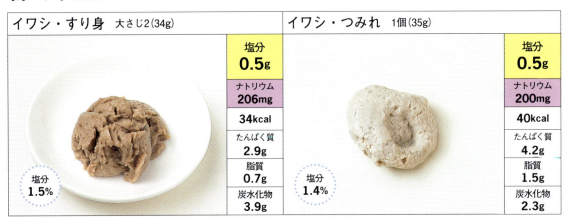

イワシ・すり身 大さじ2(34g)
- 塩分 0.5g
- ナトリウム 206mg
- 34kcal
- たんぱく質 2.9g
- 脂質 0.7g
- 炭水化物 3.9g
- 塩分 1.5%

イワシ・つみれ 1個(35g)
- 塩分 0.5g
- ナトリウム 200mg
- 40kcal
- たんぱく質 4.2g
- 脂質 1.5g
- 炭水化物 2.3g
- 塩分 1.4%

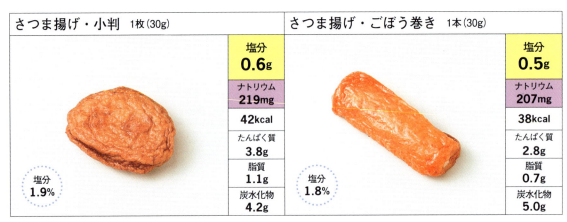

さつま揚げ・小判 1枚(30g)
- 塩分 0.6g
- ナトリウム 219mg
- 42kcal
- たんぱく質 3.8g
- 脂質 1.1g
- 炭水化物 4.2g
- 塩分 1.9%

さつま揚げ・ごぼう巻き 1本(30g)
- 塩分 0.5g
- ナトリウム 207mg
- 38kcal
- たんぱく質 2.8g
- 脂質 0.7g
- 炭水化物 5.0g
- 塩分 1.8%

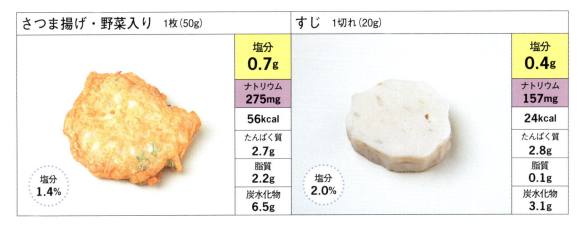

さつま揚げ・野菜入り 1枚(50g)
- 塩分 0.7g
- ナトリウム 275mg
- 56kcal
- たんぱく質 2.7g
- 脂質 2.2g
- 炭水化物 6.5g
- 塩分 1.4%

すじ 1切れ(20g)
- 塩分 0.4g
- ナトリウム 157mg
- 24kcal
- たんぱく質 2.8g
- 脂質 0.1g
- 炭水化物 3.1g
- 塩分 2.0%

練り製品は煮込むとそれ自身の塩分は半分くらいになりますが、煮汁をよく吸うため、煮汁の塩分がプラスされます。

水産加工品◎練り製品

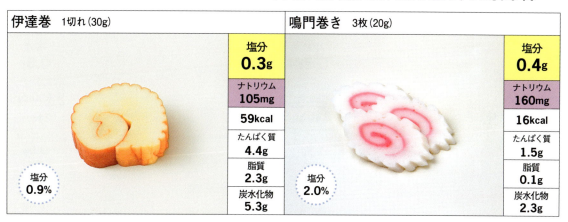

伊達巻 1切れ(30g)
- 塩分 **0.3g**
- ナトリウム 105mg
- 59kcal
- たんぱく質 4.4g
- 脂質 2.3g
- 炭水化物 5.3g
- 塩分 0.9%

鳴門巻き 3枚(20g)
- 塩分 **0.4g**
- ナトリウム 160mg
- 16kcal
- たんぱく質 1.5g
- 脂質 0.1g
- 炭水化物 2.3g
- 塩分 2.0%

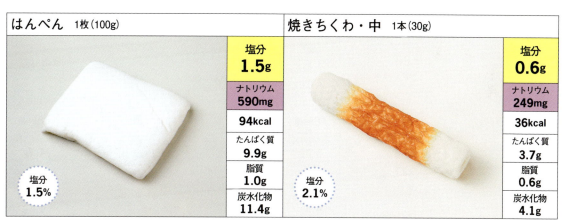

はんぺん 1枚(100g)
- 塩分 **1.5g**
- ナトリウム 590mg
- 94kcal
- たんぱく質 9.9g
- 脂質 1.0g
- 炭水化物 11.4g
- 塩分 1.5%

焼きちくわ・中 1本(30g)
- 塩分 **0.6g**
- ナトリウム 249mg
- 36kcal
- たんぱく質 3.7g
- 脂質 0.6g
- 炭水化物 4.1g
- 塩分 2.1%

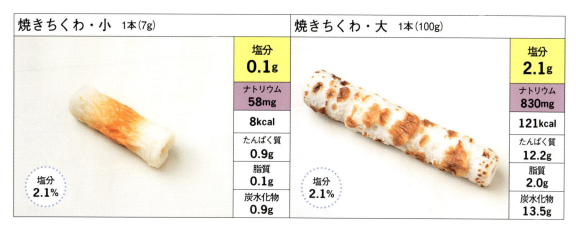

焼きちくわ・小 1本(7g)
- 塩分 **0.1g**
- ナトリウム 58mg
- 8kcal
- たんぱく質 0.9g
- 脂質 0.1g
- 炭水化物 0.9g
- 塩分 2.1%

焼きちくわ・大 1本(100g)
- 塩分 **2.1g**
- ナトリウム 830mg
- 121kcal
- たんぱく質 12.2g
- 脂質 2.0g
- 炭水化物 13.5g
- 塩分 2.1%

水産加工品 かまぼこ・その他

かまぼこ・その他

塩分を充分含むので、つけじょうゆは控えましょう。

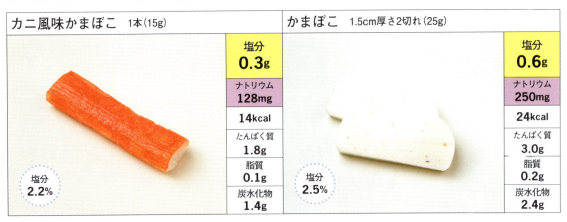

カニ風味かまぼこ　1本(15g)
- 塩分 0.3g
- ナトリウム 128mg
- 14kcal
- たんぱく質 1.8g
- 脂質 0.1g
- 炭水化物 1.4g
- 塩分 2.2%

かまぼこ　1.5cm厚さ2切れ(25g)
- 塩分 0.6g
- ナトリウム 250mg
- 24kcal
- たんぱく質 3.0g
- 脂質 0.2g
- 炭水化物 2.4g
- 塩分 2.5%

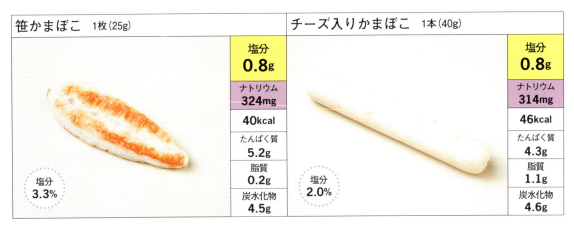

笹かまぼこ　1枚(25g)
- 塩分 0.8g
- ナトリウム 324mg
- 40kcal
- たんぱく質 5.2g
- 脂質 0.2g
- 炭水化物 4.5g
- 塩分 3.3%

チーズ入りかまぼこ　1本(40g)
- 塩分 0.8g
- ナトリウム 314mg
- 46kcal
- たんぱく質 4.3g
- 脂質 1.1g
- 炭水化物 4.6g
- 塩分 2.0%

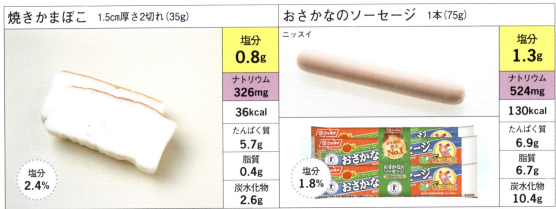

焼きかまぼこ　1.5cm厚さ2切れ(35g)
- 塩分 0.8g
- ナトリウム 326mg
- 36kcal
- たんぱく質 5.7g
- 脂質 0.4g
- 炭水化物 2.6g
- 塩分 2.4%

おさかなのソーセージ　1本(75g)　ニッスイ
- 塩分 1.3g
- ナトリウム 524mg
- 130kcal
- たんぱく質 6.9g
- 脂質 6.7g
- 炭水化物 10.4g
- 塩分 1.8%

写真は75g×4本束

食品の塩分早わかり

肉・卵加工品 チーズ

ハムやベーコンなど、肉の加工品は塩分もエネルギーも高め。
卵は加工品になるとピータンのように高塩分のものもあります。
チーズは塩分は多めでもカルシウムもとれるので、適量食べましょう。

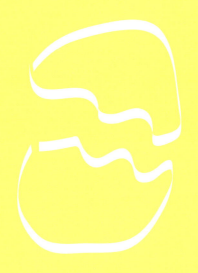

ハム

ハムは生肉を塩漬けしたのが始まりです。

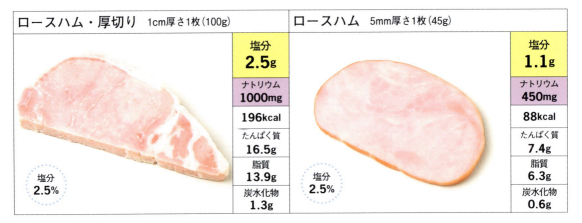

ロースハム・厚切り　1cm厚さ1枚(100g)
- 塩分 2.5g
- ナトリウム 1000mg
- 196kcal
- たんぱく質 16.5g
- 脂質 13.9g
- 炭水化物 1.3g
- 塩分 2.5%

ロースハム　5mm厚さ1枚(45g)
- 塩分 1.1g
- ナトリウム 450mg
- 88kcal
- たんぱく質 7.4g
- 脂質 6.3g
- 炭水化物 0.6g
- 塩分 2.5%

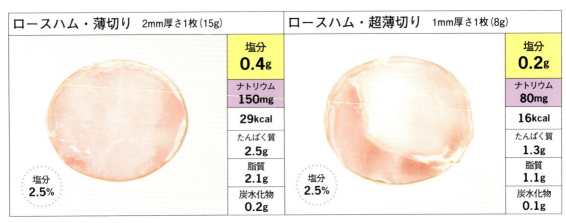

ロースハム・薄切り　2mm厚さ1枚(15g)
- 塩分 0.4g
- ナトリウム 150mg
- 29kcal
- たんぱく質 2.5g
- 脂質 2.1g
- 炭水化物 0.2g
- 塩分 2.5%

ロースハム・超薄切り　1mm厚さ1枚(8g)
- 塩分 0.2g
- ナトリウム 80mg
- 16kcal
- たんぱく質 1.3g
- 脂質 1.1g
- 炭水化物 0.1g
- 塩分 2.5%

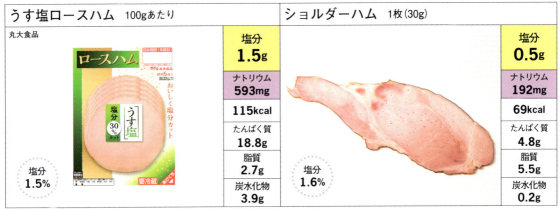

うす塩ロースハム　100gあたり
丸大食品
- 塩分 1.5g
- ナトリウム 593mg
- 115kcal
- たんぱく質 18.8g
- 脂質 2.7g
- 炭水化物 3.9g
- 塩分 1.5%
1パック58g

ショルダーハム　1枚(30g)
- 塩分 0.5g
- ナトリウム 192mg
- 69kcal
- たんぱく質 4.8g
- 脂質 5.5g
- 炭水化物 0.2g
- 塩分 1.6%

肉・卵加工品、チーズ　ハム

ハムの塩分は一般に2.5%前後。生ハムはこれよりやや多くなります。減塩を意識したうす塩タイプもあるので利用しても。

肉・卵加工品、チーズ◯ハム

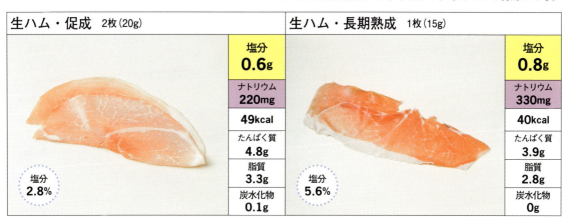

生ハム・促成　2枚(20g)
塩分 0.6g
ナトリウム 220mg
49kcal
たんぱく質 4.8g
脂質 3.3g
炭水化物 0.1g
塩分 2.8%

生ハム・長期熟成　1枚(15g)
塩分 0.8g
ナトリウム 330mg
40kcal
たんぱく質 3.9g
脂質 2.8g
炭水化物 0g
塩分 5.6%

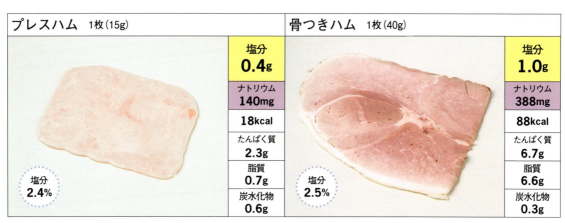

プレスハム　1枚(15g)
塩分 0.4g
ナトリウム 140mg
18kcal
たんぱく質 2.3g
脂質 0.7g
炭水化物 0.6g
塩分 2.4%

骨つきハム　1枚(40g)
塩分 1.0g
ナトリウム 388mg
88kcal
たんぱく質 6.7g
脂質 6.6g
炭水化物 0.3g
塩分 2.5%

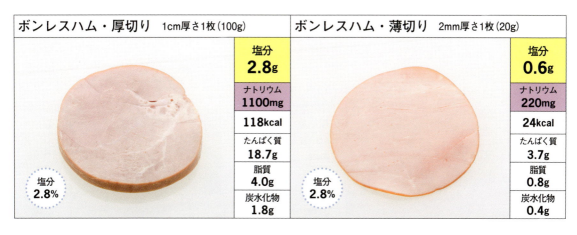

ボンレスハム・厚切り　1cm厚さ1枚(100g)
塩分 2.8g
ナトリウム 1100mg
118kcal
たんぱく質 18.7g
脂質 4.0g
炭水化物 1.8g
塩分 2.8%

ボンレスハム・薄切り　2mm厚さ1枚(20g)
塩分 0.6g
ナトリウム 220mg
24kcal
たんぱく質 3.7g
脂質 0.8g
炭水化物 0.4g
塩分 2.8%

ベーコン・焼き豚

焼き豚は調味料を加えて作るので塩分が多い。

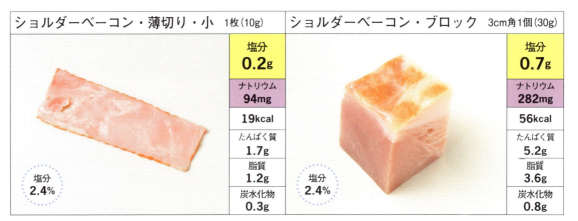

ショルダーベーコン・薄切り・小　1枚(10g)
- 塩分 0.2g
- ナトリウム 94mg
- 19kcal
- たんぱく質 1.7g
- 脂質 1.2g
- 炭水化物 0.3g
- 塩分 2.4%

ショルダーベーコン・ブロック　3cm角1個(30g)
- 塩分 0.7g
- ナトリウム 282mg
- 56kcal
- たんぱく質 5.2g
- 脂質 3.6g
- 炭水化物 0.8g
- 塩分 2.4%

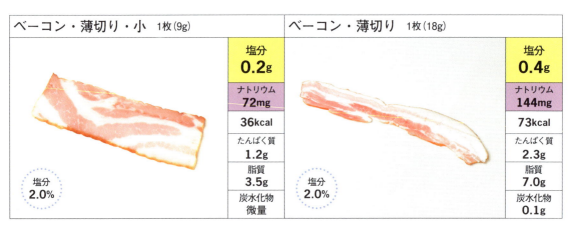

ベーコン・薄切り・小　1枚(9g)
- 塩分 0.2g
- ナトリウム 72mg
- 36kcal
- たんぱく質 1.2g
- 脂質 3.5g
- 炭水化物 微量
- 塩分 2.0%

ベーコン・薄切り　1枚(18g)
- 塩分 0.4g
- ナトリウム 144mg
- 73kcal
- たんぱく質 2.3g
- 脂質 7.0g
- 炭水化物 0.1g
- 塩分 2.0%

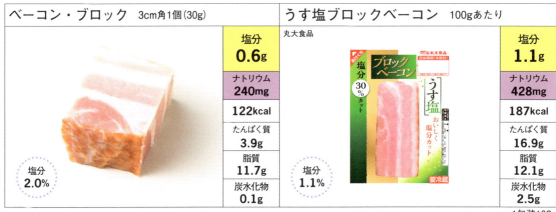

ベーコン・ブロック　3cm角1個(30g)
- 塩分 0.6g
- ナトリウム 240mg
- 122kcal
- たんぱく質 3.9g
- 脂質 11.7g
- 炭水化物 0.1g
- 塩分 2.0%

うす塩ブロックベーコン　100gあたり
丸大食品
- 塩分 1.1g
- ナトリウム 428mg
- 187kcal
- たんぱく質 16.9g
- 脂質 12.1g
- 炭水化物 2.5g
- 塩分 1.1%

1包装102g

ショルダーベーコンはバラベーコンより塩分量が多くハムと同じくらい。スモーク類はほかの加工品に比べ塩分が少なめです。

肉・卵加工品、チーズ○ベーコン・焼き豚

鴨スモーク　5枚(40g)

塩分 **0.6g**
ナトリウム **252mg**
133kcal
たんぱく質 5.7g
脂質 11.6g
炭水化物 0g

塩分 1.6%

スモークタン　2枚(30g)

塩分 **0.5g**
ナトリウム **189mg**
85kcal
たんぱく質 5.4g
脂質 6.9g
炭水化物 0.3g

塩分 1.6%

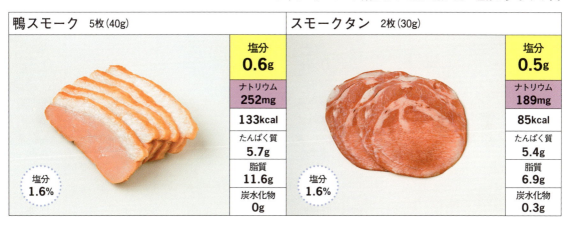

スモークレバー　2枚(20g)

塩分 **0.4g**
ナトリウム **138mg**
40kcal
たんぱく質 5.9g
脂質 1.5g
炭水化物 0.5g

塩分 1.8%

焼き豚・厚切り　1cm厚さ1枚(80g)

塩分 **1.9g**
ナトリウム **744mg**
138kcal
たんぱく質 15.5g
脂質 6.6g
炭水化物 4.1g

塩分 2.4%

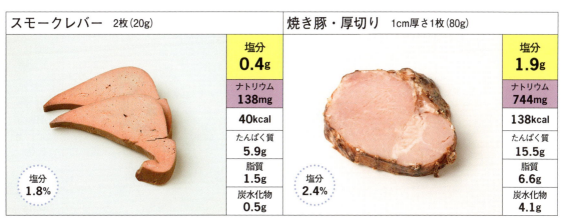

焼き豚・薄切り　1枚(15g)

塩分 **0.4g**
ナトリウム **140mg**
26kcal
たんぱく質 2.9g
脂質 1.2g
炭水化物 0.8g

塩分 2.4%

ローストビーフ　3枚(30g)

塩分 **0.2g**
ナトリウム **93mg**
59kcal
たんぱく質 6.5g
脂質 3.5g
炭水化物 0.3g

塩分 0.8%

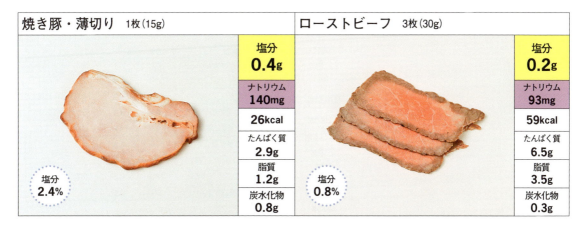

ソーセージ

ソーセージの塩分はかまぼことほぼ同じです。

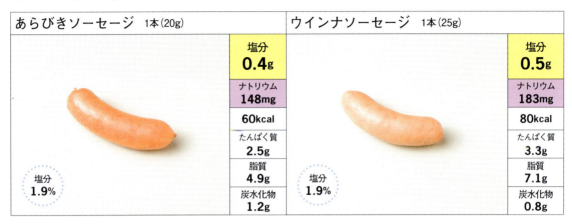

あらびきソーセージ 1本(20g)
- 塩分 0.4g
- ナトリウム 148mg
- 60kcal
- たんぱく質 2.5g
- 脂質 4.9g
- 炭水化物 1.2g
- 塩分 1.9%

ウインナソーセージ 1本(25g)
- 塩分 0.5g
- ナトリウム 183mg
- 80kcal
- たんぱく質 3.3g
- 脂質 7.1g
- 炭水化物 0.8g
- 塩分 1.9%

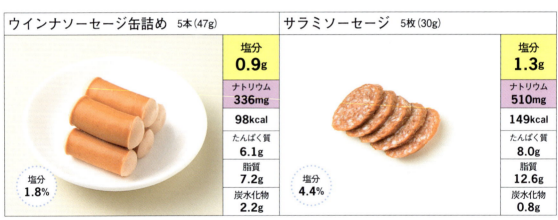

ウインナソーセージ缶詰め 5本(47g)
- 塩分 0.9g
- ナトリウム 336mg
- 98kcal
- たんぱく質 6.1g
- 脂質 7.2g
- 炭水化物 2.2g
- 塩分 1.8%

サラミソーセージ 5枚(30g)
- 塩分 1.3g
- ナトリウム 510mg
- 149kcal
- たんぱく質 8.0g
- 脂質 12.6g
- 炭水化物 0.8g
- 塩分 4.4%

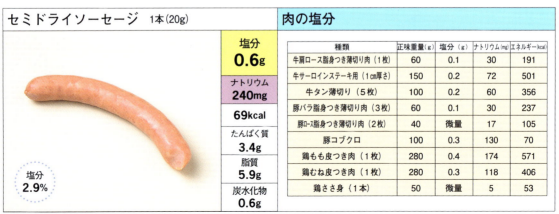

セミドライソーセージ 1本(20g)
- 塩分 0.6g
- ナトリウム 240mg
- 69kcal
- たんぱく質 3.4g
- 脂質 5.9g
- 炭水化物 0.6g
- 塩分 2.9%

肉の塩分

種類	正味重量(g)	塩分(g)	ナトリウム(mg)	エネルギー(kcal)
牛肩ロース脂身つき薄切り肉(1枚)	60	0.1	30	191
牛サーロインステーキ用(1cm厚さ)	150	0.2	72	501
牛タン薄切り(5枚)	100	0.2	60	356
豚バラ脂身つき薄切り肉(3枚)	60	0.1	30	237
豚ロース脂身つき薄切り肉(2枚)	40	微量	17	105
豚コブクロ	100	0.3	130	70
鶏もも皮つき肉(1枚)	280	0.4	174	571
鶏むね皮つき肉(1枚)	280	0.3	118	406
鶏ささ身(1本)	50	微量	5	53

「日本食品標準成分表2015年版(七訂)」(文部科学省)から算出

水分含量が少なく保存性が高いものほど塩分が多く、サラミソーセージは生ソーセージの約2倍の塩分％です。

肉・卵加工品、チーズ ◯ ソーセージ

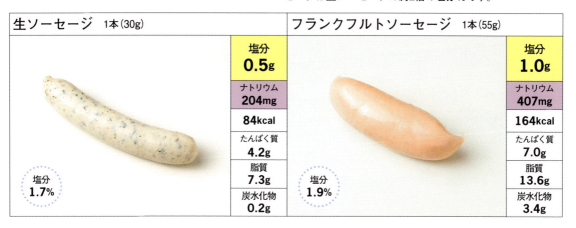

生ソーセージ　1本(30g)
塩分 **0.5g**
ナトリウム 204mg
84kcal
たんぱく質 4.2g
脂質 7.3g
炭水化物 0.2g
塩分 1.7%

フランクフルトソーセージ　1本(55g)
塩分 **1.0g**
ナトリウム 407mg
164kcal
たんぱく質 7.0g
脂質 13.6g
炭水化物 3.4g
塩分 1.9%

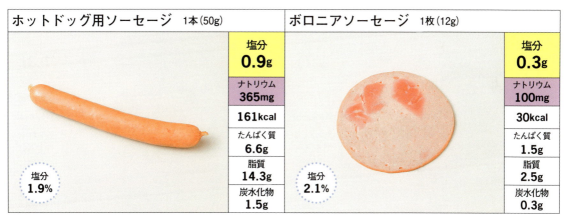

ホットドッグ用ソーセージ　1本(50g)
塩分 **0.9g**
ナトリウム 365mg
161kcal
たんぱく質 6.6g
脂質 14.3g
炭水化物 1.5g
塩分 1.9%

ボロニアソーセージ　1枚(12g)
塩分 **0.3g**
ナトリウム 100mg
30kcal
たんぱく質 1.5g
脂質 2.5g
炭水化物 0.3g
塩分 2.1%

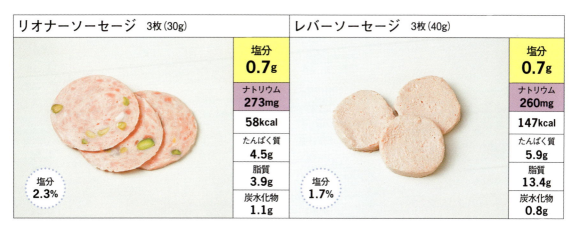

リオナーソーセージ　3枚(30g)
塩分 **0.7g**
ナトリウム 273mg
58kcal
たんぱく質 4.5g
脂質 3.9g
炭水化物 1.1g
塩分 2.3%

レバーソーセージ　3枚(40g)
塩分 **0.7g**
ナトリウム 260mg
147kcal
たんぱく質 5.9g
脂質 13.4g
炭水化物 0.8g
塩分 1.7%

缶詰め・卵加工品

生卵1個(50g)にも0.2gの塩分があります。

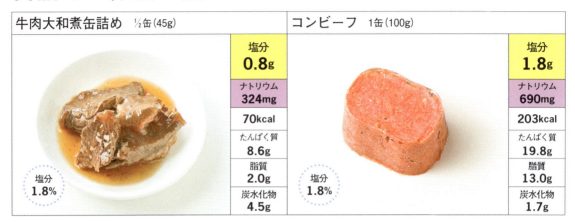

牛肉大和煮缶詰め ½缶(45g)
- 塩分 0.8g
- ナトリウム 324mg
- 70kcal
- たんぱく質 8.6g
- 脂質 2.0g
- 炭水化物 4.5g
- 塩分 1.8%

コンビーフ 1缶(100g)
- 塩分 1.8g
- ナトリウム 690mg
- 203kcal
- たんぱく質 19.8g
- 脂質 13.0g
- 炭水化物 1.7g
- 塩分 1.8%

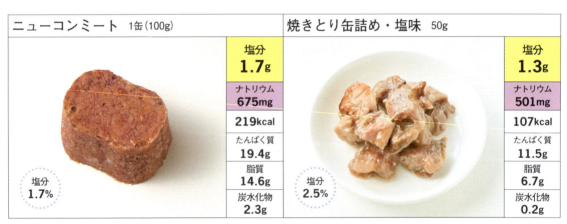

ニューコンミート 1缶(100g)
- 塩分 1.7g
- ナトリウム 675mg
- 219kcal
- たんぱく質 19.4g
- 脂質 14.6g
- 炭水化物 2.3g
- 塩分 1.7%

焼きとり缶詰め・塩味 50g
- 塩分 1.3g
- ナトリウム 501mg
- 107kcal
- たんぱく質 11.5g
- 脂質 6.7g
- 炭水化物 0.2g
- 塩分 2.5%

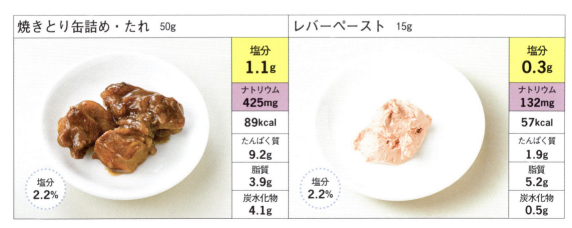

焼きとり缶詰め・たれ 50g
- 塩分 1.1g
- ナトリウム 425mg
- 89kcal
- たんぱく質 9.2g
- 脂質 3.9g
- 炭水化物 4.1g
- 塩分 2.2%

レバーペースト 15g
- 塩分 0.3g
- ナトリウム 132mg
- 57kcal
- たんぱく質 1.9g
- 脂質 5.2g
- 炭水化物 0.5g
- 塩分 2.2%

塩卵、ピータンは前菜やおかゆのトッピングとしてごく少量使う程度が、強い塩味を生かしたじょうずな食べ方です。

肉・卵加工品、チーズ●缶詰め・卵加工品

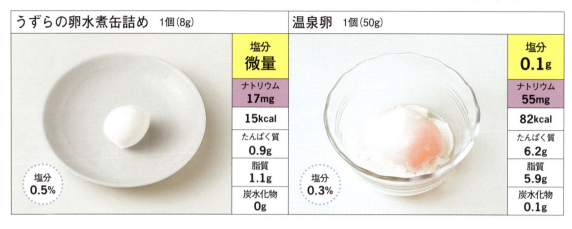

うずらの卵水煮缶詰め 1個(8g)
塩分 微量
ナトリウム 17mg
15kcal
たんぱく質 0.9g
脂質 1.1g
炭水化物 0g
塩分 0.5%

温泉卵 1個(50g)
塩分 0.1g
ナトリウム 55mg
82kcal
たんぱく質 6.2g
脂質 5.9g
炭水化物 0.1g
塩分 0.3%

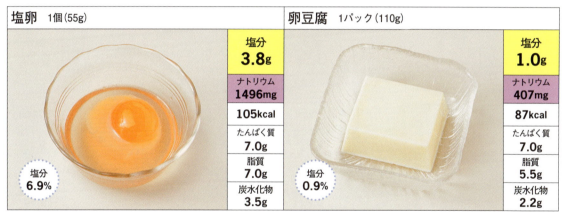

塩卵 1個(55g)
塩分 3.8g
ナトリウム 1496mg
105kcal
たんぱく質 7.0g
脂質 7.0g
炭水化物 3.5g
塩分 6.9%

卵豆腐 1パック(110g)
塩分 1.0g
ナトリウム 407mg
87kcal
たんぱく質 7.0g
脂質 5.5g
炭水化物 2.2g
塩分 0.9%

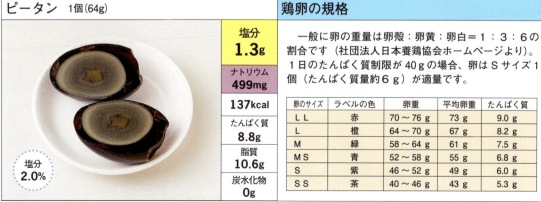

ピータン 1個(64g)
塩分 1.3g
ナトリウム 499mg
137kcal
たんぱく質 8.8g
脂質 10.6g
炭水化物 0g
塩分 2.0%

鶏卵の規格

一般に卵の重量は卵殻：卵黄：卵白＝1：3：6の割合です（社団法人日本養鶏協会ホームページより）。1日のたんぱく質制限が40ｇの場合、卵はＳサイズ1個（たんぱく質量約6ｇ）が適量です。

卵のサイズ	ラベルの色	卵重	平均卵重	たんぱく質
ＬＬ	赤	70〜76 g	73 g	9.0 g
Ｌ	橙	64〜70 g	67 g	8.2 g
Ｍ	緑	58〜64 g	61 g	7.5 g
ＭＳ	青	52〜58 g	55 g	6.8 g
Ｓ	紫	46〜52 g	49 g	6.0 g
ＳＳ	茶	40〜46 g	43 g	5.3 g

出所　ＪＡ全農たまご株式会社ホームページ、たんぱく質量については編集部作成

肉・卵加工品、チーズ ○ ナチュラルチーズ

ナチュラルチーズ

パルメザンやブルーは特に塩分が多い。

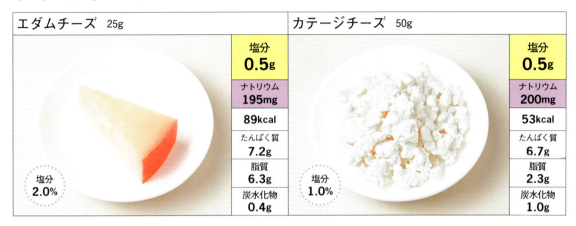

エダムチーズ 25g
塩分 0.5g
ナトリウム 195mg
89kcal
たんぱく質 7.2g
脂質 6.3g
炭水化物 0.4g
塩分 2.0%

カテージチーズ 50g
塩分 0.5g
ナトリウム 200mg
53kcal
たんぱく質 6.7g
脂質 2.3g
炭水化物 1.0g
塩分 1.0%

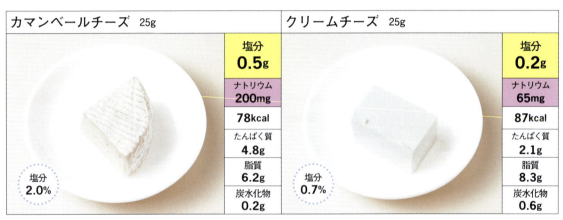

カマンベールチーズ 25g
塩分 0.5g
ナトリウム 200mg
78kcal
たんぱく質 4.8g
脂質 6.2g
炭水化物 0.2g
塩分 2.0%

クリームチーズ 25g
塩分 0.2g
ナトリウム 65mg
87kcal
たんぱく質 2.1g
脂質 8.3g
炭水化物 0.6g
塩分 0.7%

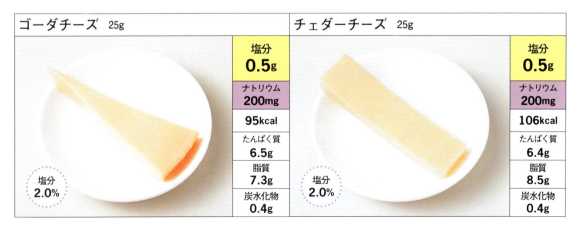

ゴーダチーズ 25g
塩分 0.5g
ナトリウム 200mg
95kcal
たんぱく質 6.5g
脂質 7.3g
炭水化物 0.4g
塩分 2.0%

チェダーチーズ 25g
塩分 0.5g
ナトリウム 200mg
106kcal
たんぱく質 6.4g
脂質 8.5g
炭水化物 0.4g
塩分 2.0%

チーズ類はカルシウムが期待できますが、塩分や脂質が多いので1回量の塩分を0.5gくらいにおさえましょう。

肉・卵加工品、チーズ ● ナチュラルチーズ

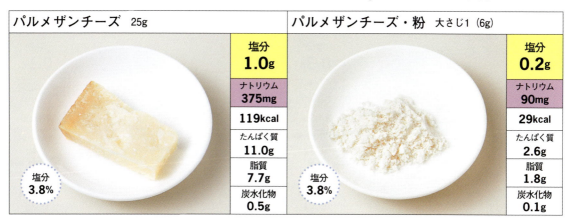

パルメザンチーズ 25g
塩分 1.0g
ナトリウム 375mg
119kcal
たんぱく質 11.0g
脂質 7.7g
炭水化物 0.5g
塩分 3.8%

パルメザンチーズ・粉 大さじ1 (6g)
塩分 0.2g
ナトリウム 90mg
29kcal
たんぱく質 2.6g
脂質 1.8g
炭水化物 0.1g
塩分 3.8%

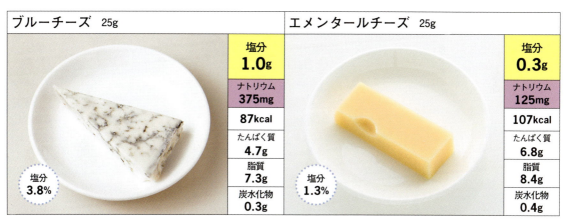

ブルーチーズ 25g
塩分 1.0g
ナトリウム 375mg
87kcal
たんぱく質 4.7g
脂質 7.3g
炭水化物 0.3g
塩分 3.8%

エメンタールチーズ 25g
塩分 0.3g
ナトリウム 125mg
107kcal
たんぱく質 6.8g
脂質 8.4g
炭水化物 0.4g
塩分 1.3%

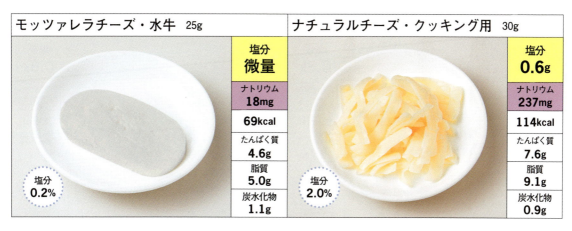

モッツァレラチーズ・水牛 25g
塩分 微量
ナトリウム 18mg
69kcal
たんぱく質 4.6g
脂質 5.0g
炭水化物 1.1g
塩分 0.2%

ナチュラルチーズ・クッキング用 30g
塩分 0.6g
ナトリウム 237mg
114kcal
たんぱく質 7.6g
脂質 9.1g
炭水化物 0.9g
塩分 2.0%

プロセスチーズ

ナチュラルチーズより塩分%がやや高めです。

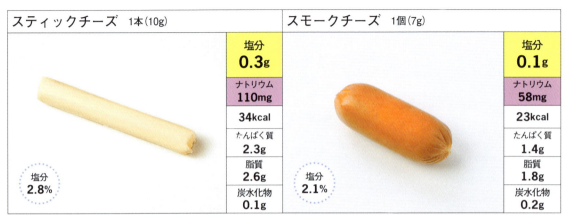

スティックチーズ 1本(10g)
- 塩分 0.3g
- ナトリウム 110mg
- 34kcal
- たんぱく質 2.3g
- 脂質 2.6g
- 炭水化物 0.1g
- 塩分 2.8%

スモークチーズ 1個(7g)
- 塩分 0.1g
- ナトリウム 58mg
- 23kcal
- たんぱく質 1.4g
- 脂質 1.8g
- 炭水化物 0.2g
- 塩分 2.1%

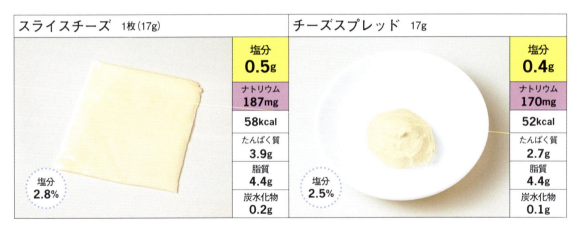

スライスチーズ 1枚(17g)
- 塩分 0.5g
- ナトリウム 187mg
- 58kcal
- たんぱく質 3.9g
- 脂質 4.4g
- 炭水化物 0.2g
- 塩分 2.8%

チーズスプレッド 17g
- 塩分 0.4g
- ナトリウム 170mg
- 52kcal
- たんぱく質 2.7g
- 脂質 4.4g
- 炭水化物 0.1g
- 塩分 2.5%

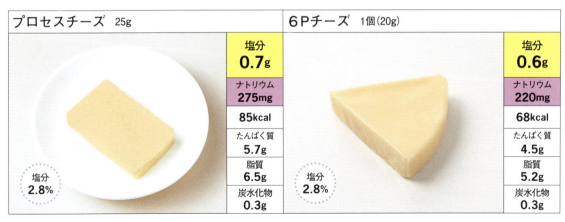

プロセスチーズ 25g
- 塩分 0.7g
- ナトリウム 275mg
- 85kcal
- たんぱく質 5.7g
- 脂質 6.5g
- 炭水化物 0.3g
- 塩分 2.8%

6Pチーズ 1個(20g)
- 塩分 0.6g
- ナトリウム 220mg
- 68kcal
- たんぱく質 4.5g
- 脂質 5.2g
- 炭水化物 0.3g
- 塩分 2.8%

食品の塩分早わかり

漬物、ふりかけ つくだ煮

漬物はいずれも塩分が多いので、少量を楽しむ程度に。
ふりかけやつくだ煮を食べるなら、組み合わせるおかずは塩分控えめに。
梅干しやつくだ煮は塩分を調整した商品もあるので、利用しても。

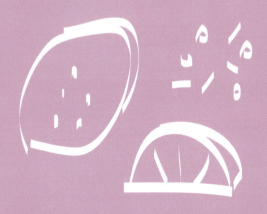

漬物、ふりかけ、つくだ煮 ◎ 梅干し

梅干し

低塩、調味漬けの塩分は、従来品の約½です。

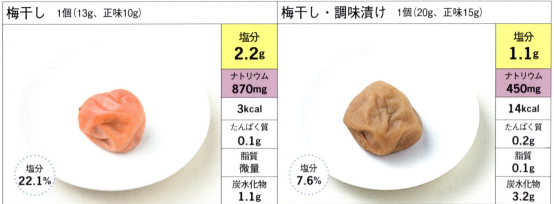

梅干し　1個（13g、正味10g）
- 塩分 2.2g
- ナトリウム 870mg
- 3kcal
- たんぱく質 0.1g
- 脂質 微量
- 炭水化物 1.1g
- 塩分 22.1%
- 廃棄率20%（廃棄部分は種子）

梅干し・調味漬け　1個（20g、正味15g）
- 塩分 1.1g
- ナトリウム 450mg
- 14kcal
- たんぱく質 0.2g
- 脂質 0.1g
- 炭水化物 3.2g
- 塩分 7.6%
- 廃棄率25%（廃棄部分は種子）

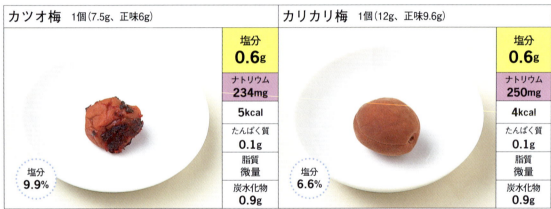

カツオ梅　1個（7.5g、正味6g）
- 塩分 0.6g
- ナトリウム 234mg
- 5kcal
- たんぱく質 0.1g
- 脂質 微量
- 炭水化物 0.9g
- 塩分 9.9%
- 廃棄率20%（廃棄部分は種子）

カリカリ梅　1個（12g、正味9.6g）
- 塩分 0.6g
- ナトリウム 250mg
- 4kcal
- たんぱく質 0.1g
- 脂質 微量
- 炭水化物 0.9g
- 塩分 6.6%
- 廃棄率20%（廃棄部分は種子）

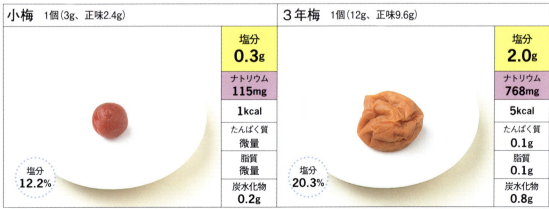

小梅　1個（3g、正味2.4g）
- 塩分 0.3g
- ナトリウム 115mg
- 1kcal
- たんぱく質 微量
- 脂質 微量
- 炭水化物 0.2g
- 塩分 12.2%
- 廃棄率20%（廃棄部分は種子）

3年梅　1個（12g、正味9.6g）
- 塩分 2.0g
- ナトリウム 768mg
- 5kcal
- たんぱく質 0.1g
- 脂質 0.1g
- 炭水化物 0.8g
- 塩分 20.3%
- 廃棄率20%（廃棄部分は種子）

直径2cmの梅干しは約12g（正味約10g）で塩分は2gと多い。うす味のものでも1個につき約1gの塩分が含まれます。

漬物、ふりかけ、つくだ煮 ◎ 梅干し

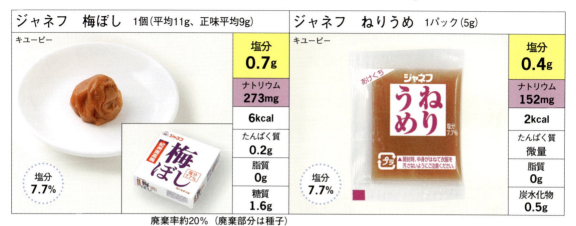

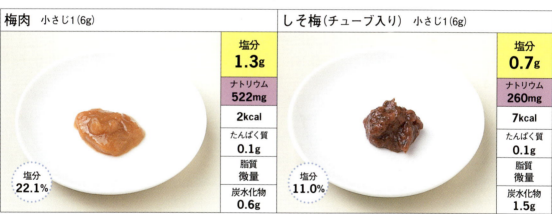

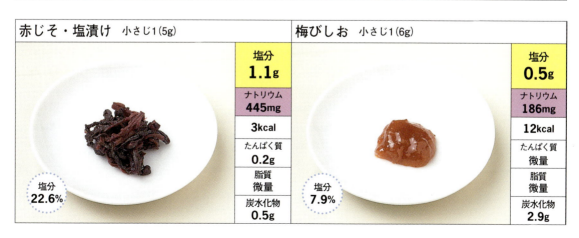

漬物、ふりかけ、つくだ煮 塩漬け・ぬかみそ漬け

塩漬け・ぬかみそ漬け

同じ野菜でも商品によって塩分量は違います。

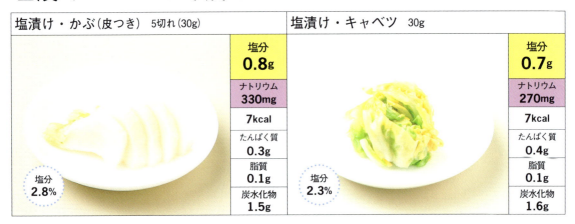

塩漬け・かぶ（皮つき） 5切れ（30g）
- 塩分 0.8g
- ナトリウム 330mg
- 7kcal
- たんぱく質 0.3g
- 脂質 0.1g
- 炭水化物 1.5g
- 塩分 2.8%

塩漬け・キャベツ 30g
- 塩分 0.7g
- ナトリウム 270mg
- 7kcal
- たんぱく質 0.4g
- 脂質 0.1g
- 炭水化物 1.6g
- 塩分 2.3%

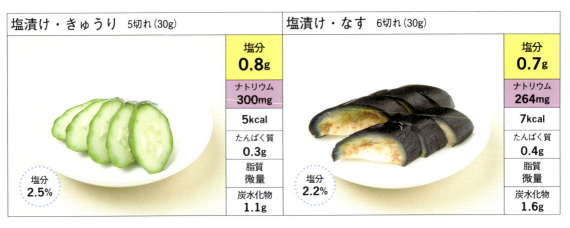

塩漬け・きゅうり 5切れ（30g）
- 塩分 0.8g
- ナトリウム 300mg
- 5kcal
- たんぱく質 0.3g
- 脂質 微量
- 炭水化物 1.1g
- 塩分 2.5%

塩漬け・なす 6切れ（30g）
- 塩分 0.7g
- ナトリウム 264mg
- 7kcal
- たんぱく質 0.4g
- 脂質 微量
- 炭水化物 1.6g
- 塩分 2.2%

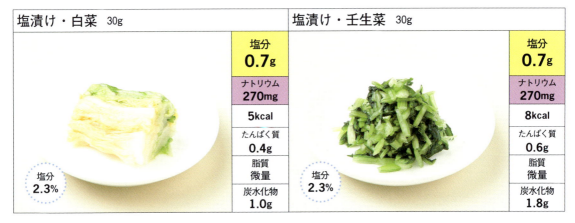

塩漬け・白菜 30g
- 塩分 0.7g
- ナトリウム 270mg
- 5kcal
- たんぱく質 0.4g
- 脂質 微量
- 炭水化物 1.0g
- 塩分 2.3%

塩漬け・壬生菜 30g
- 塩分 0.7g
- ナトリウム 270mg
- 8kcal
- たんぱく質 0.6g
- 脂質 微量
- 炭水化物 1.8g
- 塩分 2.3%

漬物は家庭で漬ければ塩分の調整ができますが、市販品は調整できないので、塩味が強い場合は水に浸して塩抜きします。

漬物、ふりかけ、つくだ煮●塩漬け・ぬかみそ漬け

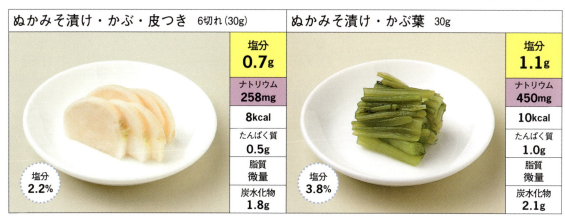

ぬかみそ漬け・かぶ・皮つき　6切れ(30g)
- 塩分 0.7g
- ナトリウム 258mg
- 8kcal
- たんぱく質 0.5g
- 脂質 微量
- 炭水化物 1.8g
- 塩分 2.2%

ぬかみそ漬け・かぶ葉　30g
- 塩分 1.1g
- ナトリウム 450mg
- 10kcal
- たんぱく質 1.0g
- 脂質 微量
- 炭水化物 2.1g
- 塩分 3.8%

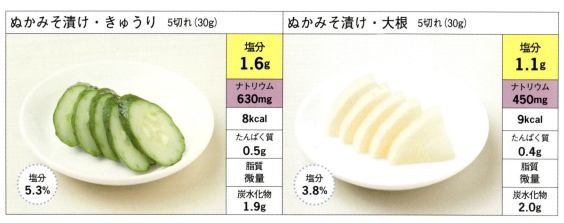

ぬかみそ漬け・きゅうり　5切れ(30g)
- 塩分 1.6g
- ナトリウム 630mg
- 8kcal
- たんぱく質 0.5g
- 脂質 微量
- 炭水化物 1.9g
- 塩分 5.3%

ぬかみそ漬け・大根　5切れ(30g)
- 塩分 1.1g
- ナトリウム 450mg
- 9kcal
- たんぱく質 0.4g
- 脂質 微量
- 炭水化物 2.0g
- 塩分 3.8%

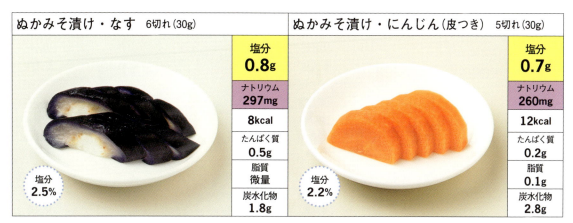

ぬかみそ漬け・なす　6切れ(30g)
- 塩分 0.8g
- ナトリウム 297mg
- 8kcal
- たんぱく質 0.5g
- 脂質 微量
- 炭水化物 1.8g
- 塩分 2.5%

ぬかみそ漬け・にんじん(皮つき)　5切れ(30g)
- 塩分 0.7g
- ナトリウム 260mg
- 12kcal
- たんぱく質 0.2g
- 脂質 0.1g
- 炭水化物 2.8g
- 塩分 2.2%

柴漬け・たくあん漬けなど

少量を、食感や風味を楽しむ程度に。

漬物、ふりかけ、つくだ煮◎柴漬け・たくあん漬けなど

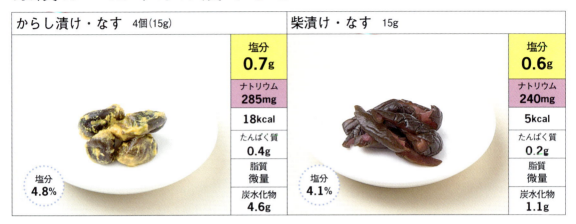

からし漬け・なす　4個(15g)
- 塩分 0.7g
- ナトリウム 285mg
- 18kcal
- たんぱく質 0.4g
- 脂質 微量
- 炭水化物 4.6g
- 塩分 4.8%

柴漬け・なす　15g
- 塩分 0.6g
- ナトリウム 240mg
- 5kcal
- たんぱく質 0.2g
- 脂質 微量
- 炭水化物 1.1g
- 塩分 4.1%

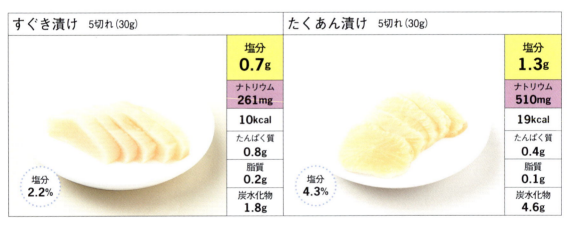

すぐき漬け　5切れ(30g)
- 塩分 0.7g
- ナトリウム 261mg
- 10kcal
- たんぱく質 0.8g
- 脂質 0.2g
- 炭水化物 1.8g
- 塩分 2.2%

たくあん漬け　5切れ(30g)
- 塩分 1.3g
- ナトリウム 510mg
- 19kcal
- たんぱく質 0.4g
- 脂質 0.1g
- 炭水化物 4.6g
- 塩分 4.3%

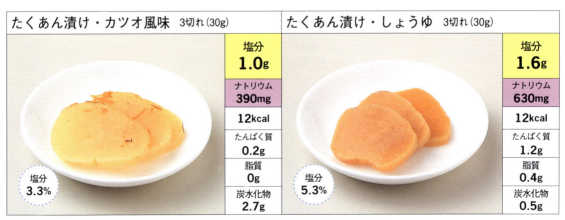

たくあん漬け・カツオ風味　3切れ(30g)
- 塩分 1.0g
- ナトリウム 390mg
- 12kcal
- たんぱく質 0.2g
- 脂質 0g
- 炭水化物 2.7g
- 塩分 3.3%

たくあん漬け・しょうゆ　3切れ(30g)
- 塩分 1.6g
- ナトリウム 630mg
- 12kcal
- たんぱく質 1.2g
- 脂質 0.4g
- 炭水化物 0.5g
- 塩分 5.3%

塩分が多いとわかっていても食べたいときは、1日1回塩分量として0.5g分を目安にします。もちろんしょうゆはかけないこと。

漬物、ふりかけ、つくだ煮◎柴漬け・たくあん漬けなど

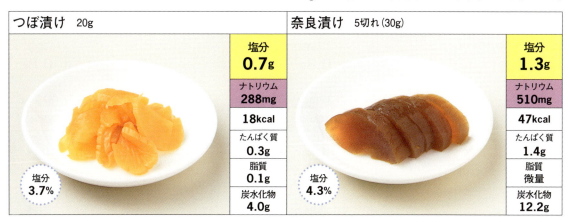

つぼ漬け　20g
- 塩分 0.7g
- ナトリウム 288mg
- 18kcal
- たんぱく質 0.3g
- 脂質 0.1g
- 炭水化物 4.0g
- 塩分 3.7%

奈良漬け　5切れ (30g)
- 塩分 1.3g
- ナトリウム 510mg
- 47kcal
- たんぱく質 1.4g
- 脂質 微量
- 炭水化物 12.2g
- 塩分 4.3%

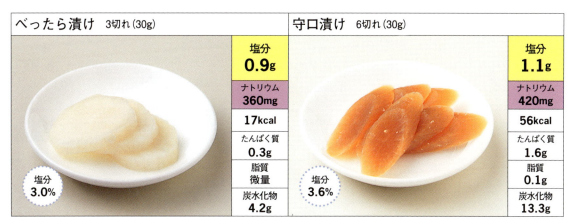

べったら漬け　3切れ (30g)
- 塩分 0.9g
- ナトリウム 360mg
- 17kcal
- たんぱく質 0.3g
- 脂質 微量
- 炭水化物 4.2g
- 塩分 3.0%

守口漬け　6切れ (30g)
- 塩分 1.1g
- ナトリウム 420mg
- 56kcal
- たんぱく質 1.6g
- 脂質 0.1g
- 炭水化物 13.3g
- 塩分 3.6%

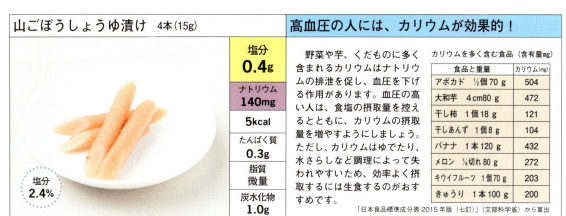

山ごぼうしょうゆ漬け　4本 (15g)
- 塩分 0.4g
- ナトリウム 140mg
- 5kcal
- たんぱく質 0.3g
- 脂質 微量
- 炭水化物 1.0g
- 塩分 2.4%

高血圧の人には、カリウムが効果的!

野菜や芋、くだものに多く含まれるカリウムはナトリウムの排泄を促し、血圧を下げる作用があります。血圧の高い人は、食塩の摂取量を控えるとともに、カリウムの摂取量を増やすようにしましょう。ただし、カリウムはゆでたり、水さらしなど調理によって失われやすいため、効率よく摂取するには生食がのがおすすめです。

カリウムを多く含む食品　(含有量mg)

食品と重量	カリウム(mg)
アボカド　½個 70g	504
大和芋　4cm 80g	472
干し柿　1個 18g	121
干しあんず　1個 8g	104
バナナ　1本 120g	432
メロン　⅛切れ 80g	272
キウイフルーツ　1個 70g	203
きゅうり　1本 100g	200

「日本食品標準成分表 2015年版 (七訂)」(文部科学省) から算出

その他漬物

ザーサイは高塩分なのでかならず塩抜きしましょう。

漬物、ふりかけ、つくだ煮◎その他漬物

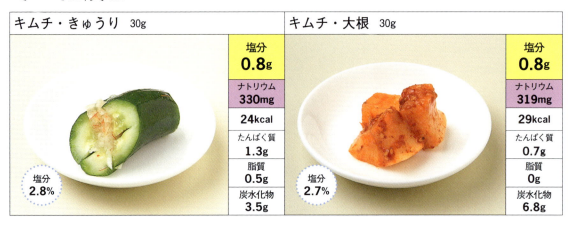

キムチ・きゅうり 30g	キムチ・大根 30g
塩分 0.8g / ナトリウム 330mg / 24kcal / たんぱく質 1.3g / 脂質 0.5g / 炭水化物 3.5g / 塩分2.8%	塩分 0.8g / ナトリウム 319mg / 29kcal / たんぱく質 0.7g / 脂質 0g / 炭水化物 6.8g / 塩分2.7%

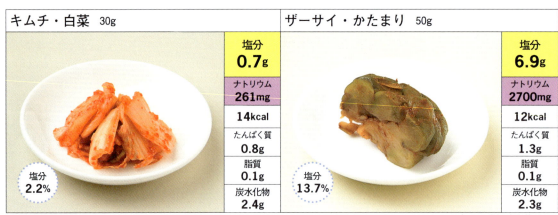

キムチ・白菜 30g	ザーサイ・かたまり 50g
塩分 0.7g / ナトリウム 261mg / 14kcal / たんぱく質 0.8g / 脂質 0.1g / 炭水化物 2.4g / 塩分2.2%	塩分 6.9g / ナトリウム 2700mg / 12kcal / たんぱく質 1.3g / 脂質 0.1g / 炭水化物 2.3g / 塩分13.7%

水に30分浸すと塩分5%

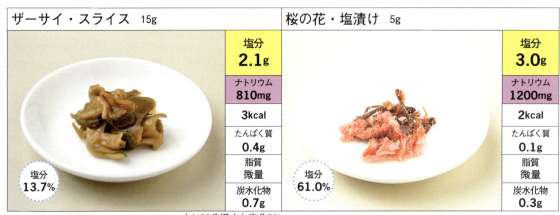

ザーサイ・スライス 15g	桜の花・塩漬け 5g
塩分 2.1g / ナトリウム 810mg / 3kcal / たんぱく質 0.4g / 脂質 微量 / 炭水化物 0.7g / 塩分13.7%	塩分 3.0g / ナトリウム 1200mg / 2kcal / たんぱく質 0.1g / 脂質 微量 / 炭水化物 0.3g / 塩分61.0%

水に30分浸すと塩分2%

ザーサイは塩けと辛味を抜くために水に浸します。塩分は30分浸水でかたまりなら5％、薄切りなら2％に減ります。

漬物、ふりかけ、つくだ煮◎その他漬物

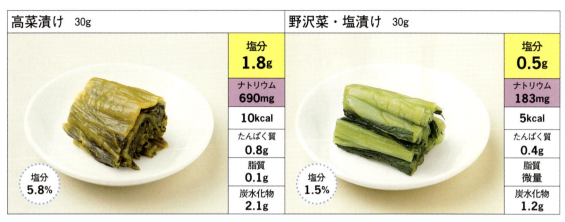

高菜漬け 30g
- 塩分 1.8g
- ナトリウム 690mg
- 10kcal
- たんぱく質 0.8g
- 脂質 0.1g
- 炭水化物 2.1g
- 塩分 5.8%

野沢菜・塩漬け 30g
- 塩分 0.5g
- ナトリウム 183mg
- 5kcal
- たんぱく質 0.4g
- 脂質 微量
- 炭水化物 1.2g
- 塩分 1.5%

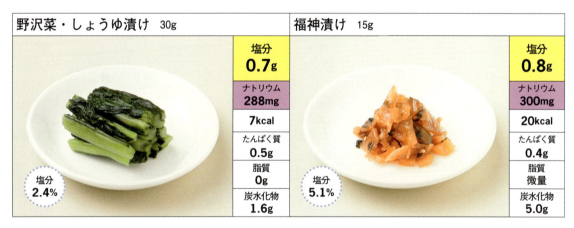

野沢菜・しょうゆ漬け 30g
- 塩分 0.7g
- ナトリウム 288mg
- 7kcal
- たんぱく質 0.5g
- 脂質 0g
- 炭水化物 1.6g
- 塩分 2.4%

福神漬け 15g
- 塩分 0.8g
- ナトリウム 300mg
- 20kcal
- たんぱく質 0.4g
- 脂質 微量
- 炭水化物 5.0g
- 塩分 5.1%

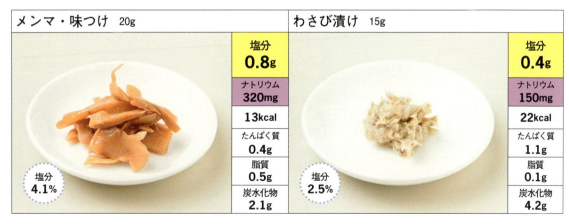

メンマ・味つけ 20g
- 塩分 0.8g
- ナトリウム 320mg
- 13kcal
- たんぱく質 0.4g
- 脂質 0.5g
- 炭水化物 2.1g
- 塩分 4.1%

わさび漬け 15g
- 塩分 0.4g
- ナトリウム 150mg
- 22kcal
- たんぱく質 1.1g
- 脂質 0.1g
- 炭水化物 4.2g
- 塩分 2.5%

甘酢漬け・ピクルス

酢漬けや甘酢漬けは、ほかの漬物より塩分が低い。

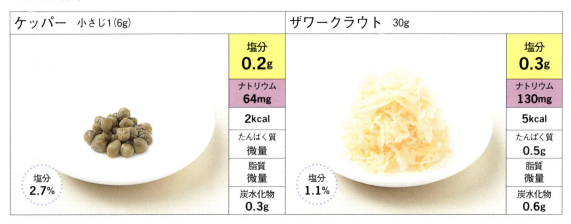

ケッパー 小さじ1(6g)	ザワークラウト 30g
塩分 0.2g / ナトリウム 64mg / 2kcal / たんぱく質 微量 / 脂質 微量 / 炭水化物 0.3g / 塩分2.7%	塩分 0.3g / ナトリウム 130mg / 5kcal / たんぱく質 0.5g / 脂質 微量 / 炭水化物 0.6g / 塩分1.1%

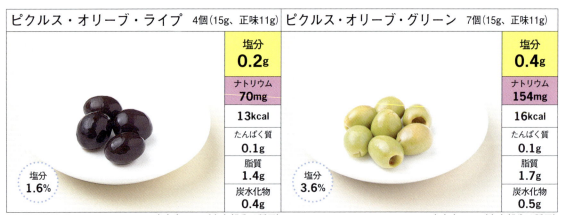

ピクルス・オリーブ・ライプ 4個(15g、正味11g)	ピクルス・オリーブ・グリーン 7個(15g、正味11g)
塩分 0.2g / ナトリウム 70mg / 13kcal / たんぱく質 0.1g / 脂質 1.4g / 炭水化物 0.4g / 塩分1.6%	塩分 0.4g / ナトリウム 154mg / 16kcal / たんぱく質 0.1g / 脂質 1.7g / 炭水化物 0.5g / 塩分3.6%

廃棄率25%（廃棄部分は種子）　　廃棄率25%（廃棄部分は種子）

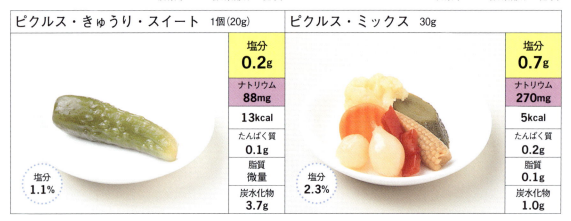

ピクルス・きゅうり・スイート 1個(20g)	ピクルス・ミックス 30g
塩分 0.2g / ナトリウム 88mg / 13kcal / たんぱく質 0.1g / 脂質 微量 / 炭水化物 3.7g / 塩分1.1%	塩分 0.7g / ナトリウム 270mg / 5kcal / たんぱく質 0.2g / 脂質 0.1g / 炭水化物 1.0g / 塩分2.3%

酸味には少ない塩分を引き立たせ、味を補う効果があります。
ただし、しょうがの酢漬けは高塩分。全量食べきらないこと。

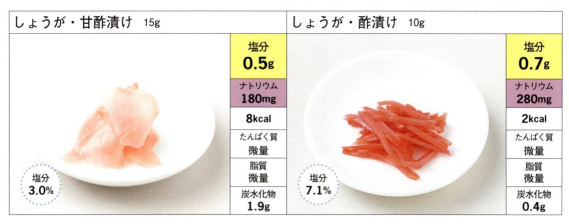

しょうが・甘酢漬け 15g
- 塩分 0.5g
- ナトリウム 180mg
- 8kcal
- たんぱく質 微量
- 脂質 微量
- 炭水化物 1.9g
- 塩分 3.0%

しょうが・酢漬け 10g
- 塩分 0.7g
- ナトリウム 280mg
- 2kcal
- たんぱく質 微量
- 脂質 微量
- 炭水化物 0.4g
- 塩分 7.1%

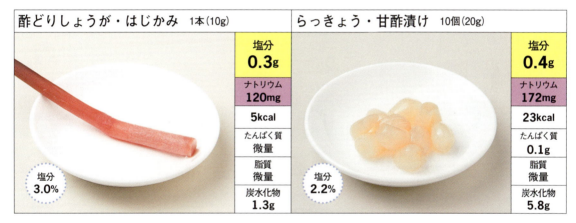

酢どりしょうが・はじかみ 1本(10g)
- 塩分 0.3g
- ナトリウム 120mg
- 5kcal
- たんぱく質 微量
- 脂質 微量
- 炭水化物 1.3g
- 塩分 3.0%

らっきょう・甘酢漬け 10個(20g)
- 塩分 0.4g
- ナトリウム 172mg
- 23kcal
- たんぱく質 0.1g
- 脂質 微量
- 炭水化物 5.8g
- 塩分 2.2%

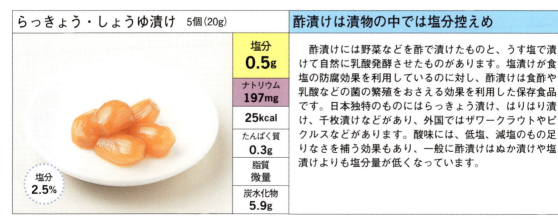

らっきょう・しょうゆ漬け 5個(20g)
- 塩分 0.5g
- ナトリウム 197mg
- 25kcal
- たんぱく質 0.3g
- 脂質 微量
- 炭水化物 5.9g
- 塩分 2.5%

酢漬けは漬物の中では塩分控えめ

酢漬けには野菜などを酢で漬けたものと、うす塩で漬けて自然に乳酸発酵させたものがあります。塩漬けが食塩の防腐効果を利用しているのに対し、酢漬けは食酢や乳酸などの菌の繁殖をおさえる効果を利用した保存食品です。日本独特のものにはらっきょう漬け、はりはり漬け、千枚漬けなどがあり、外国ではザワークラウトやピクルスなどがあります。酸味には、低塩、減塩のもの足りなさを補う効果もあり、一般に酢漬けはぬか漬けや塩漬けよりも塩分量が低くなっています。

ふりかけ・お茶漬けのもと

かけすぎに注意。適量を守りましょう。

漬物、ふりかけ、つくだ煮○ふりかけ・お茶漬けのもと

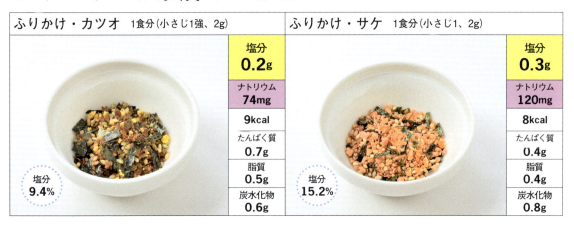

ふりかけ・カツオ 1食分(小さじ1強、2g)	ふりかけ・サケ 1食分(小さじ1、2g)
塩分 0.2g / ナトリウム 74mg / 9kcal / たんぱく質 0.7g / 脂質 0.5g / 炭水化物 0.6g / 塩分 9.4%	塩分 0.3g / ナトリウム 120mg / 8kcal / たんぱく質 0.4g / 脂質 0.4g / 炭水化物 0.8g / 塩分 15.2%

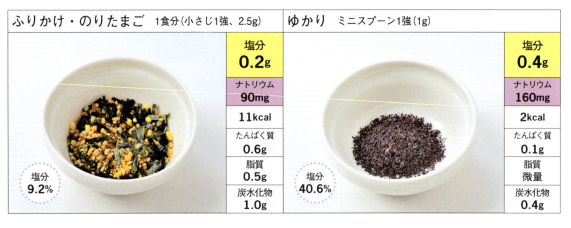

ふりかけ・のりたまご 1食分(小さじ1強、2.5g)	ゆかり ミニスプーン1強(1g)
塩分 0.2g / ナトリウム 90mg / 11kcal / たんぱく質 0.6g / 脂質 0.5g / 炭水化物 1.0g / 塩分 9.2%	塩分 0.4g / ナトリウム 160mg / 2kcal / たんぱく質 0.1g / 脂質 微量 / 炭水化物 0.4g / 塩分 40.6%

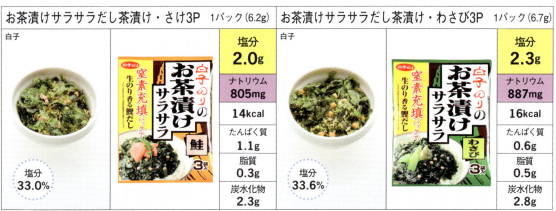

お茶漬けサラサラだし茶漬け・さけ3P 1パック(6.2g) 白子	お茶漬けサラサラだし茶漬け・わさび3P 1パック(6.7g) 白子
塩分 2.0g / ナトリウム 805mg / 14kcal / たんぱく質 1.1g / 脂質 0.3g / 炭水化物 2.3g / 塩分 33.0%	塩分 2.3g / ナトリウム 887mg / 16kcal / たんぱく質 0.6g / 脂質 0.5g / 炭水化物 2.8g / 塩分 33.6%

ふりかけやお茶漬けのもとは塩分のないごはんに塩分を加えることになるので、組み合わせるおかずはうす味にしましょう。

漬物、ふりかけ、つくだ煮◎ふりかけ・お茶漬けのもと

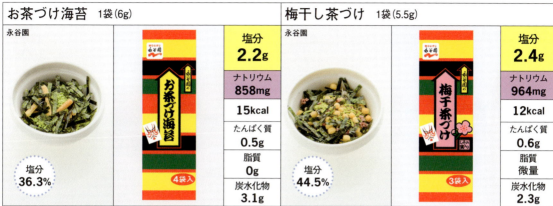

お茶づけ海苔 1袋(6g) 永谷園	梅干し茶づけ 1袋(5.5g) 永谷園
塩分 2.2g / ナトリウム 858mg / 15kcal / たんぱく質 0.5g / 脂質 0g / 炭水化物 3.1g / 塩分 36.3%	塩分 2.4g / ナトリウム 964mg / 12kcal / たんぱく質 0.6g / 脂質 微量 / 炭水化物 2.3g / 塩分 44.5%

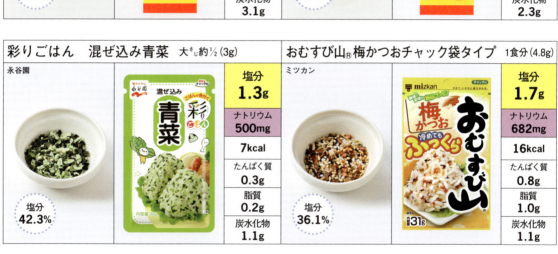

彩りごはん 混ぜ込み青菜 大さじ約½(3g) 永谷園	おむすび山®梅かつおチャック袋タイプ 1食分(4.8g) ミツカン
塩分 1.3g / ナトリウム 500mg / 7kcal / たんぱく質 0.3g / 脂質 0.2g / 炭水化物 1.1g / 塩分 42.3%	塩分 1.7g / ナトリウム 682mg / 16kcal / たんぱく質 0.8g / 脂質 1.0g / 炭水化物 1.1g / 塩分 36.1%

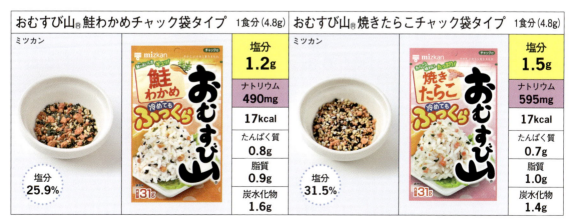

おむすび山®鮭わかめチャック袋タイプ 1食分(4.8g) ミツカン	おむすび山®焼きたらこチャック袋タイプ 1食分(4.8g) ミツカン
塩分 1.2g / ナトリウム 490mg / 17kcal / たんぱく質 0.8g / 脂質 0.9g / 炭水化物 1.6g / 塩分 25.9%	塩分 1.5g / ナトリウム 595mg / 17kcal / たんぱく質 0.7g / 脂質 1.0g / 炭水化物 1.4g / 塩分 31.5%

つくだ煮①

商品によって差はあるが1食10gの塩分は0.5g前後。

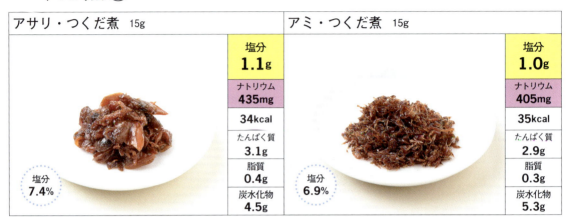

アサリ・つくだ煮 15g	アミ・つくだ煮 15g
塩分 **1.1g** / ナトリウム 435mg / 34kcal / たんぱく質 3.1g / 脂質 0.4g / 炭水化物 4.5g / 塩分 7.4%	塩分 **1.0g** / ナトリウム 405mg / 35kcal / たんぱく質 2.9g / 脂質 0.3g / 炭水化物 5.3g / 塩分 6.9%

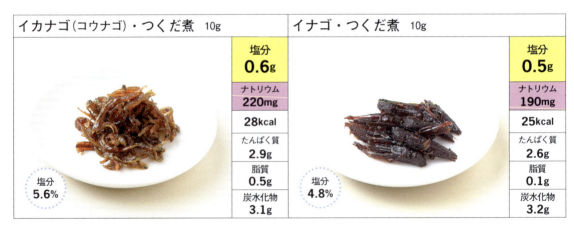

イカナゴ(コウナゴ)・つくだ煮 10g	イナゴ・つくだ煮 10g
塩分 **0.6g** / ナトリウム 220mg / 28kcal / たんぱく質 2.9g / 脂質 0.5g / 炭水化物 3.1g / 塩分 5.6%	塩分 **0.5g** / ナトリウム 190mg / 25kcal / たんぱく質 2.6g / 脂質 0.1g / 炭水化物 3.2g / 塩分 4.8%

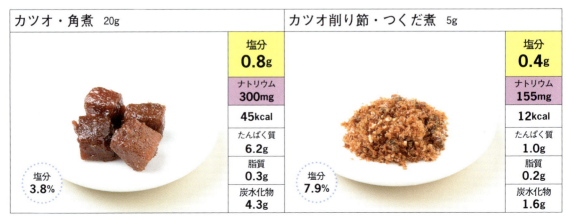

カツオ・角煮 20g	カツオ削り節・つくだ煮 5g
塩分 **0.8g** / ナトリウム 300mg / 45kcal / たんぱく質 6.2g / 脂質 0.3g / 炭水化物 4.3g / 塩分 3.8%	塩分 **0.4g** / ナトリウム 155mg / 12kcal / たんぱく質 1.0g / 脂質 0.2g / 炭水化物 1.6g / 塩分 7.9%

漬物、ふりかけ、つくだ煮 ◎ つくだ煮①

つくだ煮によって1回に食べる目安量が5〜20gとばらつきがあります。塩分量を比較するさいは注意してください。

漬物、ふりかけ、つくだ煮 ◎ つくだ煮 ①

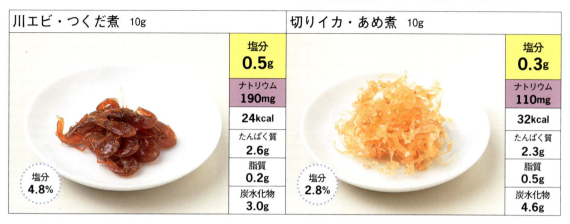

川エビ・つくだ煮 10g
- 塩分 0.5g
- ナトリウム 190mg
- 24kcal
- たんぱく質 2.6g
- 脂質 0.2g
- 炭水化物 3.0g
- 塩分 4.8%

切りイカ・あめ煮 10g
- 塩分 0.3g
- ナトリウム 110mg
- 32kcal
- たんぱく質 2.3g
- 脂質 0.5g
- 炭水化物 4.6g
- 塩分 2.8%

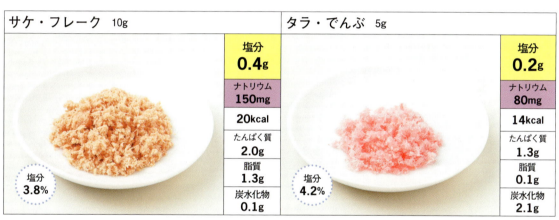

サケ・フレーク 10g
- 塩分 0.4g
- ナトリウム 150mg
- 20kcal
- たんぱく質 2.0g
- 脂質 1.3g
- 炭水化物 0.1g
- 塩分 3.8%

タラ・でんぶ 5g
- 塩分 0.2g
- ナトリウム 80mg
- 14kcal
- たんぱく質 1.3g
- 脂質 0.1g
- 炭水化物 2.1g
- 塩分 4.2%

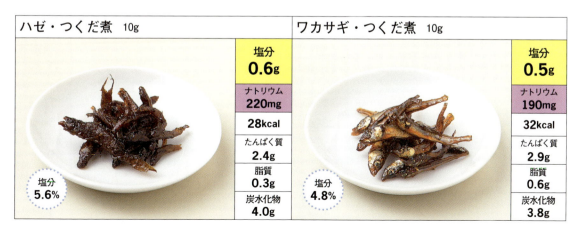

ハゼ・つくだ煮 10g
- 塩分 0.6g
- ナトリウム 220mg
- 28kcal
- たんぱく質 2.4g
- 脂質 0.3g
- 炭水化物 4.0g
- 塩分 5.6%

ワカサギ・つくだ煮 10g
- 塩分 0.5g
- ナトリウム 190mg
- 32kcal
- たんぱく質 2.9g
- 脂質 0.6g
- 炭水化物 3.8g
- 塩分 4.8%

つくだ煮②

海藻類のつくだ煮には減塩タイプもあります。

漬物、ふりかけ、つくだ煮 ▶ つくだ煮②

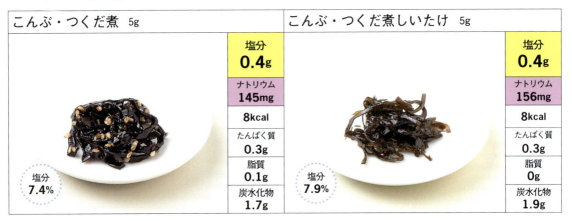

こんぶ・つくだ煮 5g
- 塩分 0.4g
- ナトリウム 145mg
- 8kcal
- たんぱく質 0.3g
- 脂質 0.1g
- 炭水化物 1.7g
- 塩分 7.4%

こんぶ・つくだ煮しいたけ 5g
- 塩分 0.4g
- ナトリウム 156mg
- 8kcal
- たんぱく質 0.3g
- 脂質 0g
- 炭水化物 1.9g
- 塩分 7.9%

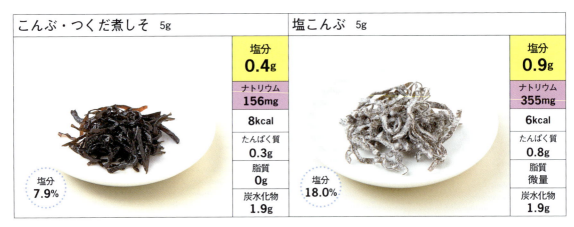

こんぶ・つくだ煮しそ 5g
- 塩分 0.4g
- ナトリウム 156mg
- 8kcal
- たんぱく質 0.3g
- 脂質 0g
- 炭水化物 1.9g
- 塩分 7.9%

塩こんぶ 5g
- 塩分 0.9g
- ナトリウム 355mg
- 6kcal
- たんぱく質 0.8g
- 脂質 微量
- 炭水化物 1.9g
- 塩分 18.0%

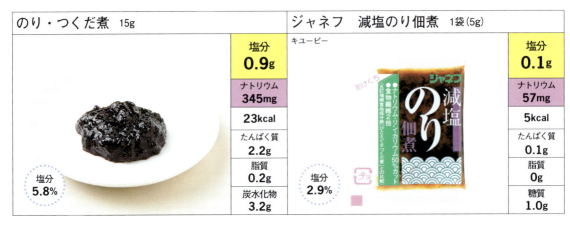

のり・つくだ煮 15g
- 塩分 0.9g
- ナトリウム 345mg
- 23kcal
- たんぱく質 2.2g
- 脂質 0.2g
- 炭水化物 3.2g
- 塩分 5.8%

ジャネフ 減塩のり佃煮 1袋(5g)
キユーピー
- 塩分 0.1g
- ナトリウム 57mg
- 5kcal
- たんぱく質 0.1g
- 脂質 0g
- 糖質 1.0g
- 塩分 2.9%

食品の塩分早わかり

調味料
（基礎調味料、複合調味料など）

塩分を調整した商品も種類が増えています。
○○のもとなど合わせ調味料は商品規定の使用量よりも少なくすれば、塩分量を調整できます。

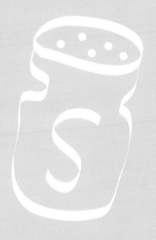

塩

それぞれの塩の塩分量の比較は塩分%でします。

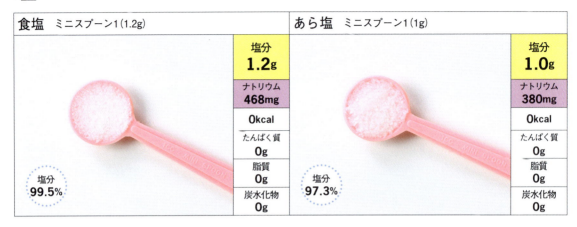

食塩　ミニスプーン1（1.2g）
- 塩分 1.2g
- ナトリウム 468mg
- 0kcal
- たんぱく質 0g
- 脂質 0g
- 炭水化物 0g
- 塩分 99.5%

あら塩　ミニスプーン1（1g）
- 塩分 1.0g
- ナトリウム 380mg
- 0kcal
- たんぱく質 0g
- 脂質 0g
- 炭水化物 0g
- 塩分 97.3%

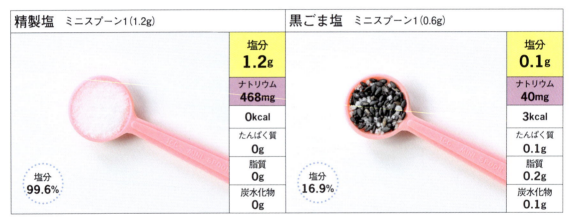

精製塩　ミニスプーン1（1.2g）
- 塩分 1.2g
- ナトリウム 468mg
- 0kcal
- たんぱく質 0g
- 脂質 0g
- 炭水化物 0g
- 塩分 99.6%

黒ごま塩　ミニスプーン1（0.6g）
- 塩分 0.1g
- ナトリウム 40mg
- 3kcal
- たんぱく質 0.1g
- 脂質 0.2g
- 炭水化物 0.1g
- 塩分 16.9%

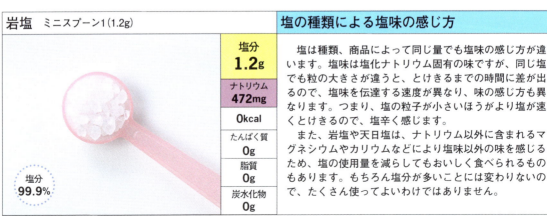

岩塩　ミニスプーン1（1.2g）
- 塩分 1.2g
- ナトリウム 472mg
- 0kcal
- たんぱく質 0g
- 脂質 0g
- 炭水化物 0g
- 塩分 99.9%

塩の種類による塩味の感じ方

　塩は種類、商品によって同じ量でも塩味の感じ方が違います。塩味は塩化ナトリウム固有の味ですが、同じ塩でも粒の大きさが違うと、とけきるまでの時間に差が出るので、塩味を伝達する速度が異なり、味の感じ方も異なります。つまり、塩の粒子が小さいほうがより塩が速くとけきるので、塩辛く感じます。
　また、岩塩や天日塩は、ナトリウム以外に含まれるマグネシウムやカリウムなどにより塩味以外の味を感じるため、塩の使用量を減らしてもおいしく食べられるものもあります。もちろん塩分が多いことには変わりないので、たくさん使ってよいわけではありません。

ミネラル入りの塩やスパイス塩は風味や香味があり、使用量が少なくても、もの足りなさを感じません。減塩商品もあります。

調味料・塩

「アジシオ®」100g袋　ミニスプーン1（1g）

味の素株式会社

塩分 0.9g
ナトリウム 360mg
0.3kcal
たんぱく質 0g
脂質 0g
炭水化物 0g

塩分 91.4%

味・塩こしょう　ミニスプーン1（0.9g）

ダイショー

塩分 0.6g
ナトリウム 239mg
1kcal
たんぱく質 微量
脂質 0g
炭水化物 0.2g

塩分 67.5%

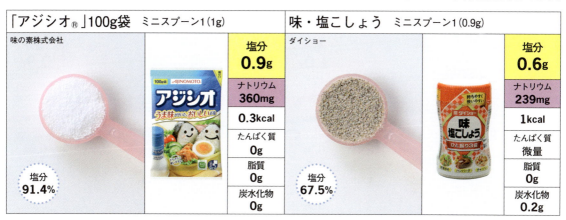

伯方の塩・焼塩250g　ミニスプーン1（1.2g）

伯方塩業

塩分 1.2g
ナトリウム 467mg
0kcal
たんぱく質 0g
脂質 0g
炭水化物 0g

塩分 98.8%

モートン減塩しお（塩分50％カット岩塩）　ミニスプーン1（1.2g）

野村事務所

塩分 0.6g
ナトリウム 234mg
0kcal
たんぱく質 0g
脂質 0g
炭水化物 0g

塩分 49.5%

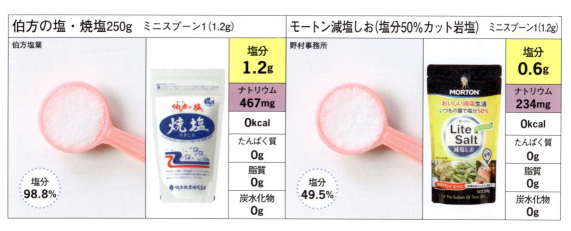

やさしお®90g瓶　ミニスプーン1（1.2g）

味の素株式会社

塩分 0.6g
ナトリウム 217mg
0kcal
たんぱく質 微量
脂質 0g
炭水化物 0g

塩分 45.9%

リビタ　減塩習慣　ミニスプーン1（1.2g）

大正製薬

塩分 0.6g
ナトリウム 227mg
0kcal
たんぱく質 0g
脂質 0g
炭水化物 微量

塩分 48.0%

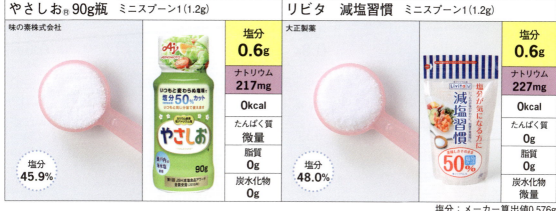

塩分：メーカー算出値0.576g

しょうゆ

「減塩」や「だしわり」のしょうゆでも使用量は控えめに。

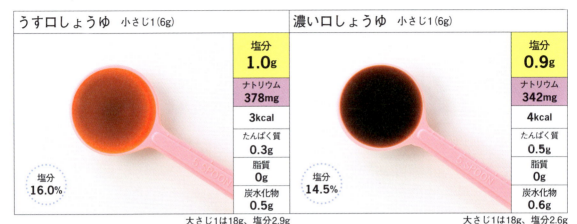

うす口しょうゆ 小さじ1（6g）
- 塩分 1.0g
- ナトリウム 378mg
- 3kcal
- たんぱく質 0.3g
- 脂質 0g
- 炭水化物 0.5g
- 塩分 16.0%
- 大さじ1は18g、塩分2.9g

濃い口しょうゆ 小さじ1（6g）
- 塩分 0.9g
- ナトリウム 342mg
- 4kcal
- たんぱく質 0.5g
- 脂質 0g
- 炭水化物 0.6g
- 塩分 14.5%
- 大さじ1は18g、塩分2.6g

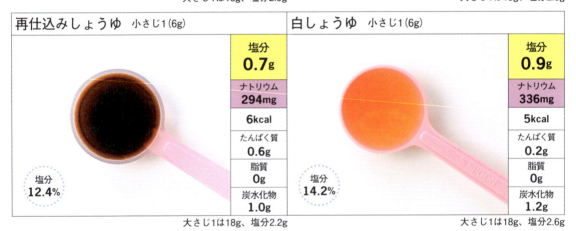

再仕込みしょうゆ 小さじ1（6g）
- 塩分 0.7g
- ナトリウム 294mg
- 6kcal
- たんぱく質 0.6g
- 脂質 0g
- 炭水化物 1.0g
- 塩分 12.4%
- 大さじ1は18g、塩分2.2g

白しょうゆ 小さじ1（6g）
- 塩分 0.9g
- ナトリウム 336mg
- 5kcal
- たんぱく質 0.2g
- 脂質 0g
- 炭水化物 1.2g
- 塩分 14.2%
- 大さじ1は18g、塩分2.6g

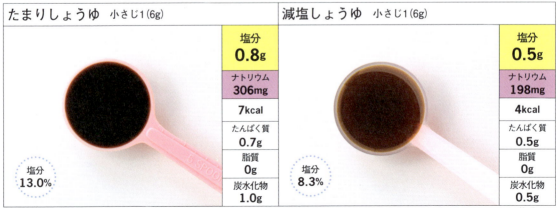

たまりしょうゆ 小さじ1（6g）
- 塩分 0.8g
- ナトリウム 306mg
- 7kcal
- たんぱく質 0.7g
- 脂質 0g
- 炭水化物 1.0g
- 塩分 13.0%
- 大さじ1は18g、塩分2.3g

減塩しょうゆ 小さじ1（6g）
- 塩分 0.5g
- ナトリウム 198mg
- 4kcal
- たんぱく質 0.5g
- 脂質 0g
- 炭水化物 0.5g
- 塩分 8.3%
- 大さじ1は18g、塩分1.5g

食卓でしょうゆを使うときは料理の味みをしてから直接かけずに小皿にとりましょう。調味は目分量でなくかならず計量を。

調味料 ● しょうゆ

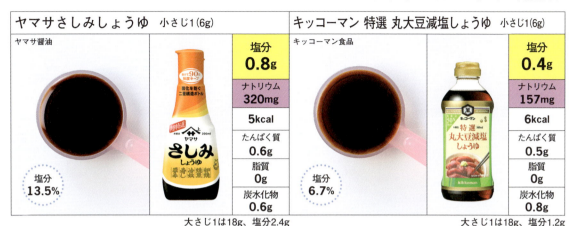

ヤマサさしみしょうゆ　小さじ1(6g)
ヤマサ醤油
塩分 0.8g / ナトリウム 320mg / 5kcal / たんぱく質 0.6g / 脂質 0g / 炭水化物 0.6g
塩分 13.5%
大さじ1は18g、塩分2.4g

キッコーマン 特選 丸大豆減塩しょうゆ　小さじ1(6g)
キッコーマン食品
塩分 0.4g / ナトリウム 157mg / 6kcal / たんぱく質 0.5g / 脂質 0g / 炭水化物 0.8g
塩分 6.7%
大さじ1は18g、塩分1.2g

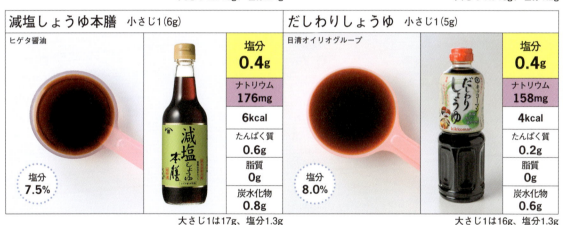

減塩しょうゆ本膳　小さじ1(6g)
ヒゲタ醤油
塩分 0.4g / ナトリウム 176mg / 6kcal / たんぱく質 0.6g / 脂質 0g / 炭水化物 0.8g
塩分 7.5%
大さじ1は17g、塩分1.3g

だしわりしょうゆ　小さじ1(5g)
日清オイリオグループ
塩分 0.4g / ナトリウム 158mg / 4kcal / たんぱく質 0.2g / 脂質 0g / 炭水化物 0.6g
塩分 8.0%
大さじ1は16g、塩分1.3g

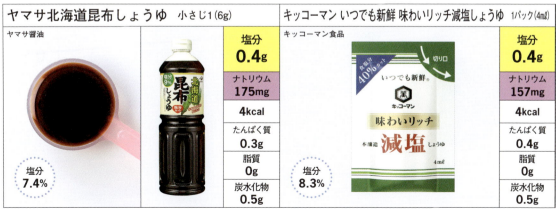

ヤマサ北海道昆布しょうゆ　小さじ1(6g)
ヤマサ醤油
塩分 0.4g / ナトリウム 175mg / 4kcal / たんぱく質 0.3g / 脂質 0g / 炭水化物 0.5g
塩分 7.4%
大さじ1は17g、塩分1.3g

キッコーマン いつでも新鮮 味わいリッチ減塩しょうゆ　1パック(4ml)
キッコーマン食品
塩分 0.4g / ナトリウム 157mg / 4kcal / たんぱく質 0.4g / 脂質 0g / 炭水化物 0.5g
塩分 8.3%

みそ

通常、みそ汁1杯分の塩分量は1.1～1.3gです。

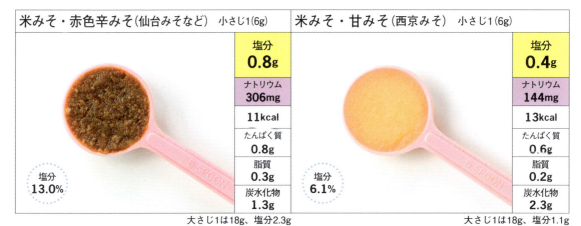

米みそ・赤色辛みそ（仙台みそなど） 小さじ1(6g)
- 塩分 0.8g
- ナトリウム 306mg
- 11kcal
- たんぱく質 0.8g
- 脂質 0.3g
- 炭水化物 1.3g
- 塩分 13.0%
- 大さじ1は18g、塩分2.3g

米みそ・甘みそ（西京みそ） 小さじ1(6g)
- 塩分 0.4g
- ナトリウム 144mg
- 13kcal
- たんぱく質 0.6g
- 脂質 0.2g
- 炭水化物 2.3g
- 塩分 6.1%
- 大さじ1は18g、塩分1.1g

米みそ・淡色辛みそ（信州みそなど） 小さじ1(6g)
- 塩分 0.7g
- ナトリウム 294mg
- 12kcal
- たんぱく質 0.8g
- 脂質 0.4g
- 炭水化物 1.3g
- 塩分 12.4%
- 大さじ1は18g、塩分2.2g

だし入りみそ 小さじ1(6g)
- 塩分 0.9g
- ナトリウム 336mg
- 12kcal
- たんぱく質 0.8g
- 脂質 0.3g
- 炭水化物 1.3g
- 塩分 14.1%
- 大さじ1は18g、塩分2.6g

豆みそ 小さじ1(6g)
- 塩分 0.7g
- ナトリウム 258mg
- 13kcal
- たんぱく質 1.0g
- 脂質 0.6g
- 炭水化物 0.9g
- 塩分 10.9%
- 大さじ1は18g、塩分2.0g

麦みそ 小さじ1(6g)
- 塩分 0.6g
- ナトリウム 252mg
- 12kcal
- たんぱく質 0.6g
- 脂質 0.3g
- 炭水化物 1.8g
- 塩分 10.7%
- 大さじ1は18g、塩分1.9g

健康を配慮したみそ汁の適塩量は0.8％塩分。これは1人分だし¾カップ、淡色辛みそ大さじ½（10g）で作った場合です。

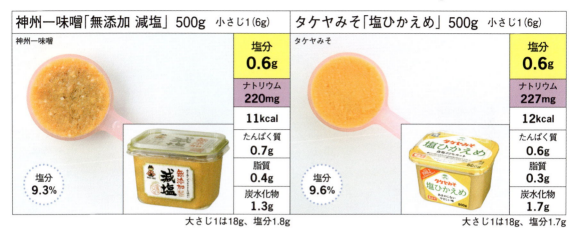

神州一味噌「無添加 減塩」500g　小さじ1(6g)
神州一味噌
塩分 0.6g / ナトリウム 220mg / 11kcal / たんぱく質 0.7g / 脂質 0.4g / 炭水化物 1.3g
塩分 9.3%
大さじ1は18g、塩分1.8g

タケヤみそ「塩ひかえめ」500g　小さじ1(6g)
タケヤみそ
塩分 0.6g / ナトリウム 227mg / 12kcal / たんぱく質 0.6g / 脂質 0.3g / 炭水化物 1.7g
塩分 9.6%
大さじ1は18g、塩分1.7g

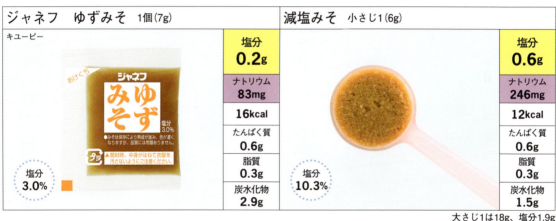

ジャネフ　ゆずみそ　1個(7g)
キユーピー
塩分 0.2g / ナトリウム 83mg / 16kcal / たんぱく質 0.6g / 脂質 0.3g / 炭水化物 2.9g
塩分 3.0%

減塩みそ　小さじ1(6g)
塩分 0.6g / ナトリウム 246mg / 12kcal / たんぱく質 0.6g / 脂質 0.3g / 炭水化物 1.5g
塩分 10.3%
大さじ1は18g、塩分1.9g

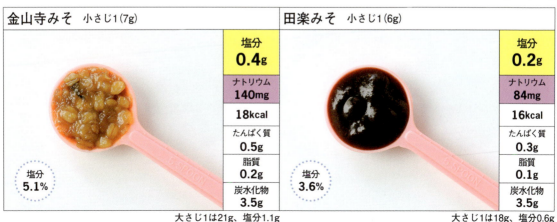

金山寺みそ　小さじ1(7g)
塩分 0.4g / ナトリウム 140mg / 18kcal / たんぱく質 0.5g / 脂質 0.2g / 炭水化物 3.5g
塩分 5.1%
大さじ1は21g、塩分1.1g

田楽みそ　小さじ1(6g)
塩分 0.2g / ナトリウム 84mg / 16kcal / たんぱく質 0.3g / 脂質 0.1g / 炭水化物 3.5g
塩分 3.6%
大さじ1は18g、塩分0.6g

調味料 ○みそ

ソース・ケチャップ

「かける」より「つける」ほうが使用量は少ない。

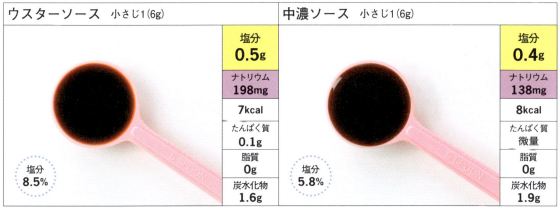

ウスターソース　小さじ1（6g）
- 塩分 0.5g
- ナトリウム 198mg
- 7kcal
- たんぱく質 0.1g
- 脂質 0g
- 炭水化物 1.6g
- 塩分 8.5%
- 大さじ1は18g、塩分1.5g

中濃ソース　小さじ1（6g）
- 塩分 0.4g
- ナトリウム 138mg
- 8kcal
- たんぱく質 微量
- 脂質 0g
- 炭水化物 1.9g
- 塩分 5.8%
- 大さじ1は18g、塩分1.1g

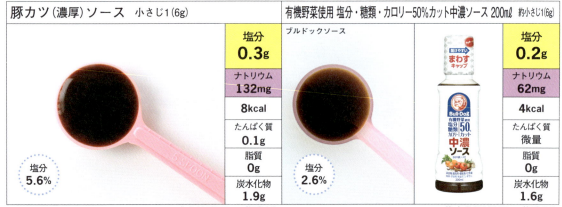

豚カツ（濃厚）ソース　小さじ1（6g）
- 塩分 0.3g
- ナトリウム 132mg
- 8kcal
- たんぱく質 0.1g
- 脂質 0g
- 炭水化物 1.9g
- 塩分 5.6%
- 大さじ1は18g、塩分1.0g

有機野菜使用 塩分・糖類・カロリー50%カット中濃ソース 200ml　約小さじ1（6g）
ブルドックソース
- 塩分 0.2g
- ナトリウム 62mg
- 4kcal
- たんぱく質 微量
- 脂質 0g
- 炭水化物 1.6g
- 塩分 2.6%
- 約大さじ1は17g、塩分0.4g

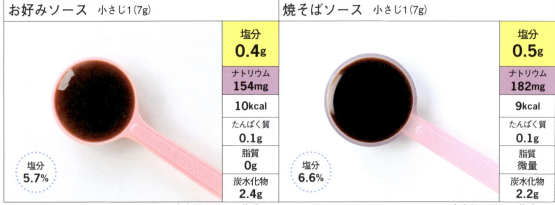

お好みソース　小さじ1（7g）
- 塩分 0.4g
- ナトリウム 154mg
- 10kcal
- たんぱく質 0.1g
- 脂質 0g
- 炭水化物 2.4g
- 塩分 5.7%
- 大さじ1は20g、塩分1.1g

焼そばソース　小さじ1（7g）
- 塩分 0.5g
- ナトリウム 182mg
- 9kcal
- たんぱく質 0.1g
- 脂質 微量
- 炭水化物 2.2g
- 塩分 6.6%
- 大さじ1は20g、塩分1.3g

ソースを豚カツにひとかけする場合は大さじ1、ケチャップをオムライスにかける場合は大さじ½が目安量です。

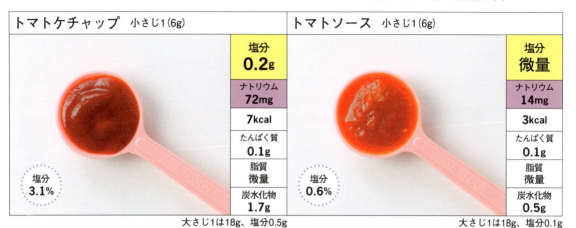

トマトケチャップ 小さじ1(6g)	トマトソース 小さじ1(6g)
塩分 0.2g / ナトリウム 72mg / 7kcal / たんぱく質 0.1g / 脂質 微量 / 炭水化物 1.7g / 塩分 3.1% / 大さじ1は18g、塩分0.5g	塩分 微量 / ナトリウム 14mg / 3kcal / たんぱく質 0.1g / 脂質 微量 / 炭水化物 0.5g / 塩分 0.6% / 大さじ1は18g、塩分0.1g

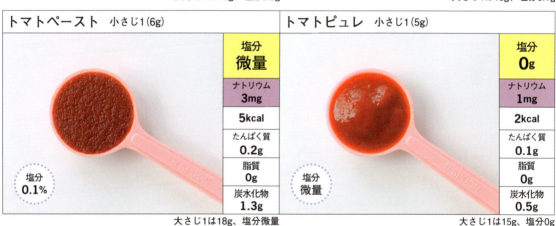

トマトペースト 小さじ1(6g)	トマトピュレ 小さじ1(5g)
塩分 微量 / ナトリウム 3mg / 5kcal / たんぱく質 0.2g / 脂質 0g / 炭水化物 1.3g / 塩分 0.1% / 大さじ1は18g、塩分微量	塩分 0g / ナトリウム 1mg / 2kcal / たんぱく質 0.1g / 脂質 0g / 炭水化物 0.5g / 塩分 微量 / 大さじ1は15g、塩分0g

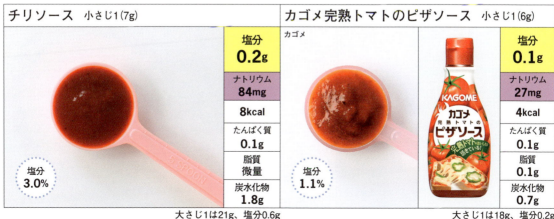

チリソース 小さじ1(7g)	カゴメ完熟トマトのピザソース 小さじ1(6g)
塩分 0.2g / ナトリウム 84mg / 8kcal / たんぱく質 0.1g / 脂質 微量 / 炭水化物 1.8g / 塩分 3.0% / 大さじ1は21g、塩分0.6g	塩分 0.1g / ナトリウム 27mg / 4kcal / たんぱく質 0.1g / 脂質 0.1g / 炭水化物 0.7g / 塩分 1.1% / 大さじ1は18g、塩分0.2g

調味料 ソース・ケチャップ

ドレッシング・マヨネーズ 　一般に低エネルギーのものほど塩分は多い。

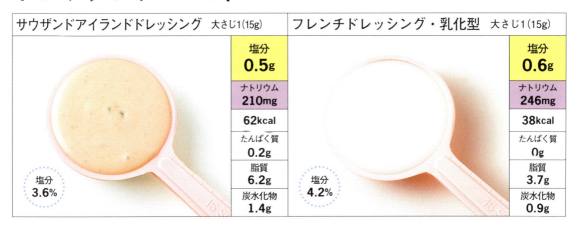

サウザンドアイランドドレッシング　大さじ1(15g)
- 塩分 0.5g
- ナトリウム 210mg
- 62kcal
- たんぱく質 0.2g
- 脂質 6.2g
- 炭水化物 1.4g
- 塩分 3.6%

フレンチドレッシング・乳化型　大さじ1(15g)
- 塩分 0.6g
- ナトリウム 246mg
- 38kcal
- たんぱく質 0g
- 脂質 3.7g
- 炭水化物 0.9g
- 塩分 4.2%

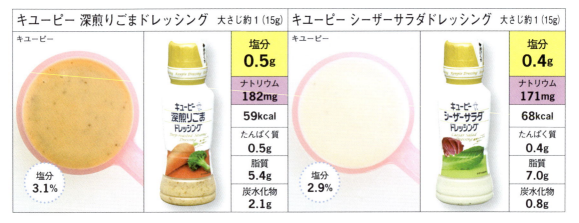

キユーピー 深煎りごまドレッシング　大さじ約1(15g)
- 塩分 0.5g
- ナトリウム 182mg
- 59kcal
- たんぱく質 0.5g
- 脂質 5.4g
- 炭水化物 2.1g
- 塩分 3.1%

キユーピー シーザーサラダドレッシング　大さじ約1(15g)
- 塩分 0.4g
- ナトリウム 171mg
- 68kcal
- たんぱく質 0.4g
- 脂質 7.0g
- 炭水化物 0.8g
- 塩分 2.9%

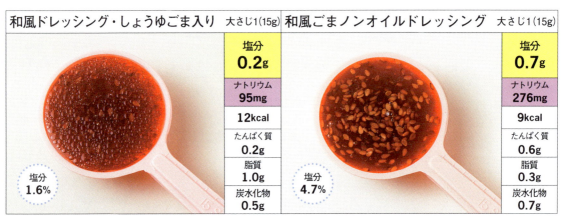

和風ドレッシング・しょうゆごま入り　大さじ1(15g)
- 塩分 0.2g
- ナトリウム 95mg
- 12kcal
- たんぱく質 0.2g
- 脂質 1.0g
- 炭水化物 0.5g
- 塩分 1.6%

和風ごまノンオイルドレッシング　大さじ1(15g)
- 塩分 0.7g
- ナトリウム 276mg
- 9kcal
- たんぱく質 0.6g
- 脂質 0.3g
- 炭水化物 0.7g
- 塩分 4.7%

低エネルギーやノンオイルのドレッシングはコクや満足度を補うために、普通のものより味が濃い傾向にあります。

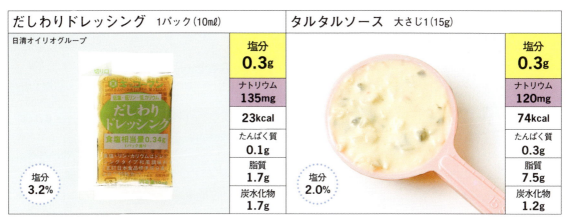

だしわりドレッシング　1パック(10㎖)
日清オイリオグループ

- 塩分 **0.3g**
- ナトリウム **135mg**
- 23kcal
- たんぱく質 0.1g
- 脂質 1.7g
- 炭水化物 1.7g
- 塩分 3.2%

タルタルソース　大さじ1(15g)

- 塩分 **0.3g**
- ナトリウム **120mg**
- 74kcal
- たんぱく質 0.3g
- 脂質 7.5g
- 炭水化物 1.2g
- 塩分 2.0%

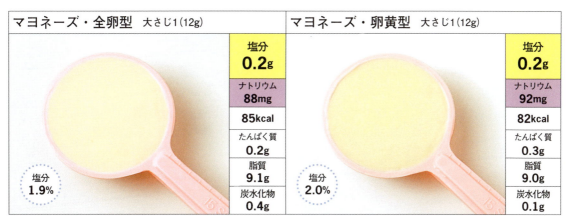

マヨネーズ・全卵型　大さじ1(12g)

- 塩分 **0.2g**
- ナトリウム **88mg**
- 85kcal
- たんぱく質 0.2g
- 脂質 9.1g
- 炭水化物 0.4g
- 塩分 1.9%

マヨネーズ・卵黄型　大さじ1(12g)

- 塩分 **0.2g**
- ナトリウム **92mg**
- 82kcal
- たんぱく質 0.3g
- 脂質 9.0g
- 炭水化物 0.1g
- 塩分 2.0%

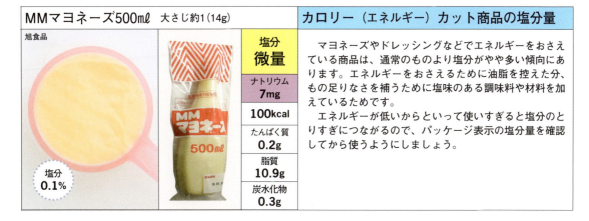

MMマヨネーズ500㎖　大さじ約1(14g)
旭食品

- 塩分 **微量**
- ナトリウム **7mg**
- 100kcal
- たんぱく質 0.2g
- 脂質 10.9g
- 炭水化物 0.3g
- 塩分 0.1%

カロリー（エネルギー）カット商品の塩分量

　マヨネーズやドレッシングなどでエネルギーをおさえている商品は、通常のものより塩分がやや多い傾向にあります。エネルギーをおさえるために油脂を控えた分、もの足りなさを補うために塩味のある調味料や材料を加えているためです。
　エネルギーが低いからといって使いすぎると塩分のとりすぎにつながるので、パッケージ表示の塩分量を確認してから使うようにしましょう。

バター・マーガリン・油

バターとマーガリンは塩分を含みます。

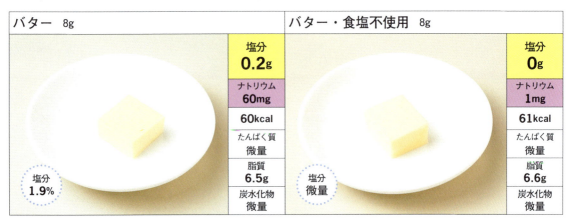

バター 8g
- 塩分 0.2g
- ナトリウム 60mg
- 60kcal
- たんぱく質 微量
- 脂質 6.5g
- 炭水化物 微量
- 塩分 1.9%

バター・食塩不使用 8g
- 塩分 0g
- ナトリウム 1mg
- 61kcal
- たんぱく質 微量
- 脂質 6.6g
- 炭水化物 微量
- 塩分 微量

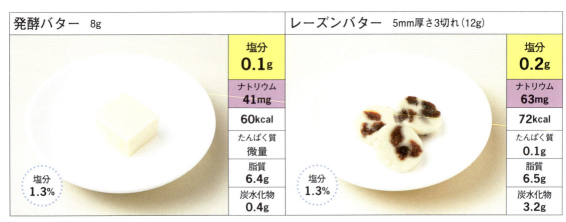

発酵バター 8g
- 塩分 0.1g
- ナトリウム 41mg
- 60kcal
- たんぱく質 微量
- 脂質 6.4g
- 炭水化物 0.4g
- 塩分 1.3%

レーズンバター 5mm厚さ3切れ(12g)
- 塩分 0.2g
- ナトリウム 63mg
- 72kcal
- たんぱく質 0.1g
- 脂質 6.5g
- 炭水化物 3.2g
- 塩分 1.3%

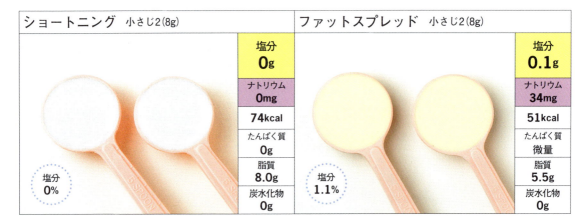

ショートニング 小さじ2(8g)
- 塩分 0g
- ナトリウム 0mg
- 74kcal
- たんぱく質 0g
- 脂質 8.0g
- 炭水化物 0g
- 塩分 0%

ファットスプレッド 小さじ2(8g)
- 塩分 0.1g
- ナトリウム 34mg
- 51kcal
- たんぱく質 微量
- 脂質 5.5g
- 炭水化物 0g
- 塩分 1.1%

バター、マーガリンを料理に使うときは、含まれる塩分を考慮し、味つけを調節しましょう。植物油には塩分は含まれません。

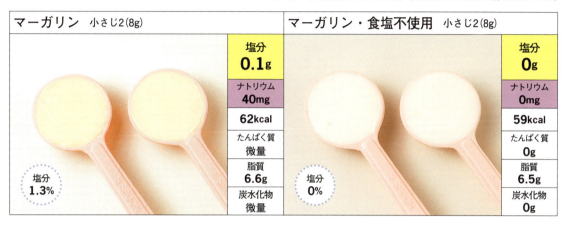

マーガリン 小さじ2（8g）
- 塩分 0.1g
- ナトリウム 40mg
- 62kcal
- たんぱく質 微量
- 脂質 6.6g
- 炭水化物 微量
- 塩分 1.3%

マーガリン・食塩不使用 小さじ2（8g）
- 塩分 0g
- ナトリウム 0mg
- 59kcal
- たんぱく質 0g
- 脂質 6.5g
- 炭水化物 0g
- 塩分 0%

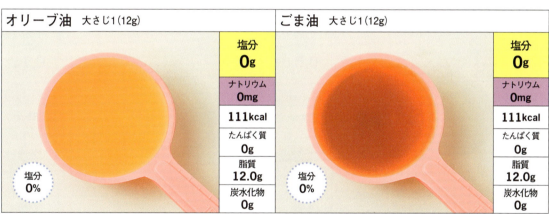

オリーブ油 大さじ1（12g）
- 塩分 0g
- ナトリウム 0mg
- 111kcal
- たんぱく質 0g
- 脂質 12.0g
- 炭水化物 0g
- 塩分 0%

ごま油 大さじ1（12g）
- 塩分 0g
- ナトリウム 0mg
- 111kcal
- たんぱく質 0g
- 脂質 12.0g
- 炭水化物 0g
- 塩分 0%

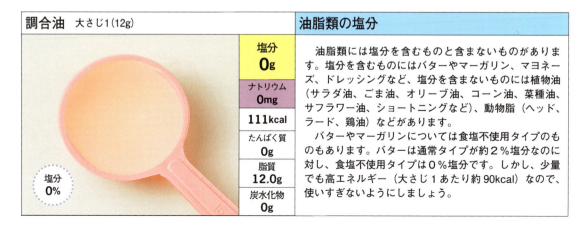

調合油 大さじ1（12g）
- 塩分 0g
- ナトリウム 0mg
- 111kcal
- たんぱく質 0g
- 脂質 12.0g
- 炭水化物 0g
- 塩分 0%

油脂類の塩分

　油脂類には塩分を含むものと含まないものがあります。塩分を含むものにはバターやマーガリン、マヨネーズ、ドレッシングなど、塩分を含まないものには植物油（サラダ油、ごま油、オリーブ油、コーン油、菜種油、サフラワー油、ショートニングなど）、動物脂（ヘッド、ラード、鶏油）などがあります。

　バターやマーガリンについては食塩不使用タイプのものもあります。バターは通常タイプが約2％塩分なのに対し、食塩不使用タイプは0％塩分です。しかし、少量でも高エネルギー（大さじ1あたり約90kcal）なので、使いすぎないようにしましょう。

調味料 ● バター・マーガリン・油

中国・エスニック風調味料

塩分量はソースやみそ、しょうゆとほぼ同じ。

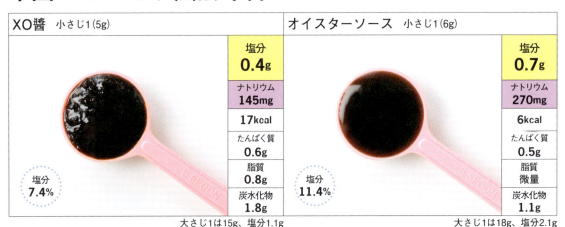

XO醤 小さじ1（5g）
- 塩分 0.4g
- ナトリウム 145mg
- 17kcal
- たんぱく質 0.6g
- 脂質 0.8g
- 炭水化物 1.8g
- 塩分 7.4%
- 大さじ1は15g、塩分1.1g

オイスターソース 小さじ1（6g）
- 塩分 0.7g
- ナトリウム 270mg
- 6kcal
- たんぱく質 0.5g
- 脂質 微量
- 炭水化物 1.1g
- 塩分 11.4%
- 大さじ1は18g、塩分2.1g

コチュ醤 小さじ1（7g）
- 塩分 0.5g
- ナトリウム 196mg
- 18kcal
- たんぱく質 0.4g
- 脂質 0.1g
- 炭水化物 3.6g
- 塩分 7.1%
- 大さじ1は21g、塩分1.5g

沙茶醤 小さじ1（5g）
- 塩分 0.1g
- ナトリウム 24mg
- 33kcal
- たんぱく質 0.7g
- 脂質 3.2g
- 炭水化物 0.4g
- 塩分 1.2%
- 大さじ1は15g、塩分0.2g

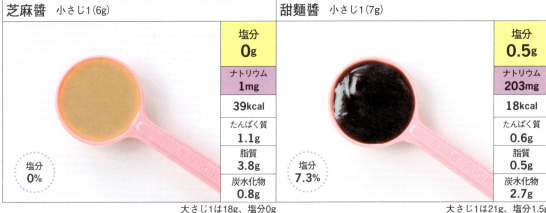

芝麻醤 小さじ1（6g）
- 塩分 0g
- ナトリウム 1mg
- 39kcal
- たんぱく質 1.1g
- 脂質 3.8g
- 炭水化物 0.8g
- 塩分 0%
- 大さじ1は18g、塩分0g

甜麺醤 小さじ1（7g）
- 塩分 0.5g
- ナトリウム 203mg
- 18kcal
- たんぱく質 0.6g
- 脂質 0.5g
- 炭水化物 2.7g
- 塩分 7.3%
- 大さじ1は21g、塩分1.5g

原材料の複雑なうま味、辛味が料理の味を引き立てますが、一部を除き塩分を多く含むので、計量して使いましょう。

調味料 ◎ 中国・エスニック風調味料

ナンプラー 小さじ1(6g)	
塩分	1.4g
ナトリウム	540mg
	3kcal
たんぱく質	0.5g
脂質	0g
炭水化物	0.2g

塩分 22.9%

大さじ1は18g、塩分4.1g

ヌクマム 小さじ1(7g)	
塩分	1.4g
ナトリウム	537mg
	5kcal
たんぱく質	1.3g
脂質	微量
炭水化物	微量

塩分 19.5%

大さじ1は21g、塩分4.1g

花椒塩 小さじ1(3g)	
塩分	1.9g
ナトリウム	750mg
	4kcal
たんぱく質	0.1g
脂質	微量
炭水化物	0.8g

塩分 63.5%

豆板醤 小さじ1(7g)	
塩分	1.2g
ナトリウム	490mg
	4kcal
たんぱく質	0.1g
脂質	0.2g
炭水化物	0.6g

塩分 17.8%

大さじ1は21g、塩分3.7g

豆豉 小さじ1(4g)	
塩分	0.7g
ナトリウム	264mg
	12kcal
たんぱく質	1.2g
脂質	0.5g
炭水化物	0.6g

塩分 16.8%

大さじ1は12g、塩分2.0g

ラー油 ミニスプーン1(0.8g)	
塩分	0g
ナトリウム	0mg
	7kcal
たんぱく質	0g
脂質	0.8g
炭水化物	0g

塩分 0%

小さじ1は4g、塩分0g

和風だし①

顆粒だしは商品の規定どおりに作ると塩分約0.3%です。

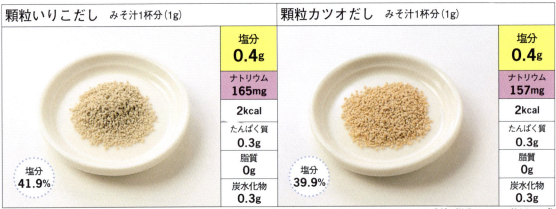

顆粒いりこだし　みそ汁1杯分（1g）
- 塩分 0.4g
- ナトリウム 165mg
- 2kcal
- たんぱく質 0.3g
- 脂質 0g
- 炭水化物 0.3g
- 塩分 41.9%
- みそ汁1杯分は150ml（¾カップ）

顆粒カツオだし　みそ汁1杯分（1g）
- 塩分 0.4g
- ナトリウム 157mg
- 2kcal
- たんぱく質 0.3g
- 脂質 0g
- 炭水化物 0.3g
- 塩分 39.9%
- みそ汁1杯分は150ml（¾カップ）

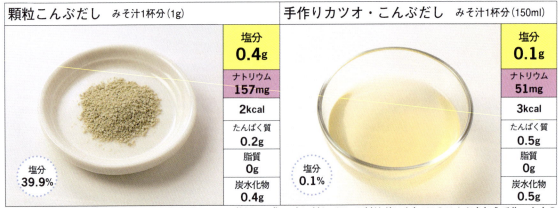

顆粒こんぶだし　みそ汁1杯分（1g）
- 塩分 0.4g
- ナトリウム 157mg
- 2kcal
- たんぱく質 0.2g
- 脂質 0g
- 炭水化物 0.4g
- 塩分 39.9%
- みそ汁1杯分は150ml（¾カップ）

手作りカツオ・こんぶだし　みそ汁1杯分（150ml）
- 塩分 0.1g
- ナトリウム 51mg
- 3kcal
- たんぱく質 0.5g
- 脂質 0g
- 炭水化物 0.5g
- 塩分 0.1%
- 水に対して2%の削りガツオと1%のこんぶを加えて作ったもの

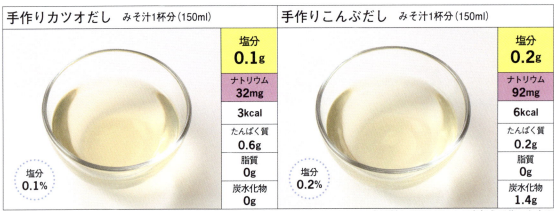

手作りカツオだし　みそ汁1杯分（150ml）
- 塩分 0.1g
- ナトリウム 32mg
- 3kcal
- たんぱく質 0.6g
- 脂質 0g
- 炭水化物 0g
- 塩分 0.1%
- 水に対して3%の削りガツオを加えて作ったもの

手作りこんぶだし　みそ汁1杯分（150ml）
- 塩分 0.2g
- ナトリウム 92mg
- 6kcal
- たんぱく質 0.2g
- 脂質 0g
- 炭水化物 1.4g
- 塩分 0.2%
- 水に対して3%のこんぶを加えて作ったもの

減塩したいとき、市販のだしを使うなら既定の半量にするか、減塩商品を使って塩分調整しましょう。

調味料・和風だし①

「お塩控えめの・ほんだし®」100g箱　みそ汁1杯分(1g)

味の素株式会社

塩分 **0.1g**
ナトリウム **55mg**
3kcal
たんぱく質 0.3g
脂質 0g
炭水化物 0.5g

塩分 14.0%

みそ汁1杯分は150mℓ(¾カップ)

こんぶだしの素(顆粒)　すまし汁1杯分(0.5g)

シマヤ

塩分 **0.2g**
ナトリウム **93mg**
1kcal
たんぱく質 0.1g
脂質 0g
炭水化物 0.2g

塩分 47.0%

すまし汁1杯分は150mℓ(¾カップ)

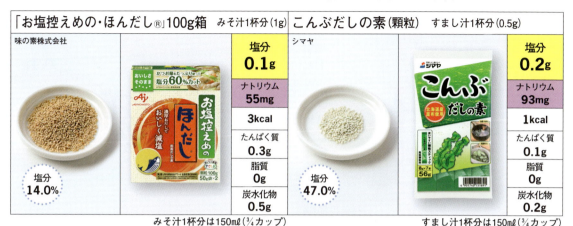

素材力だし®いりこだし　5g×7本入　みそ汁1杯分(1g)

理研ビタミン

塩分 **0g**
ナトリウム **14mg**
4kcal
たんぱく質 0.3g
脂質 0g〜微量
炭水化物 0.6g

塩分 3.6%

みそ汁1杯分は150mℓ(¾カップ)

素材力だし®本かつおだし　5g×7本入　みそ汁1杯分(1g)

理研ビタミン

塩分 **0g**
ナトリウム **15mg**
4kcal
たんぱく質 0.3g
脂質 0g〜微量
炭水化物 0.6g

塩分 3.8%

みそ汁1杯分は150mℓ(¾カップ)

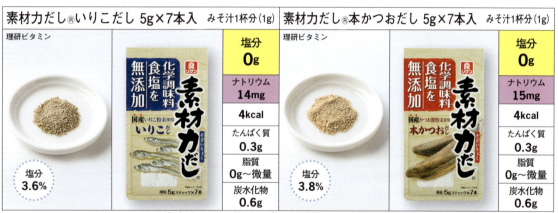

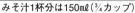

塩分55%カットだしの素(粉末)　みそ汁1杯分(1g)

シマヤ

塩分 **0.2g**
ナトリウム **59mg**
3kcal
たんぱく質 0.3g
脂質 微量
炭水化物 0.6g

塩分 15.0%

メーカー算出値は1gあたり塩分0.15g。／みそ汁1杯分は150mℓ(¾カップ)

無添加だし 焼きあご(顆粒)　みそ汁1杯分(1.5g)

シマヤ

塩分 **0.3g**
ナトリウム **110mg**
5kcal
たんぱく質 0.1g
脂質 微量
炭水化物 1.0g

塩分 18.6%

みそ汁1杯分は150mℓ(¾カップ)

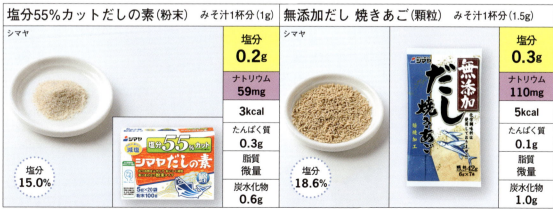

和風だし ②

だしのうま味、風味を生かして調味しましょう。

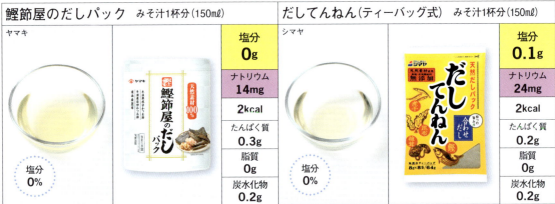

鰹節屋のだしパック みそ汁1杯分(150㎖) ヤマキ
- 塩分 0g
- ナトリウム 14mg
- 2kcal
- たんぱく質 0.3g
- 脂質 0g
- 炭水化物 0.2g
- 塩分 0%
- データは煮出した浸出液のもの

だしてんねん(ティーバッグ式) みそ汁1杯分(150㎖) シマヤ
- 塩分 0.1g
- ナトリウム 24mg
- 2kcal
- たんぱく質 0.2g
- 脂質 0g
- 炭水化物 0.2g
- 塩分 0%
- データは煮出した浸出液のもの。塩分%は容量(㎖)あたりの値

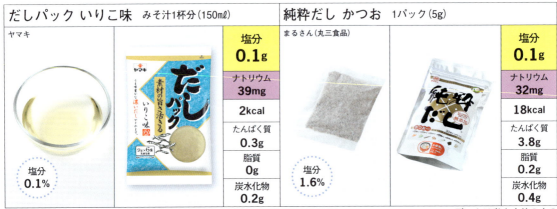

だしパック いりこ味 みそ汁1杯分(150㎖) ヤマキ
- 塩分 0.1g
- ナトリウム 39mg
- 2kcal
- たんぱく質 0.3g
- 脂質 0g
- 炭水化物 0.2g
- 塩分 0.1%
- データは煮出した浸出液のもの

純粋だし かつお 1パック(5g) まるさん(丸三食品)
- 塩分 0.1g
- ナトリウム 32mg
- 18kcal
- たんぱく質 3.8g
- 脂質 0.2g
- 炭水化物 0.4g
- 塩分 1.6%
- データは煮出す前のもの

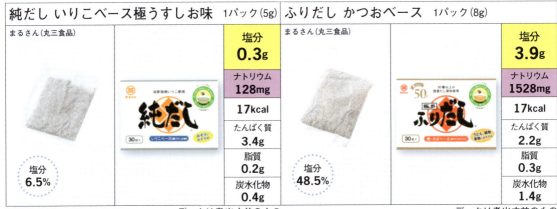

純だし いりこベース極うすしお味 1パック(5g) まるさん(丸三食品)
- 塩分 0.3g
- ナトリウム 128mg
- 17kcal
- たんぱく質 3.4g
- 脂質 0.2g
- 炭水化物 0.4g
- 塩分 6.5%
- データは煮出す前のもの

ふりだし かつおベース 1パック(8g) まるさん(丸三食品)
- 塩分 3.9g
- ナトリウム 1528mg
- 17kcal
- たんぱく質 2.2g
- 脂質 0.3g
- 炭水化物 1.4g
- 塩分 48.5%
- データは煮出す前のもの

液体のだしを規定量で作ると、削りガツオやこんぶでだしをとるより塩分が多くなります。減塩タイプの液体だしもあります。

調味料 ● 和風だし②

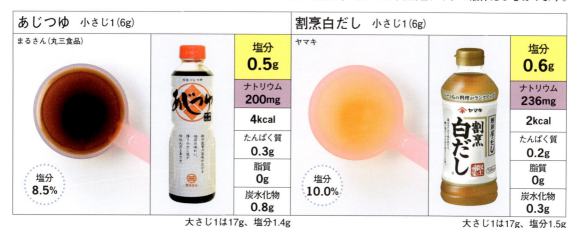

あじつゆ 小さじ1(6g)
まるさん(丸三食品)
- 塩分 0.5g
- ナトリウム 200mg
- 4kcal
- たんぱく質 0.3g
- 脂質 0g
- 炭水化物 0.8g
- 塩分 8.5%

大さじ1は17g、塩分1.4g

割烹白だし 小さじ1(6g)
ヤマキ
- 塩分 0.6g
- ナトリウム 236mg
- 2kcal
- たんぱく質 0.2g
- 脂質 0g
- 炭水化物 0.3g
- 塩分 10.0%

大さじ1は17g、塩分1.5g

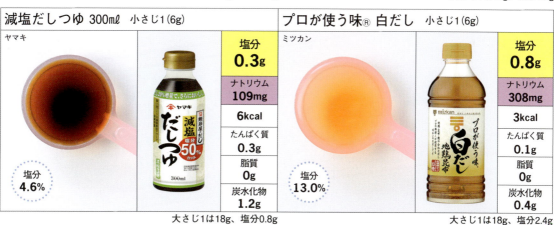

減塩だしつゆ 300㎖ 小さじ1(6g)
ヤマキ
- 塩分 0.3g
- ナトリウム 109mg
- 6kcal
- たんぱく質 0.3g
- 脂質 0g
- 炭水化物 1.2g
- 塩分 4.6%

大さじ1は18g、塩分0.8g

プロが使う味® 白だし 小さじ1(6g)
ミツカン
- 塩分 0.8g
- ナトリウム 308mg
- 3kcal
- たんぱく質 0.1g
- 脂質 0g
- 炭水化物 0.4g
- 塩分 13.0%

大さじ1は18g、塩分2.4g

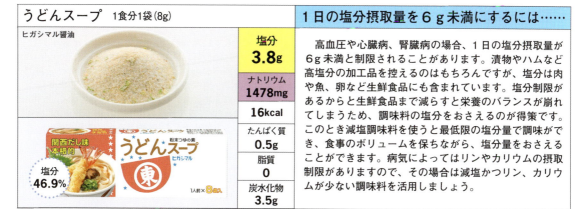

うどんスープ 1食分1袋(8g)
ヒガシマル醤油
- 塩分 3.8g
- ナトリウム 1478mg
- 16kcal
- たんぱく質 0.5g
- 脂質 0
- 炭水化物 3.5g
- 塩分 46.9%

1日の塩分摂取量を6g未満にするには……

　高血圧や心臓病、腎臓病の場合、1日の塩分摂取量が6g未満と制限されることがあります。漬物やハムなど高塩分の加工品を控えるのはもちろんですが、塩分は肉や魚、卵など生鮮食品にも含まれています。塩分制限があるからと生鮮食品まで減らすと栄養のバランスが崩れてしまうため、調味料の塩分をおさえるのが得策です。このとき減塩調味料を使うと最低限の塩分量で調味でき、食事のボリュームを保ちながら、塩分量をおさえることができます。病気によってはリンやカリウムの摂取制限がありますので、その場合は減塩かつリン、カリウムが少ない調味料を活用しましょう。

洋風だし・中国風だし

だしの塩分は和風に比べ、中国風、洋風は多い。

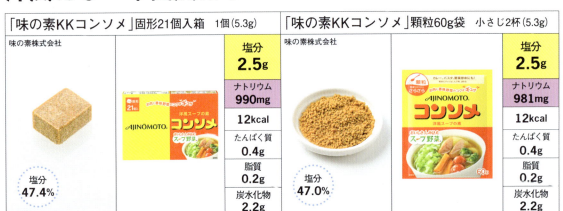

「味の素KKコンソメ」固形21個入箱　1個(5.3g)
味の素株式会社
塩分 **2.5g**
ナトリウム **990mg**
12kcal
たんぱく質 0.4g
脂質 0.2g
炭水化物 2.2g
塩分 47.4%
水300mlに1個使用した場合、塩分0.8%

「味の素KKコンソメ」顆粒60g袋　小さじ2杯(5.3g)
味の素株式会社
塩分 **2.5g**
ナトリウム **981mg**
12kcal
たんぱく質 0.4g
脂質 0.2g
炭水化物 2.2g
塩分 47.0%
水300mlに使用した場合、塩分0.8%

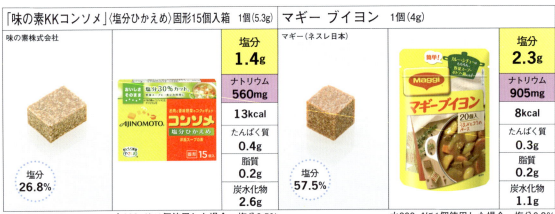

「味の素KKコンソメ」〈塩分ひかえめ〉固形15個入箱　1個(5.3g)
味の素株式会社
塩分 **1.4g**
ナトリウム **560mg**
13kcal
たんぱく質 0.4g
脂質 0.2g
炭水化物 2.6g
塩分 26.8%
水300mlに1個使用した場合、塩分0.5%

マギー ブイヨン　1個(4g)
マギー(ネスレ日本)
塩分 **2.3g**
ナトリウム **905mg**
8kcal
たんぱく質 0.3g
脂質 0.2g
炭水化物 1.1g
塩分 57.5%
水300mlに1個使用した場合、塩分0.8%

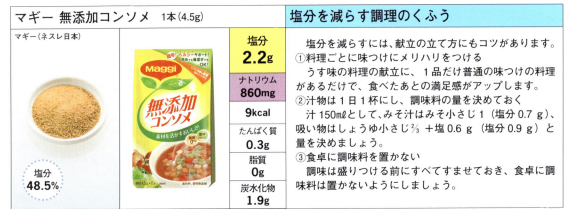

マギー 無添加コンソメ　1本(4.5g)
マギー(ネスレ日本)
塩分 **2.2g**
ナトリウム **860mg**
9kcal
たんぱく質 0.3g
脂質 0g
炭水化物 1.9g
塩分 48.5%
水300mlに1本使用した場合、塩分0.7%

塩分を減らす調理のくふう

塩分を減らすには、献立の立て方にもコツがあります。
① 料理ごとに味つけにメリハリをつける
　うす味の料理の献立に、1品だけ普通の味つけの料理があるだけで、食べたあとの満足感がアップします。
② 汁物は1日1杯にし、調味料の量を決めておく
　汁150mlとして、みそ汁はみそ小さじ1(塩分0.7g)、吸い物はしょうゆ小さじ2/3＋塩0.6g(塩分0.9g)と量を決めましょう。
③ 食卓に調味料を置かない
　調味は盛りつける前にすべてすませておき、食卓に調味料は置かないようにしましょう。

料理に使うだしの塩分は0.4〜0.5％で充分です。商品規定の使用量では濃い場合は、使用量を½〜⅔に調節しましょう。

調味料 ● 洋風だし・中国風だし

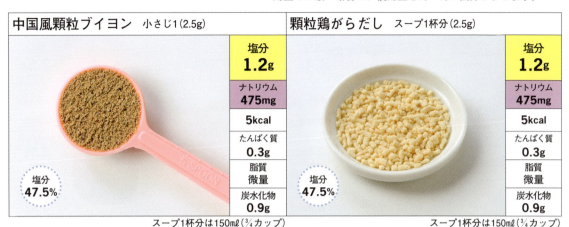

中国風顆粒ブイヨン　小さじ1（2.5g）
塩分 1.2g
ナトリウム 475mg
5kcal
たんぱく質 0.3g
脂質 微量
炭水化物 0.9g
塩分 47.5%
スープ1杯分は150㎖（¾カップ）

顆粒鶏がらだし　スープ1杯分（2.5g）
塩分 1.2g
ナトリウム 475mg
5kcal
たんぱく質 0.3g
脂質 微量
炭水化物 0.9g
塩分 47.5%
スープ1杯分は150㎖（¾カップ）

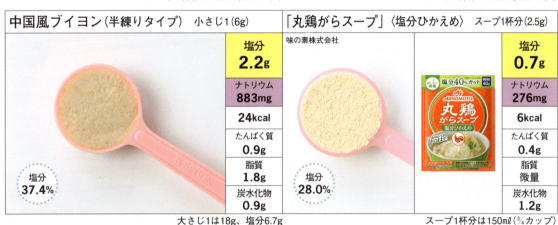

中国風ブイヨン（半練りタイプ）　小さじ1（6g）
塩分 2.2g
ナトリウム 883mg
24kcal
たんぱく質 0.9g
脂質 1.8g
炭水化物 0.9g
塩分 37.4%
大さじ1は18g、塩分6.7g

「丸鶏がらスープ」〈塩分ひかえめ〉　スープ1杯分（2.5g）
味の素株式会社
塩分 0.7g
ナトリウム 276mg
6kcal
たんぱく質 0.4g
脂質 微量
炭水化物 1.2g
塩分 28.0%
スープ1杯分は150㎖（¾カップ）

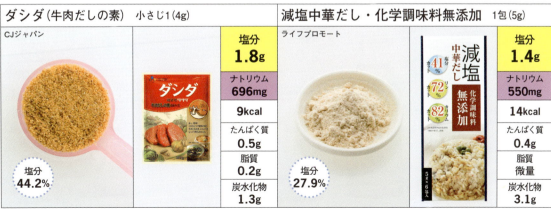

ダシダ（牛肉だしの素）　小さじ1（4g）
CJジャパン
塩分 1.8g
ナトリウム 696mg
9kcal
たんぱく質 0.5g
脂質 0.2g
炭水化物 1.3g
塩分 44.2%
大さじ1は12g、塩分5.3g

減塩中華だし・化学調味料無添加　1包（5g）
ライフプロモート
塩分 1.4g
ナトリウム 550mg
14kcal
たんぱく質 0.4g
脂質 微量
炭水化物 3.1g
塩分 27.9%
スープ1杯分は150㎖（¾カップ）

めんつゆ・ポン酢

めんつゆは規定どおりの希釈で塩分約3%。

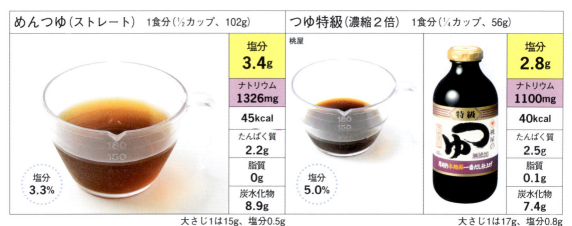

めんつゆ（ストレート）　1食分（½カップ、102g）
- 塩分 3.4g
- ナトリウム 1326mg
- 45kcal
- たんぱく質 2.2g
- 脂質 0g
- 炭水化物 8.9g
- 塩分 3.3%
- 大さじ1は15g、塩分0.5g

つゆ特級（濃縮2倍）　1食分（¼カップ、56g）　桃屋
- 塩分 2.8g
- ナトリウム 1100mg
- 40kcal
- たんぱく質 2.5g
- 脂質 0.1g
- 炭水化物 7.4g
- 塩分 5.0%
- 大さじ1は17g、塩分0.8g

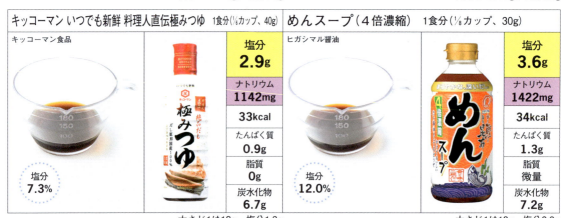

キッコーマン いつでも新鮮 料理人直伝極みつゆ　1食分（⅛カップ、40g）　キッコーマン食品
- 塩分 2.9g
- ナトリウム 1142mg
- 33kcal
- たんぱく質 0.9g
- 脂質 0g
- 炭水化物 6.7g
- 塩分 7.3%
- 大さじ1は18g、塩分1.3g

めんスープ（4倍濃縮）　1食分（⅛カップ、30g）　ヒガシマル醤油
- 塩分 3.6g
- ナトリウム 1422mg
- 34kcal
- たんぱく質 1.3g
- 脂質 微量
- 炭水化物 7.2g
- 塩分 12.0%
- 大さじ1は18g、塩分2.2g

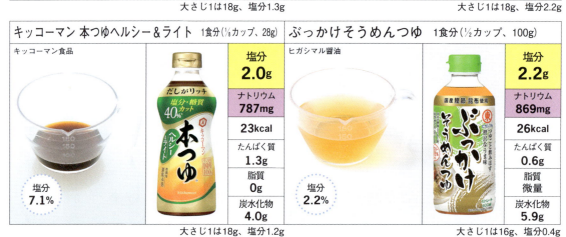

キッコーマン 本つゆヘルシー＆ライト　1食分（⅛カップ、28g）　キッコーマン食品
- 塩分 2.0g
- ナトリウム 787mg
- 23kcal
- たんぱく質 1.3g
- 脂質 0g
- 炭水化物 4.0g
- 塩分 7.1%
- 大さじ1は18g、塩分1.2g

ぶっかけそうめんつゆ　1食分（½カップ、100g）　ヒガシマル醤油
- 塩分 2.2g
- ナトリウム 869mg
- 26kcal
- たんぱく質 0.6g
- 脂質 微量
- 炭水化物 5.9g
- 塩分 2.2%
- 大さじ1は16g、塩分0.4g

調味料　めんつゆ・ポン酢

めんつゆは規定どおりの使用量、希釈だと塩分多めです。ポン酢しょうゆは酸味のおかげでしょうゆの約60%の塩分量です。

調味料 ● めんつゆ・ポン酢

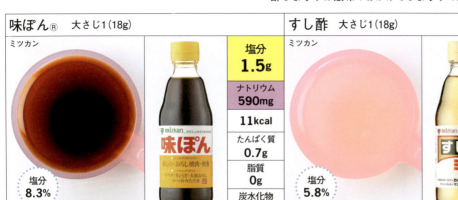

味ぽん® 大さじ1(18g)
ミツカン
塩分 8.3%
塩分 1.5g
ナトリウム 590mg
11kcal
たんぱく質 0.7g
脂質 0g
炭水化物 2.1g

小さじ1は6g、塩分0.5g

すし酢 大さじ1(18g)
ミツカン
塩分 5.8%
塩分 1.0g
ナトリウム 412mg
23kcal
たんぱく質 0g
脂質 0g
炭水化物 6.0g

小さじ1は6g、塩分0.3g

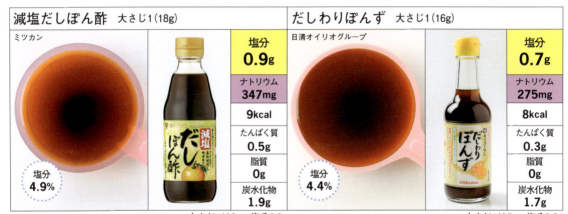

減塩だしぽん酢 大さじ1(18g)
ミツカン
塩分 4.9%
塩分 0.9g
ナトリウム 347mg
9kcal
たんぱく質 0.5g
脂質 0g
炭水化物 1.9g

小さじ1は6g、塩分0.3g

だしわりぽんず 大さじ1(16g)
日清オイリオグループ
塩分 4.4%
塩分 0.7g
ナトリウム 275mg
8kcal
たんぱく質 0.3g
脂質 0g
炭水化物 1.7g

小さじ1は5g、塩分0.2g

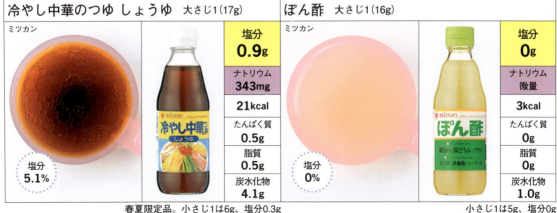

冷やし中華のつゆ しょうゆ 大さじ1(17g)
ミツカン
塩分 5.1%
塩分 0.9g
ナトリウム 343mg
21kcal
たんぱく質 0.5g
脂質 0.5g
炭水化物 4.1g

春夏限定品。小さじ1は6g、塩分0.3g

ぽん酢 大さじ1(16g)
ミツカン
塩分 0%
塩分 0g
ナトリウム 微量
3kcal
たんぱく質 0g
脂質 0g
炭水化物 1.0g

小さじ1は5g、塩分0g

焼肉のたれ・なべのもとほか

肉100gあたりの使用量は大さじ1強（約20g）です。

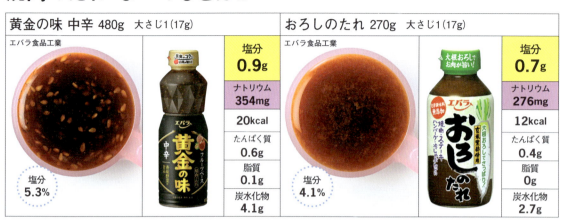

黄金の味 中辛 480g 大さじ1(17g) エバラ食品工業
- 塩分 0.9g
- ナトリウム 354mg
- 20kcal
- たんぱく質 0.6g
- 脂質 0.1g
- 炭水化物 4.1g
- 塩分 5.3%

おろしのたれ 270g 大さじ1(17g) エバラ食品工業
- 塩分 0.7g
- ナトリウム 276mg
- 12kcal
- たんぱく質 0.4g
- 脂質 0g
- 炭水化物 2.7g
- 塩分 4.1%

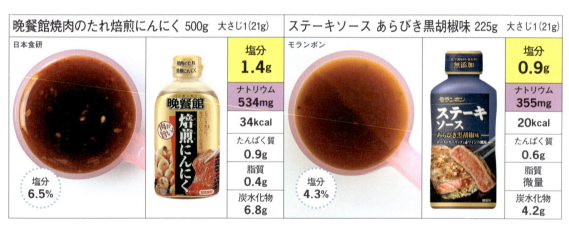

晩餐館焼肉のたれ焙煎にんにく 500g 大さじ1(21g) 日本食研
- 塩分 1.4g
- ナトリウム 534mg
- 34kcal
- たんぱく質 0.9g
- 脂質 0.4g
- 炭水化物 6.8g
- 塩分 6.5%

ステーキソース あらびき黒胡椒味 225g 大さじ1(21g) モランボン
- 塩分 0.9g
- ナトリウム 355mg
- 20kcal
- たんぱく質 0.6g
- 脂質 微量
- 炭水化物 4.2g
- 塩分 4.3%

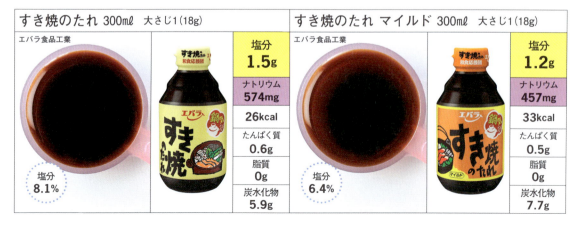

すき焼のたれ 300ml 大さじ1(18g) エバラ食品工業
- 塩分 1.5g
- ナトリウム 574mg
- 26kcal
- たんぱく質 0.6g
- 脂質 0g
- 炭水化物 5.9g
- 塩分 8.1%

すき焼のたれ マイルド 300ml 大さじ1(18g) エバラ食品工業
- 塩分 1.2g
- ナトリウム 457mg
- 33kcal
- たんぱく質 0.5g
- 脂質 0g
- 炭水化物 7.7g
- 塩分 6.4%

焼き肉のたれは下味としてより、肉を焼いてからつけたほうが使用量は少なく、塩分控えめに仕上がります。

調味料●焼肉のたれ・なべのもとほか

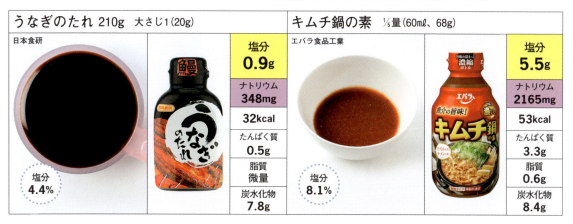

うなぎのたれ 210g　大さじ1(20g)
日本食研
塩分 0.9g / ナトリウム 348mg / 32kcal / たんぱく質 0.5g / 脂質 微量 / 炭水化物 7.8g
塩分 4.4%

キムチ鍋の素　1/5量(60ml、68g)
エバラ食品工業
塩分 5.5g / ナトリウム 2165mg / 53kcal / たんぱく質 3.3g / 脂質 0.6g / 炭水化物 8.4g
塩分 8.1%

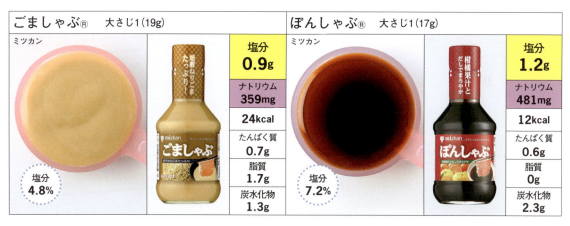

ごましゃぶ®　大さじ1(19g)
ミツカン
塩分 0.9g / ナトリウム 359mg / 24kcal / たんぱく質 0.7g / 脂質 1.7g / 炭水化物 1.3g
塩分 4.8%

ぽんしゃぶ®　大さじ1(17g)
ミツカン
塩分 1.2g / ナトリウム 481mg / 12kcal / たんぱく質 0.6g / 脂質 0g / 炭水化物 2.3g
塩分 7.2%

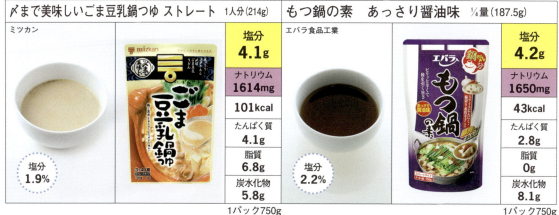

〆まで美味しいごま豆乳鍋つゆ ストレート　1人分(214g)
ミツカン
塩分 4.1g / ナトリウム 1614mg / 101kcal / たんぱく質 4.1g / 脂質 6.8g / 炭水化物 5.8g
塩分 1.9%
1パック750g

もつ鍋の素　あっさり醤油味　1/4量(187.5g)
エバラ食品工業
塩分 4.2g / ナトリウム 1650mg / 43kcal / たんぱく質 2.8g / 脂質 0g / 炭水化物 8.1g
塩分 2.2%
1パック750g

89

スパイス・薬味ほか

粉末と練り（チューブ入り）で塩分量が違います。

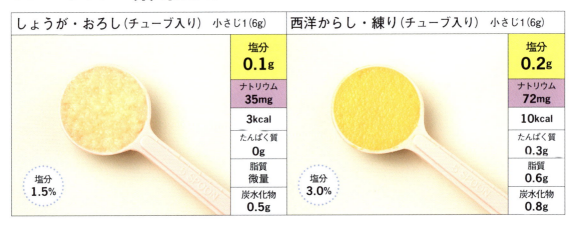

しょうが・おろし（チューブ入り） 小さじ1（6g）
- 塩分 0.1g
- ナトリウム 35mg
- 3kcal
- たんぱく質 0g
- 脂質 微量
- 炭水化物 0.5g
- 塩分 1.5%

西洋からし・練り（チューブ入り） 小さじ1（6g）
- 塩分 0.2g
- ナトリウム 72mg
- 10kcal
- たんぱく質 0.3g
- 脂質 0.6g
- 炭水化物 0.8g
- 塩分 3.0%

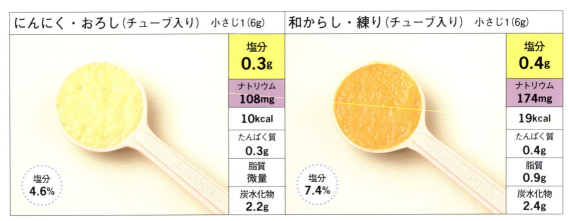

にんにく・おろし（チューブ入り） 小さじ1（6g）
- 塩分 0.3g
- ナトリウム 108mg
- 10kcal
- たんぱく質 0.3g
- 脂質 微量
- 炭水化物 2.2g
- 塩分 4.6%

和からし・練り（チューブ入り） 小さじ1（6g）
- 塩分 0.4g
- ナトリウム 174mg
- 19kcal
- たんぱく質 0.4g
- 脂質 0.9g
- 炭水化物 2.4g
- 塩分 7.4%

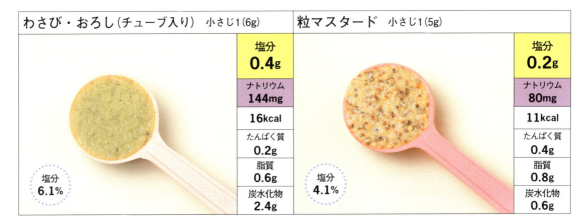

わさび・おろし（チューブ入り） 小さじ1（6g）
- 塩分 0.4g
- ナトリウム 144mg
- 16kcal
- たんぱく質 0.2g
- 脂質 0.6g
- 炭水化物 2.4g
- 塩分 6.1%

粒マスタード 小さじ1（5g）
- 塩分 0.2g
- ナトリウム 80mg
- 11kcal
- たんぱく質 0.4g
- 脂質 0.8g
- 炭水化物 0.6g
- 塩分 4.1%

からしやわさびなどのスパイスは粉末のものは塩分を含みませんが、練りタイプは保存用に塩が加えられています。

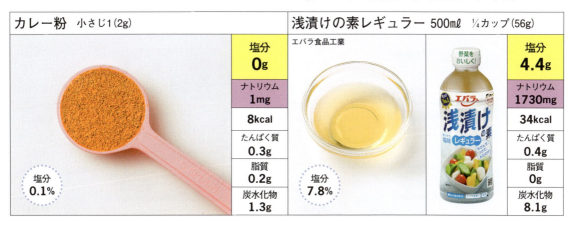

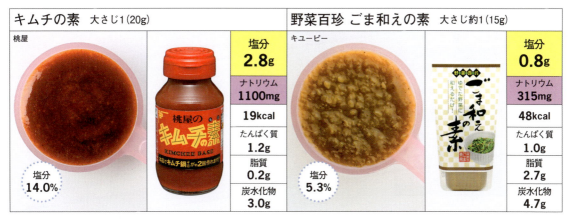

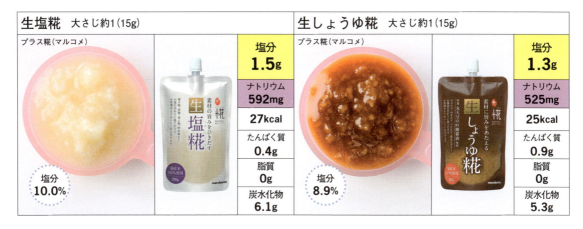

調味料・スパイス・薬味ほか

調理ミックス（ごはん）

規定どおり作ると1人分は塩分2〜4gです。

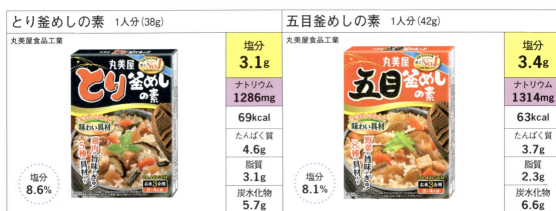

とり釜めしの素　1人分(38g)	五目釜めしの素　1人分(42g)
丸美屋食品工業／塩分8.6%	丸美屋食品工業／塩分8.1%
塩分 3.1g／ナトリウム 1286mg／69kcal／たんぱく質 4.6g／脂質 3.1g／炭水化物 5.7g	塩分 3.4g／ナトリウム 1314mg／63kcal／たんぱく質 3.7g／脂質 2.3g／炭水化物 6.6g

1箱3合用134g(3〜4人分)。データは1箱3.5人分として算出　　　1箱3合用147g(3〜4人分)。データは1箱3.5人分として算出

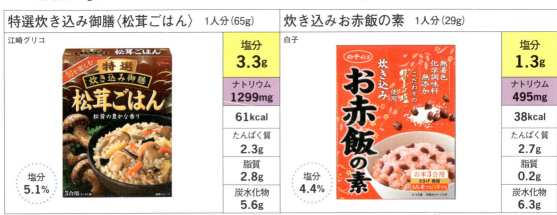

特選炊き込み御膳〈松茸ごはん〉　1人分(65g)	炊き込みお赤飯の素　1人分(29g)
江崎グリコ／塩分5.1%	白子／塩分4.4%
塩分 3.3g／ナトリウム 1299mg／61kcal／たんぱく質 2.3g／脂質 2.8g／炭水化物 5.6g	塩分 1.3g／ナトリウム 495mg／38kcal／たんぱく質 2.7g／脂質 0.2g／炭水化物 6.3g

1箱3合用228g(3〜4人分)。データは1箱3.5人分として算出　　　1箱3合用100g(3〜4人分)。データは1箱3.5人分として算出

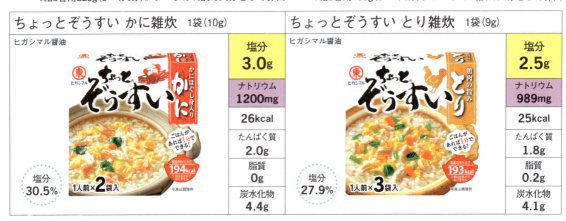

ちょっとぞうすい かに雑炊　1袋(10g)	ちょっとぞうすい とり雑炊　1袋(9g)
ヒガシマル醤油／塩分30.5%	ヒガシマル醤油／塩分27.9%
塩分 3.0g／ナトリウム 1200mg／26kcal／たんぱく質 2.0g／脂質 0g／炭水化物 4.4g	塩分 2.5g／ナトリウム 989mg／25kcal／たんぱく質 1.8g／脂質 0.2g／炭水化物 4.1g

減塩を心がけるなら商品に表示の規定量より使用量を 1/2〜2/3 に控えるか、塩分を控えたおかずを組み合わせましょう。

調味料 ● 調理ミックス（ごはん）

五目寿司のたね　1/5量（具58g＋酢7.2g）

桃屋

塩分	**4.6g**
ナトリウム	1826mg
	93kcal
たんぱく質	2.2g
脂質	1.5g
糖質	16.9g

塩分 7.1%

1瓶4〜5人分326g（粉末酢含む）

すし太郎 黒酢入り　1人分（約50g）

永谷園

塩分	**2.9g**
ナトリウム	1151mg
	74kcal
たんぱく質	0.6g
脂質	0g
炭水化物	17.7g

塩分 5.8%

1回分2人分で99g

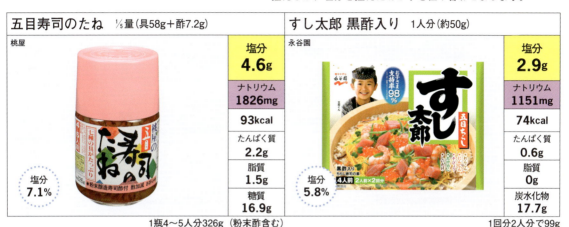

えびチャーハンの素　1袋（7g）

永谷園

塩分	**2.5g**
ナトリウム	995mg
	18kcal
たんぱく質	1.3g
脂質	0.2g
炭水化物	2.8g

塩分 36.1%

五目チャーハンの素　1袋（8.2g）

永谷園

塩分	**2.7g**
ナトリウム	1074mg
	23kcal
たんぱく質	1.2g
脂質	0.4g
炭水化物	3.7g

塩分 33.3%

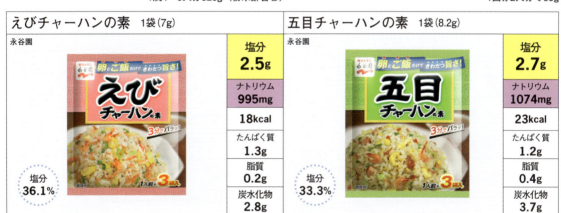

おいしさパック ドライカレーの素　1人分（7g）

エスビー食品

塩分	**2.3g**
ナトリウム	900mg
	19kcal
たんぱく質	0.7g
脂質	0.3g
炭水化物	3.3g

塩分 32.7%

1袋2人分14g

チキンライスの素　1人分（32g）

江崎グリコ

塩分	**2.9g**
ナトリウム	1142mg
	54kcal
たんぱく質	1.7g
脂質	0.3g
炭水化物	9.4g

塩分 9.1%

1袋2人分64g

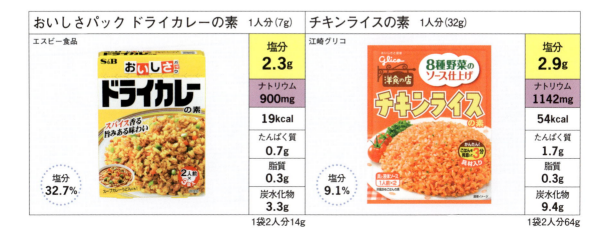

調理ミックス（おかず）

でき上がりには具の塩分がプラスされます。

「Cook Do®」（中華合わせ調味料）四川式麻婆豆腐用　1人分(30g)

味の素株式会社

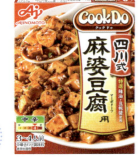

塩分 5.0%

塩分	1.5g
ナトリウム	591mg
	55kcal
たんぱく質	1.5g
脂質	3.7g
炭水化物	4.1g

1袋3〜4人分106.5g。データは1袋3.5人分として算出

「Cook Do®」（中華合わせ調味料）青椒肉絲用　1人分(29g)

味の素株式会社

塩分 4.8%

塩分	1.4g
ナトリウム	551mg
	31kcal
たんぱく質	0.9g
脂質	1.4g
炭水化物	3.7g

1袋3〜4人分100g。データは1袋3.5人分として算出

「Cook Do®」（中華合わせ調味料）回鍋肉用　1人分(26g)

味の素株式会社

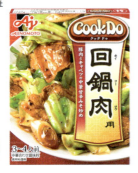

塩分 5.0%

塩分	1.3g
ナトリウム	512mg
	63kcal
たんぱく質	1.3g
脂質	4.1g
炭水化物	5.2g

1袋3〜4人分90g。データは1袋3.5人分として算出

「Cook Do®」（中華合わせ調味料）麻婆茄子用　1人分(34g)

味の素株式会社

塩分 5.0%

塩分	1.7g
ナトリウム	669mg
	46kcal
たんぱく質	1.2g
脂質	2.3g
炭水化物	5.1g

1袋3〜4人分120g。データは1袋3.5人分として算出

「Cook Do® コリア！」（韓国合わせ調味料）豆腐チゲ用　1人分(51g)

味の素株式会社

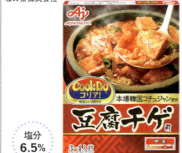

塩分 6.5%

塩分	3.3g
ナトリウム	1299mg
	35kcal
たんぱく質	2.9g
脂質	0.3g
炭水化物	5.3g

1袋3〜4人分180g。データは1袋3.5人分として算出

「Cook Do® コリア！」（韓国合わせ調味料）プルコギ用　1人分(31g)

味の素株式会社

塩分 4.5%

塩分	1.4g
ナトリウム	551mg
	65kcal
たんぱく質	1.1g
脂質	4.1g
炭水化物	6.1g

1袋3〜4人分110g。データは1袋3.5人分として算出

一般的に具に対して調味液が多めなので、具を増やしてとり分ける人数を多くすれば、1人分の塩分量は控えられます。

調味料 ○ 調理ミックス（おかず）

広東風かに玉　1人分（57.5g）
永谷園
- 塩分 **2.6g**
- ナトリウム **1012mg**
- 49kcal
- たんぱく質 1.8g
- 脂質 0.7g
- 炭水化物 9.1g
- 塩分 4.5%

1袋2人分115g

五目焼きビーフン　1人分（63.3g）
永谷園
- 塩分 **2.3g**
- ナトリウム **900mg**
- 116kcal
- たんぱく質 2.2g
- 脂質 2.0g
- 炭水化物 22.2g
- 塩分 3.6%

1袋3人分190g

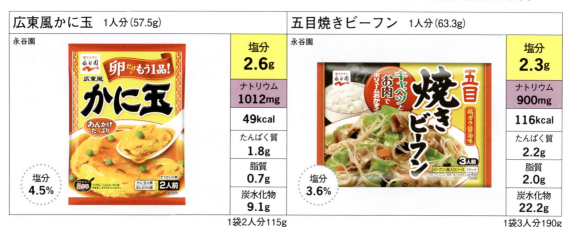

麻婆春雨 中辛　1人分（45.7g）
永谷園
- 塩分 **2.9g**
- ナトリウム **1133mg**
- 131kcal
- たんぱく質 2.9g
- 脂質 3.9g
- 炭水化物 21.2g
- 塩分 6.3%

1袋3人分137g

キッコーマン うちのごはん すきやき肉豆腐　1人分（70g）
キッコーマン食品
- 塩分 **1.6g**
- ナトリウム **630mg**
- 95kcal
- たんぱく質 4.0g
- 脂質 5.2g
- 炭水化物 8.0g
- 塩分 2.3%

1袋2人分140g

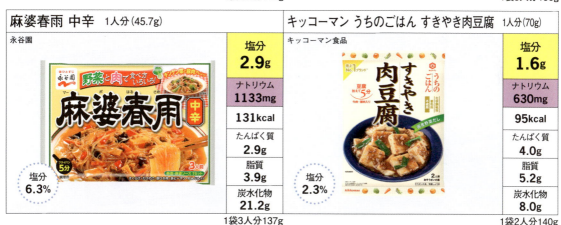

「Cook Do®きょうの大皿®」（合わせ調味料）豚バラ大根用　1人分（29g）
味の素株式会社
- 塩分 **1.6g**
- ナトリウム **630mg**
- 38kcal
- たんぱく質 0.8g
- 脂質 0.6g
- 炭水化物 7.3g
- 塩分 5.5%

1袋3〜4人分100g。データは1袋3.5人分として算出

鶏肉のトマト煮用ソース　1人分（96g）
カゴメ
- 塩分 **0.8g**
- ナトリウム **332mg**
- 47kcal
- たんぱく質 1.4g
- 脂質 0.9g
- 炭水化物 8.4g
- 塩分 0.9%

1袋2〜3人分240g。データは1袋2.5人分として算出

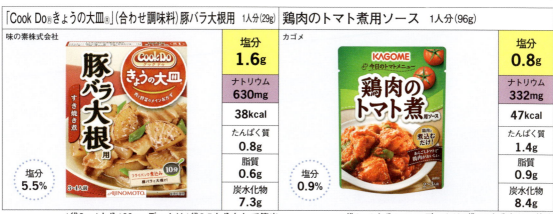

カレー・シチューのルー

1皿分約20gのルーは塩分約2gです。

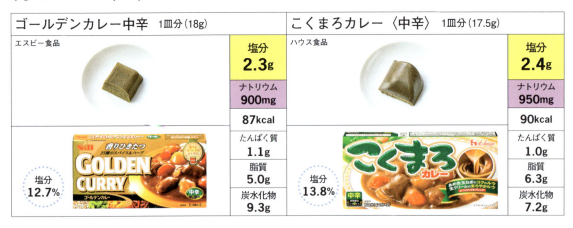

ゴールデンカレー中辛　1皿分（18g）
エスビー食品
- 塩分 **2.3g**
- ナトリウム **900mg**
- 87kcal
- たんぱく質 1.1g
- 脂質 5.0g
- 炭水化物 9.3g
- 塩分 12.7%

こくまろカレー〈中辛〉　1皿分（17.5g）
ハウス食品
- 塩分 **2.4g**
- ナトリウム **950mg**
- 90kcal
- たんぱく質 1.0g
- 脂質 6.3g
- 炭水化物 7.2g
- 塩分 13.8%

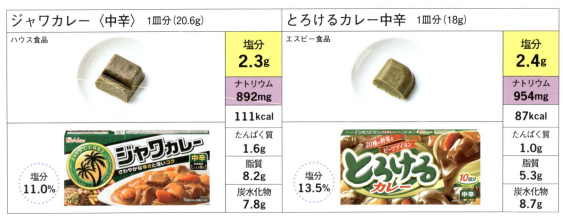

ジャワカレー〈中辛〉　1皿分（20.6g）
ハウス食品
- 塩分 **2.3g**
- ナトリウム **892mg**
- 111kcal
- たんぱく質 1.6g
- 脂質 8.2g
- 炭水化物 7.8g
- 塩分 11.0%

とろけるカレー中辛　1皿分（18g）
エスビー食品
- 塩分 **2.4g**
- ナトリウム **954mg**
- 87kcal
- たんぱく質 1.0g
- 脂質 5.3g
- 炭水化物 8.7g
- 塩分 13.5%

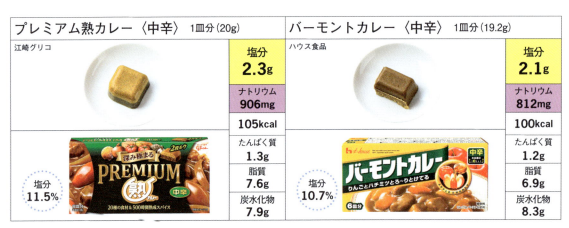

プレミアム熟カレー〈中辛〉　1皿分（20g）
江崎グリコ
- 塩分 **2.3g**
- ナトリウム **906mg**
- 105kcal
- たんぱく質 1.3g
- 脂質 7.6g
- 炭水化物 7.9g
- 塩分 11.5%

バーモントカレー〈中辛〉　1皿分（19.2g）
ハウス食品
- 塩分 **2.1g**
- ナトリウム **812mg**
- 100kcal
- たんぱく質 1.2g
- 脂質 6.9g
- 炭水化物 8.3g
- 塩分 10.7%

塩分制限のあるときは、貝類やタコ、イカのような塩分（ナトリウム）の多い具は避けたほうがよいでしょう。

調味料 ○ カレー・シチューのルー

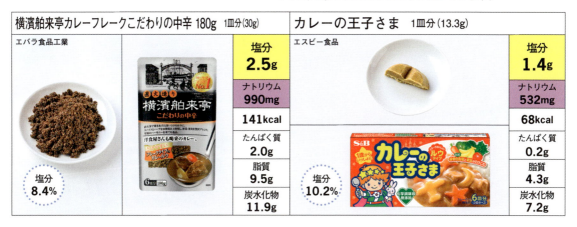

横濱舶来亭カレーフレークこだわりの中辛 180g　1皿分（30g）
エバラ食品工業　塩分 8.4%

塩分	2.5g
ナトリウム	990mg
141kcal	
たんぱく質	2.0g
脂質	9.5g
炭水化物	11.9g

カレーの王子さま　1皿分（13.3g）
エスビー食品　塩分 10.2%

塩分	1.4g
ナトリウム	532mg
68kcal	
たんぱく質	0.2g
脂質	4.3g
炭水化物	7.2g

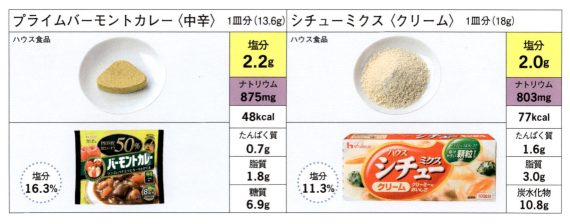

プライムバーモントカレー〈中辛〉　1皿分（13.6g）
ハウス食品　塩分 16.3%

塩分	2.2g
ナトリウム	875mg
48kcal	
たんぱく質	0.7g
脂質	1.8g
糖質	6.9g

シチューミクス〈クリーム〉　1皿分（18g）
ハウス食品　塩分 11.3%

塩分	2.0g
ナトリウム	803mg
77kcal	
たんぱく質	1.6g
脂質	3.0g
炭水化物	10.8g

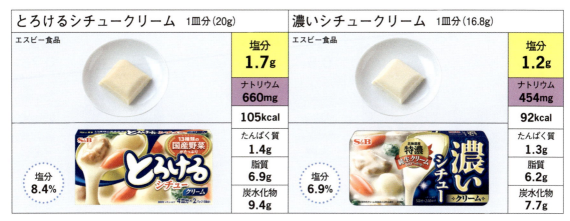

とろけるシチュークリーム　1皿分（20g）
エスビー食品　塩分 8.4%

塩分	1.7g
ナトリウム	660mg
105kcal	
たんぱく質	1.4g
脂質	6.9g
炭水化物	9.4g

濃いシチュークリーム　1皿分（16.8g）
エスビー食品　塩分 6.9%

塩分	1.2g
ナトリウム	454mg
92kcal	
たんぱく質	1.3g
脂質	6.2g
炭水化物	7.7g

シチューのルー・ソース

商品によって調味で加える塩分を加減して。

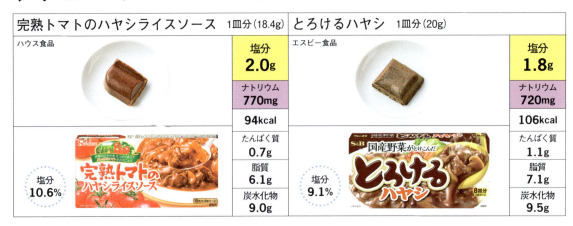

完熟トマトのハヤシライスソース　1皿分(18.4g)　ハウス食品
塩分 2.0g／ナトリウム 770mg／94kcal／たんぱく質 0.7g／脂質 6.1g／炭水化物 9.0g／塩分 10.6%

とろけるハヤシ　1皿分(20g)　エスビー食品
塩分 1.8g／ナトリウム 720mg／106kcal／たんぱく質 1.1g／脂質 7.1g／炭水化物 9.5g／塩分 9.1%

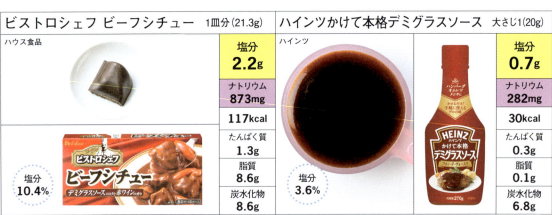

ビストロシェフ ビーフシチュー　1皿分(21.3g)　ハウス食品
塩分 2.2g／ナトリウム 873mg／117kcal／たんぱく質 1.3g／脂質 8.6g／炭水化物 8.6g／塩分 10.4%

ハインツかけて本格デミグラスソース　大さじ1(20g)　ハインツ
塩分 0.7g／ナトリウム 282mg／30kcal／たんぱく質 0.3g／脂質 0.1g／炭水化物 6.8g／塩分 3.6%

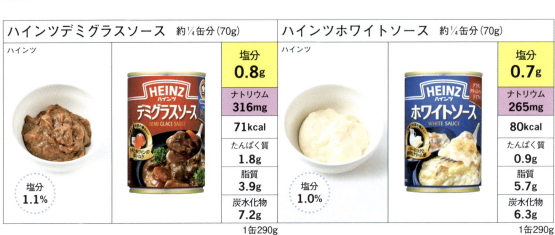

ハインツデミグラスソース　約¼缶分(70g)　ハインツ　1缶290g
塩分 0.8g／ナトリウム 316mg／71kcal／たんぱく質 1.8g／脂質 3.9g／炭水化物 7.2g／塩分 1.1%

ハインツホワイトソース　約¼缶分(70g)　ハインツ　1缶290g
塩分 0.7g／ナトリウム 265mg／80kcal／たんぱく質 0.9g／脂質 5.7g／炭水化物 6.3g／塩分 1.0%

食品の塩分早わかり

調理加工品
（即席めん、スープ、冷凍食品など）

家庭で手作りするよりも塩分多めのものが多いようです。
パッケージ表示で塩分量を把握し、組み合わせる料理をうす味のものに。
塩分控えめの商品も増えているので、じょうずに活用しましょう。

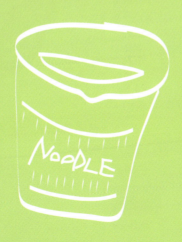

インスタントめん①

スープが塩分の半分以上を占めます。

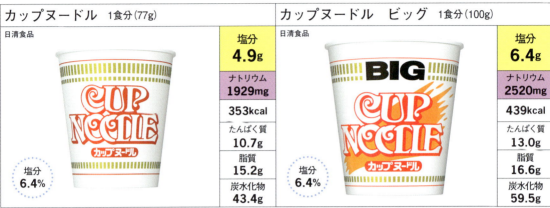

カップヌードル 1食分(77g)	カップヌードル ビッグ 1食分(100g)
日清食品	日清食品
塩分 4.9g	塩分 6.4g
ナトリウム 1929mg	ナトリウム 2520mg
353kcal	439kcal
たんぱく質 10.7g	たんぱく質 13.0g
脂質 15.2g	脂質 16.6g
炭水化物 43.4g	炭水化物 59.5g
塩分 6.4%	塩分 6.4%
湯300mlを注ぐと塩分1.3%	湯410mlを注ぐと塩分1.3%

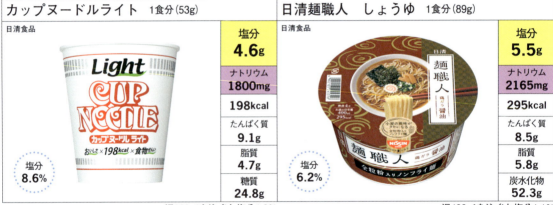

カップヌードルライト 1食分(53g)	日清麺職人 しょうゆ 1食分(89g)
日清食品	日清食品
塩分 4.6g	塩分 5.5g
ナトリウム 1800mg	ナトリウム 2165mg
198kcal	295kcal
たんぱく質 9.1g	たんぱく質 8.5g
脂質 4.7g	脂質 5.8g
糖質 24.8g	炭水化物 52.3g
塩分 8.6%	塩分 6.2%
湯320mlを注ぐと塩分1.2%	湯400mlを注ぐと塩分1.1%

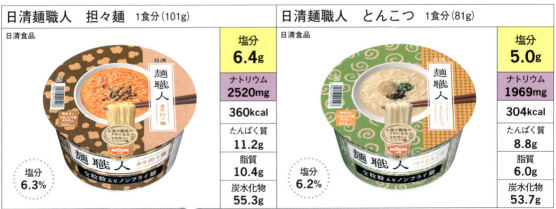

日清麺職人 担々麺 1食分(101g)	日清麺職人 とんこつ 1食分(81g)
日清食品	日清食品
塩分 6.4g	塩分 5.0g
ナトリウム 2520mg	ナトリウム 1969mg
360kcal	304kcal
たんぱく質 11.2g	たんぱく質 8.8g
脂質 10.4g	脂質 6.0g
炭水化物 55.3g	炭水化物 53.7g
塩分 6.3%	塩分 6.2%
湯400mlを注ぐと塩分1.2%	湯400mlを注ぐと塩分1.0%

ラーメンの塩分はスープの飲む量を減らすことで調整できます。塩分制限のある人向けに減塩商品もあります。

レナケアー　しょうゆラーメン　1食分(72.2g)

日清オイリオグループ

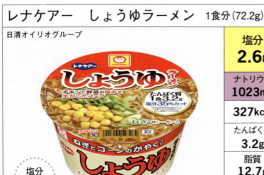

塩分 3.6%

塩分	2.6g
ナトリウム	1023mg
	327kcal
たんぱく質	3.2g
脂質	12.7g
炭水化物	50.1g

湯380mlを注ぐと塩分0.6%

明星　低糖質麺　ローカーボNoodles　まろやか鶏白湯　1食分(54g)

明星食品

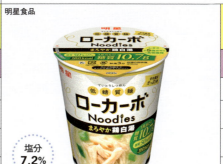

塩分 7.2%

塩分	3.9g
ナトリウム	1535mg
	180kcal
たんぱく質	9.8g
脂質	8.0g
炭水化物	28.7g

湯310mlを注ぐと塩分1.1%

マルちゃん正麺　旨塩味　1食分(112g)

東洋水産

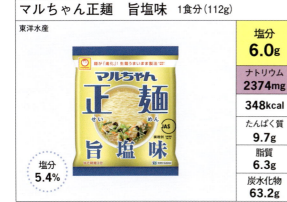

塩分 5.4%

塩分	6.0g
ナトリウム	2374mg
	348kcal
たんぱく質	9.7g
脂質	6.3g
炭水化物	63.2g

湯500mlで調理すると塩分1.0%

マルちゃん正麺　醤油味　1食分(105g)

東洋水産

塩分 5.3%

塩分	5.5g
ナトリウム	2184mg
	331kcal
たんぱく質	9.8g
脂質	4.3g
炭水化物	63.2g

湯500mlで調理すると塩分0.9%

マルちゃん正麺　味噌味　1食分(108g)

東洋水産

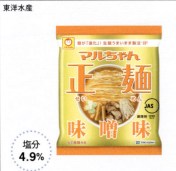

塩分 4.9%

塩分	5.3g
ナトリウム	2084mg
	355kcal
たんぱく質	10.3g
脂質	6.6g
炭水化物	63.6g

湯500mlで調理すると塩分0.9%

明星　中華三昧　涼麺　1食分(139g)

明星食品

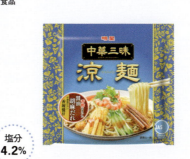

塩分 4.2%

塩分	5.8g
ナトリウム	2300mg
	470kcal
たんぱく質	11.5g
脂質	7.2g
炭水化物	89.8g

夏期限定販売

調理加工品　インスタントめん①

インスタントめん②

うどんやそばはスープを残せば塩分量も減らせます。

赤いきつねうどん（東向け） 1食分（96g）
東洋水産

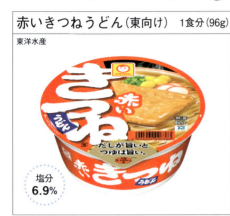

塩分 6.9%

- 塩分 6.6g
- ナトリウム 2592mg
- 432kcal
- たんぱく質 10.6g
- 脂質 19.1g
- 炭水化物 54.4g

湯410mlを注ぐと塩分1.3%

緑のたぬき天そば（東向け） 1食分（101g）
東洋水産

塩分 6.1%

- 塩分 6.2g
- ナトリウム 2424mg
- 482kcal
- たんぱく質 11.8g
- 脂質 23.6g
- 炭水化物 55.5g

湯400mlを注ぐと塩分1.2%

赤いきつねうどん（西向け） 1食分（96g）
東洋水産

塩分 6.4%

- 塩分 6.1g
- ナトリウム 2400mg
- 436kcal
- たんぱく質 10.4g
- 脂質 20.2g
- 炭水化物 53.2g

湯410mlを注ぐと塩分1.2%

緑のたぬき天そば（西向け） 1食分（101g）
東洋水産

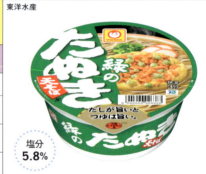

塩分 5.8%

- 塩分 5.9g
- ナトリウム 2323mg
- 480kcal
- たんぱく質 11.8g
- 脂質 23.5g
- 炭水化物 55.4g

湯400mlを注ぐと塩分1.2%

赤いきつねうどん（関西） 1食分（96g）
東洋水産

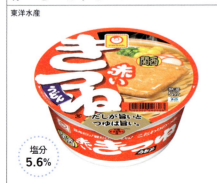

塩分 5.6%

- 塩分 5.4g
- ナトリウム 2112mg
- 432kcal
- たんぱく質 10.3g
- 脂質 19.1g
- 炭水化物 54.6g

湯410mlを注ぐと塩分1.1%

緑のたぬき天そば（関西） 1食分（101g）
東洋水産

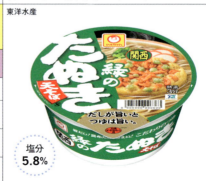

塩分 5.8%

- 塩分 5.9g
- ナトリウム 2323mg
- 480kcal
- たんぱく質 11.6g
- 脂質 23.8g
- 炭水化物 54.9g

湯400mlを注ぐと塩分1.2%

※赤いきつねうどん（北海道） 1食分（96g）
塩分5.6g／ナトリウム2208mg／エネルギー440kcal

※緑のたぬき天そば（北海道） 1食分（101g）
塩分6.4g／ナトリウム2525mg／エネルギー477kcal

焼きそばやスパゲティはめんにソースがからまるので塩分調整はむずかしい。うどんやそばは汁を残して塩分調節しましょう。

調理加工品 ◎インスタントめん②

認定だしの旨みで減塩 鶏炊きうどん　1食分(45g)

エースコック

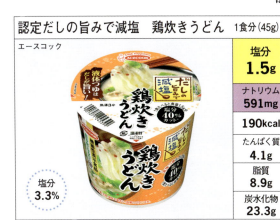

塩分3.3%

塩分	1.5g
ナトリウム	591mg
	190kcal
たんぱく質	4.1g
脂質	8.9g
炭水化物	23.3g

湯220mlを注ぐと塩分0.6%

レナケアー　かやくうどん　1食分(75.9g)

日清オイリオグループ

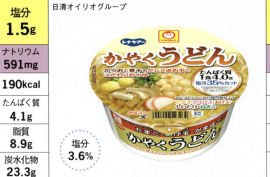

塩分3.6%

塩分	2.7g
ナトリウム	1068mg
	342kcal
たんぱく質	4.0g
脂質	13.5g
炭水化物	50.8g

湯360mlを注ぐと塩分0.6%

日清焼そばU.F.O.　1食分(128g)

日清食品

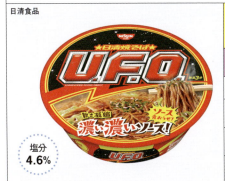

塩分4.6%

塩分	5.9g
ナトリウム	2323mg
	556kcal
たんぱく質	9.4g
脂質	20.9g
炭水化物	82.6g

レナケアー　ソース焼そば　1食分(107.8g)

日清オイリオグループ

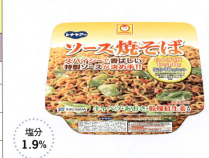

塩分1.9%

塩分	2.0g
ナトリウム	796mg
	520kcal
たんぱく質	4.8g
脂質	22.7g
炭水化物	74.1g

カップヌードル ぶっこみ飯　1食分(90g)

日清食品

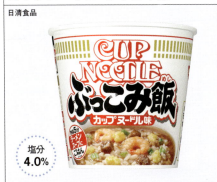

塩分4.0%

塩分	3.6g
ナトリウム	1417mg
	346kcal
たんぱく質	8.0g
脂質	5.5g
炭水化物	66.1g

湯280mlを注ぐと塩分1.0%

日清カレーメシ ビーフ　1食分(107g)

日清食品

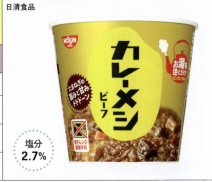

塩分2.7%

塩分	2.9g
ナトリウム	1142mg
	465kcal
たんぱく質	7.2g
脂質	15.5g
炭水化物	74.1g

湯230mlを注ぐと塩分0.9%

インスタントスープ

湯でうすめても全量飲めば塩分量は同じです。

「クノール®カップスープ」 オニオンコンソメ（3袋入）　1食分(11.5g)

味の素株式会社

塩分 10.4%

塩分	1.2g
ナトリウム	472mg
	46kcal
たんぱく質	0.9g
脂質	1.2g
炭水化物	7.8g

湯150mlを注ぐと塩分0.7%

じっくりコトコト　濃厚コーンポタージュ　1食分(23.0g)

ポッカサッポロフード＆ビバレッジ

塩分 5.2%

塩分	1.2g
ナトリウム	472mg
	99kcal
たんぱく質	1.7g
脂質	3.1g
炭水化物	16.1g

湯150mlを注ぐと塩分0.7%

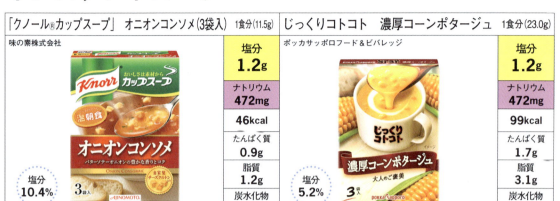

じっくりコトコト　濃厚クラムチャウダー　1食分(16.9g)

ポッカサッポロフード＆ビバレッジ

塩分 7.9%

塩分	1.3g
ナトリウム	524mg
	71kcal
たんぱく質	1.5g
脂質	2.2g
炭水化物	11.0g

湯150mlを注ぐと塩分0.8%

じっくりコトコト　こんがりパン コーンポタージュ　1食分(31.4g)

ポッカサッポロフード＆ビバレッジ

塩分 5.3%

塩分	1.7g
ナトリウム	659mg
	136kcal
たんぱく質	2.5g
脂質	4.4g
炭水化物	22.0g

湯200mlを注ぐと塩分0.7%

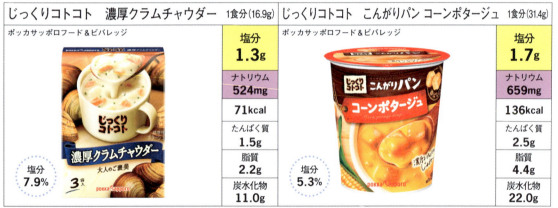

大人むけのスープ ボストンクラムチャウダー　1食分(140g)

ハインツ

塩分 0.8%

塩分	1.1g
ナトリウム	450mg
	107kcal
たんぱく質	3.2g
脂質	5.5g
炭水化物	11.1g

じっくりコトコト　とろ〜りコーン　1缶(190g)

ポッカサッポロフード＆ビバレッジ

塩分 0.3%

塩分	0.6g
ナトリウム	236mg
	44kcal
たんぱく質	0.7g
脂質	0.6g
炭水化物	8.9g

秋冬限定商品

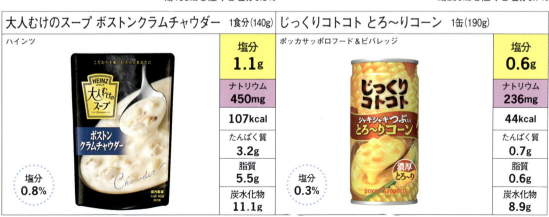

スープは0.4〜0.5％塩分が適量。濃いめのものは飲む量を減らすか、湯でうすめてとり分ける人数を増やして調節します。

おいしさ選べるスープはるさめ 減塩8食　1食分(11.2g)

ひかり味噌

- 塩分 1.0g
- ナトリウム 394mg
- 38kcal
- たんぱく質 0.6g
- 脂質 0.3g
- 炭水化物 8.3g

塩分 8.9％

※掲載値は「かきたま」のもの　　湯160mlを注ぐと塩分0.6％

ハッピースープ わかめスープ　1食分(6.5g)

ポッカサッポロフード＆ビバレッジ

- 塩分 1.6g
- ナトリウム 620mg
- 20kcal
- たんぱく質 0.5g
- 脂質 0.3g
- 炭水化物 4.0g

塩分 24.2％

湯150mlを注ぐと塩分1.0％

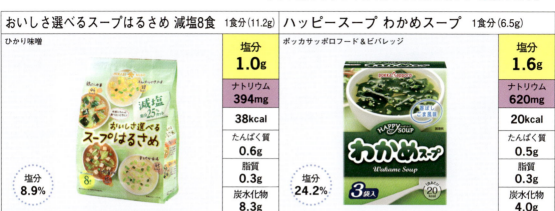

「クノール®中華スープ」（5食入袋）　1食分(5.8g)

味の素株式会社

- 塩分 1.1g
- ナトリウム 440mg
- 23kcal
- たんぱく質 1.5g
- 脂質 1.0g
- 炭水化物 2.0g

塩分 19.3％

湯160mlを注ぐと塩分0.7％

スープはるさめ　かきたま　1食分(20g)

エースコック

- 塩分 1.8g
- ナトリウム 709mg
- 70kcal
- たんぱく質 1.4g
- 脂質 0.4g
- 炭水化物 15.1g

塩分 9.0％

湯220mlを注ぐと塩分0.8％

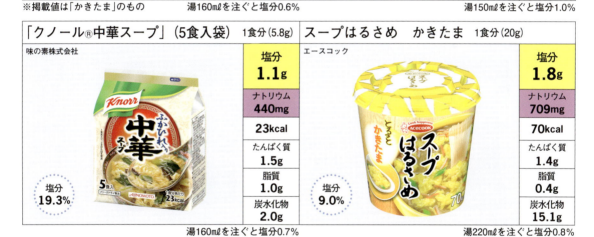

スープはるさめ　ワンタン　1食分(24g)

エースコック

- 塩分 2.2g
- ナトリウム 866mg
- 87kcal
- たんぱく質 1.3g
- 脂質 1.7g
- 炭水化物 16.6g

塩分 9.2％

湯220mlを注ぐと塩分0.8％

化学調味料無添加 もずくスープ　1食分(4.5g)

アサヒグループ食品

- 塩分 1.2g
- ナトリウム 455mg
- 15kcal
- たんぱく質 0.8g
- 脂質 0.5g
- 炭水化物 1.9g

塩分 25.7％

化学調味料無添加。湯160mlを注ぐと塩分0.7％

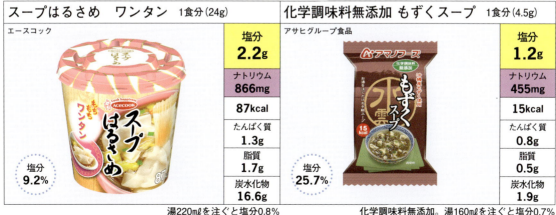

調理加工品 ◎ インスタントスープ

インスタントみそ汁

規定どおりに湯を注ぐと塩分0.8〜1.4%です。

調理加工品 ○ インスタントみそ汁

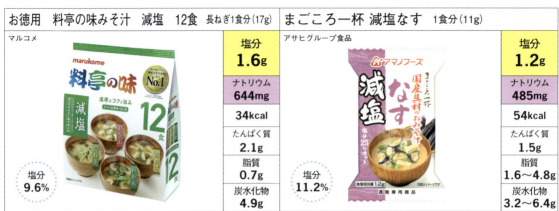

お徳用 料亭の味みそ汁 減塩 12食	長ねぎ1食分(17g)
マルコメ	塩分 **1.6g** / ナトリウム **644mg** / 34kcal / たんぱく質 2.1g / 脂質 0.7g / 炭水化物 4.9g
塩分 9.6%	湯160mlを注ぐと塩分0.9%

まごころ一杯 減塩なす	1食分(11g)
アサヒグループ食品	塩分 **1.2g** / ナトリウム **485mg** / 54kcal / たんぱく質 1.5g / 脂質 1.6〜4.8g / 炭水化物 3.2〜6.4g
塩分 11.2%	湯160mlを注ぐと塩分0.7%

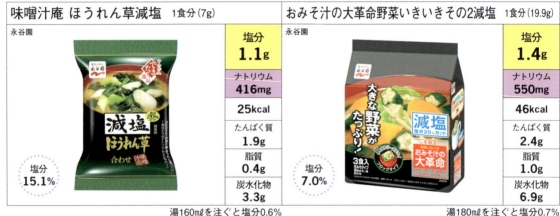

味噌汁庵 ほうれん草減塩	1食分(7g)
永谷園	塩分 **1.1g** / ナトリウム **416mg** / 25kcal / たんぱく質 1.9g / 脂質 0.4g / 炭水化物 3.3g
塩分 15.1%	湯160mlを注ぐと塩分0.6%

おみそ汁の大革命野菜いきいきその2減塩	1食分(19.9g)
永谷園	塩分 **1.4g** / ナトリウム **550mg** / 46kcal / たんぱく質 2.4g / 脂質 1.0g / 炭水化物 6.9g
塩分 7.0%	湯180mlを注ぐと塩分0.7%

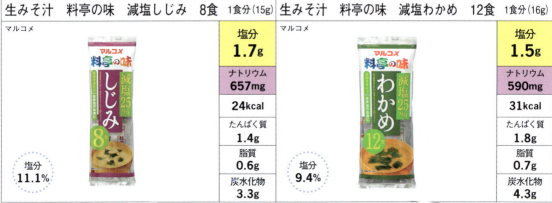

生みそ汁 料亭の味 減塩しじみ 8食	1食分(15g)
マルコメ	塩分 **1.7g** / ナトリウム **657mg** / 24kcal / たんぱく質 1.4g / 脂質 0.6g / 炭水化物 3.3g
塩分 11.1%	湯160mlを注ぐと塩分1.0%

生みそ汁 料亭の味 減塩わかめ 12食	1食分(16g)
マルコメ	塩分 **1.5g** / ナトリウム **590mg** / 31kcal / たんぱく質 1.8g / 脂質 0.7g / 炭水化物 4.3g
塩分 9.4%	湯160mlを注ぐと塩分0.9%

汁物1食分の塩分は2〜3gのものが多く、1日の目標量(男性8g未満、女性7g未満)の約1/3量に相当します。1日1杯までに。

調理加工品 ◎ インスタントみそ汁

生みそタイプみそ汁あさげ 1食分(18.1g)
永谷園
- 塩分 2.0g
- ナトリウム 795mg
- 29kcal
- たんぱく質 2.4g
- 脂質 0.7g
- 炭水化物 3.1g
- 塩分 11.2%

湯160mlを注ぐと塩分1.1%

生みそタイプみそ汁ひるげ 1食分(18.1g)
永谷園
- 塩分 1.9g
- ナトリウム 766mg
- 35kcal
- たんぱく質 2.8g
- 脂質 1.3g
- 炭水化物 2.8g
- 塩分 10.7%

湯160mlを注ぐと塩分1.1%

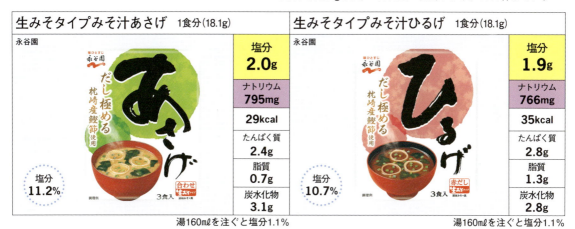

生みそタイプみそ汁ゆうげ 1食分(18.1g)
永谷園
- 塩分 2.0g
- ナトリウム 788mg
- 30kcal
- たんぱく質 2.6g
- 脂質 0.7g
- 炭水化物 3.3g
- 塩分 11.1%

湯160mlを注ぐと塩分1.1%

おいしいね!! あさり 1食分(20g+殻付あさり5個)
神州一味噌
- 塩分 2.4g
- ナトリウム 950mg
- 32kcal
- たんぱく質 2.5g
- 脂質 1.0g
- 炭水化物 3.2g
- 塩分 7.1%

湯170mlを注ぐと塩分1.2%

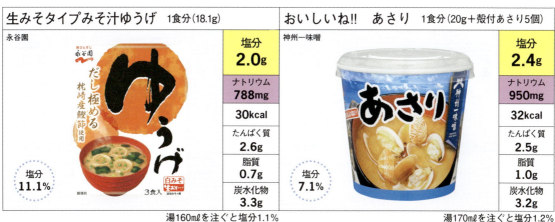

おいしいね!! とん汁 1食分(59g)
神州一味噌
- 塩分 2.5g
- ナトリウム 991mg
- 74kcal
- たんぱく質 2.9g
- 脂質 4.6g
- 炭水化物 5.2g
- 塩分 4.3%

湯160mlを注ぐと塩分1.1%

松茸の味お吸いもの 1食分(3g)
永谷園
- 塩分 1.6g
- ナトリウム 643mg
- 5kcal
- たんぱく質 0.4g
- 脂質 微量
- 炭水化物 0.8g
- 塩分 54.4%

湯180mlを注ぐと塩分0.9%

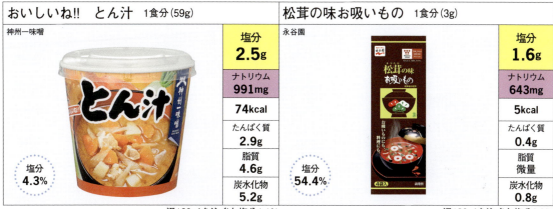

レトルトカレー・パスタソース

パスタソースはパスタの塩分がプラスされます。

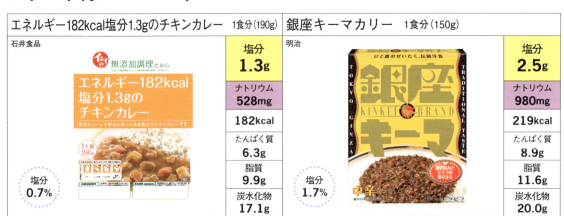

エネルギー182kcal塩分1.3gのチキンカレー 1食分(190g)
石井食品
- 塩分 0.7%
- 塩分 1.3g
- ナトリウム 528mg
- 182kcal
- たんぱく質 6.3g
- 脂質 9.9g
- 炭水化物 17.1g

銀座キーマカリー 1食分(150g)
明治
- 塩分 1.7%
- 塩分 2.5g
- ナトリウム 980mg
- 219kcal
- たんぱく質 8.9g
- 脂質 11.6g
- 炭水化物 20.0g

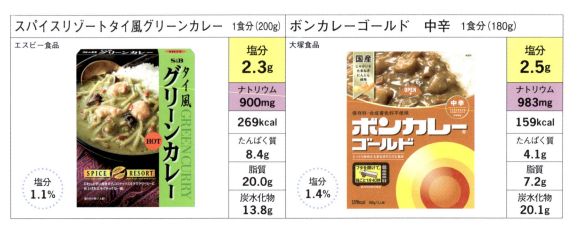

スパイスリゾートタイ風グリーンカレー 1食分(200g)
エスビー食品
- 塩分 1.1%
- 塩分 2.3g
- ナトリウム 900mg
- 269kcal
- たんぱく質 8.4g
- 脂質 20.0g
- 炭水化物 13.8g

ボンカレーゴールド 中辛 1食分(180g)
大塚食品
- 塩分 1.4%
- 塩分 2.5g
- ナトリウム 983mg
- 159kcal
- たんぱく質 4.1g
- 脂質 7.2g
- 炭水化物 20.1g

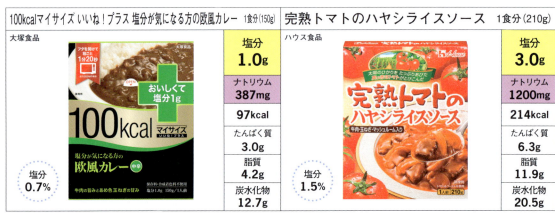

100kcalマイサイズ いいね！プラス 塩分が気になる方の欧風カレー 1食分(150g)
大塚食品
- 塩分 0.7%
- 塩分 1.0g
- ナトリウム 387mg
- 97kcal
- たんぱく質 3.0g
- 脂質 4.2g
- 炭水化物 12.7g

完熟トマトのハヤシライスソース 1食分(210g)
ハウス食品
- 塩分 1.5%
- 塩分 3.0g
- ナトリウム 1200mg
- 214kcal
- たんぱく質 6.3g
- 脂質 11.9g
- 炭水化物 20.5g

カレー、パスタとも1皿分の塩分は主食を含め約3g。福神漬け、粉チーズなどを加えるとさらに塩分量は多くなります。

調理加工品 ○レトルトカレー・パスタソース

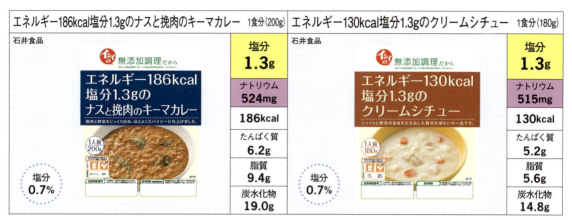

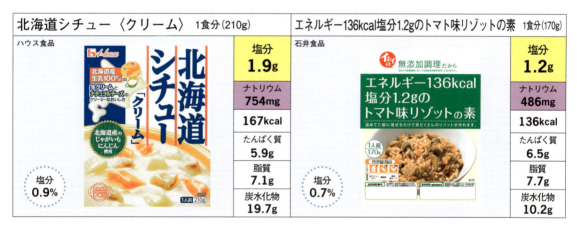

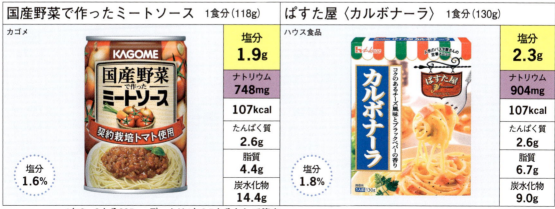

1缶2～3人分295g。データは1缶2.5人分として算出

冷凍食品①

家庭で作るものより全体に塩分が多めです。

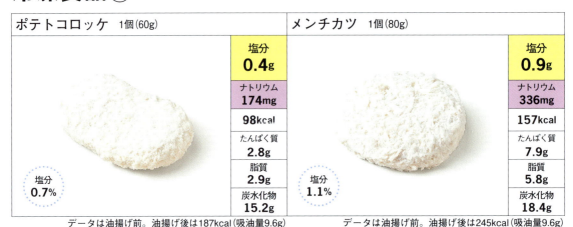

ポテトコロッケ 1個(60g)	メンチカツ 1個(80g)
塩分 0.4g	塩分 0.9g
ナトリウム 174mg	ナトリウム 336mg
98kcal	157kcal
たんぱく質 2.8g	たんぱく質 7.9g
脂質 2.9g	脂質 5.8g
炭水化物 15.2g	炭水化物 18.4g
塩分 0.7%	塩分 1.1%
データは油揚げ前。油揚げ後は187kcal(吸油量9.6g)	データは油揚げ前。油揚げ後は245kcal(吸油量9.6g)

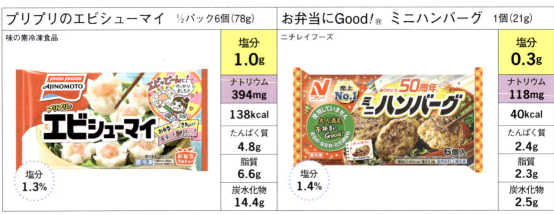

プリプリのエビシューマイ ½パック6個(78g) 味の素冷凍食品	お弁当にGood!® ミニハンバーグ 1個(21g) ニチレイフーズ
塩分 1.0g	塩分 0.3g
ナトリウム 394mg	ナトリウム 118mg
138kcal	40kcal
たんぱく質 4.8g	たんぱく質 2.4g
脂質 6.6g	脂質 2.3g
炭水化物 14.4g	炭水化物 2.5g
塩分 1.3%	塩分 1.4%

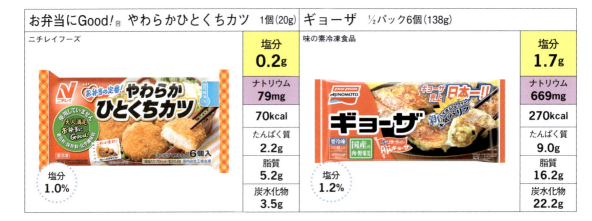

お弁当にGood!® やわらかひとくちカツ 1個(20g) ニチレイフーズ	ギョーザ ½パック6個(138g) 味の素冷凍食品
塩分 0.2g	塩分 1.7g
ナトリウム 79mg	ナトリウム 669mg
70kcal	270kcal
たんぱく質 2.2g	たんぱく質 9.0g
脂質 5.2g	脂質 16.2g
炭水化物 3.5g	炭水化物 22.2g
塩分 1.0%	塩分 1.2%

調理加工品 ○ 冷凍食品①

冷凍食品は家庭の味つけより濃いめのものが多いようです。しょうゆやソースは味をみてから、必要な分だけにしましょう。

調理加工品 ◯ 冷凍食品①

たこ焼き18個　5個(100g)
ニッスイ

塩分	1.0g
ナトリウム	379mg
	148kcal
たんぱく質	4.7g
脂質	7.3g
炭水化物	15.9g

塩分 1.0%

お弁当にGood!® パリパリの春巻　1個(25g)
ニチレイフーズ

塩分	0.3g
ナトリウム	118mg
	82kcal
たんぱく質	1.6g
脂質	5.0g
炭水化物	7.7g

塩分 1.2%

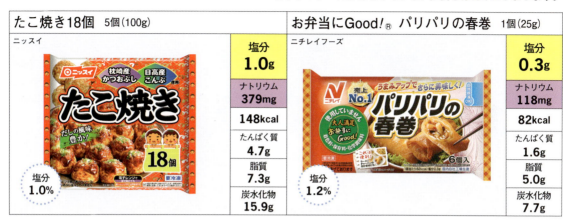

「味からっ」やわらか若鶏から揚げ〈じゅわん鶏もも〉　100g
味の素冷凍食品

塩分	1.3g
ナトリウム	512mg
	209kcal
たんぱく質	15.0g
脂質	12.0g
炭水化物	10.3g

塩分 1.3%

1袋275g入り

明治えびグラタン2個入　1個(200g)
明治

塩分	1.7g
ナトリウム	660mg
	208kcal
たんぱく質	6.6g
脂質	8.4g
炭水化物	26.6g

塩分 0.8%

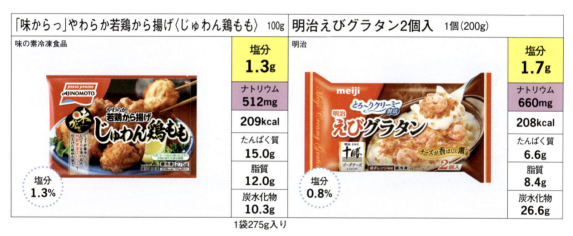

明治レンジピッツァ&ピッツァ2枚入　1枚(125g)
明治

塩分	1.5g
ナトリウム	591mg
	331kcal
たんぱく質	11.5g
脂質	13.4g
炭水化物	41.0g

塩分 1.2%

ほしいぶんだけちくわの磯辺揚げ　1個(約16.5g)
ニッスイ

塩分	0.3g
ナトリウム	125mg
	37kcal
たんぱく質	1.5g
脂質	1.5g
炭水化物	4.5g

塩分 1.9%

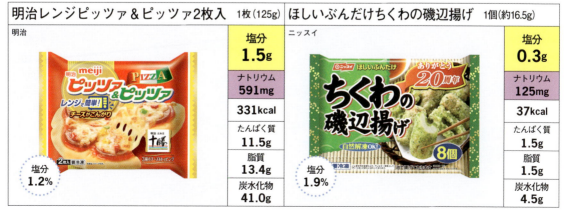

冷凍食品②

組み合わせる料理はうす味のものにしましょう。

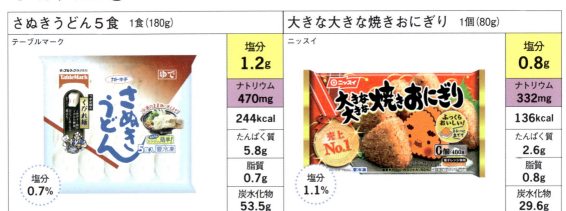

さぬきうどん5食 1食(180g) テーブルマーク	大きな大きな焼きおにぎり 1個(80g) ニッスイ
塩分 1.2g / ナトリウム 470mg / 244kcal / たんぱく質 5.8g / 脂質 0.7g / 炭水化物 53.5g / 塩分 0.7%	塩分 0.8g / ナトリウム 332mg / 136kcal / たんぱく質 2.6g / 脂質 0.8g / 炭水化物 29.6g / 塩分 1.1%

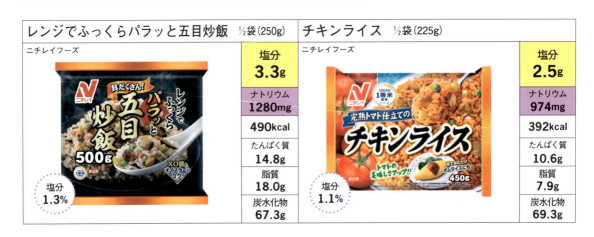

レンジでふっくらパラッと五目炒飯 ½袋(250g) ニチレイフーズ	チキンライス ½袋(225g) ニチレイフーズ
塩分 3.3g / ナトリウム 1280mg / 490kcal / たんぱく質 14.8g / 脂質 18.0g / 炭水化物 67.3g / 塩分 1.3%	塩分 2.5g / ナトリウム 974mg / 392kcal / たんぱく質 10.6g / 脂質 7.9g / 炭水化物 69.3g / 塩分 1.1%

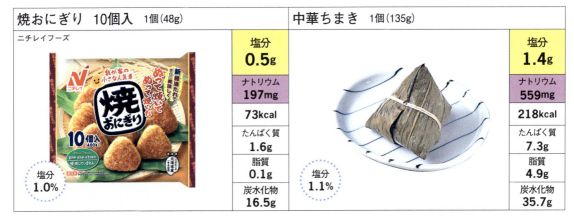

焼おにぎり 10個入 1個(48g) ニチレイフーズ	中華ちまき 1個(135g)
塩分 0.5g / ナトリウム 197mg / 73kcal / たんぱく質 1.6g / 脂質 0.1g / 炭水化物 16.5g / 塩分 1.0%	塩分 1.4g / ナトリウム 559mg / 218kcal / たんぱく質 7.3g / 脂質 4.9g / 炭水化物 35.7g / 塩分 1.1%

調理加工品 ○冷凍食品②

食品の塩分早わかり

ごはん、めん、パン

主食として食べる量が多いので、1食分で見ると塩分多めのものも。
めん料理は汁の塩分を調整したり、パンはバターを控えたり、
塩分が増えないように注意しましょう。

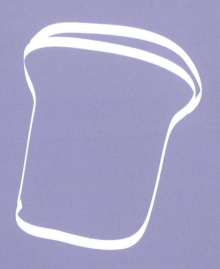

ごはん・うどん・そば

味つけのないごはんの塩分はほぼゼロです。

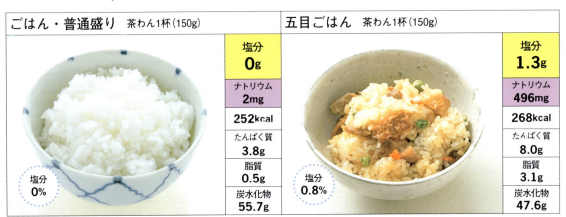

ごはん・普通盛り 茶わん1杯(150g)
- 塩分 0g
- ナトリウム 2mg
- 252kcal
- たんぱく質 3.8g
- 脂質 0.5g
- 炭水化物 55.7g
- 塩分 0%

五目ごはん 茶わん1杯(150g)
- 塩分 1.3g
- ナトリウム 496mg
- 268kcal
- たんぱく質 8.0g
- 脂質 3.1g
- 炭水化物 47.6g
- 塩分 0.8%

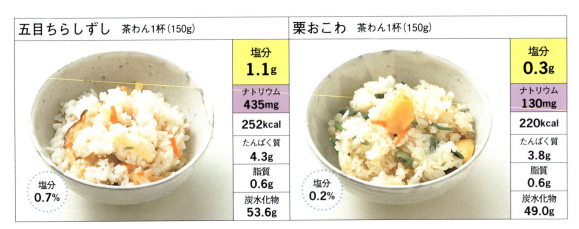

五目ちらしずし 茶わん1杯(150g)
- 塩分 1.1g
- ナトリウム 435mg
- 252kcal
- たんぱく質 4.3g
- 脂質 0.6g
- 炭水化物 53.6g
- 塩分 0.7%

栗おこわ 茶わん1杯(150g)
- 塩分 0.3g
- ナトリウム 130mg
- 220kcal
- たんぱく質 3.8g
- 脂質 0.6g
- 炭水化物 49.0g
- 塩分 0.2%

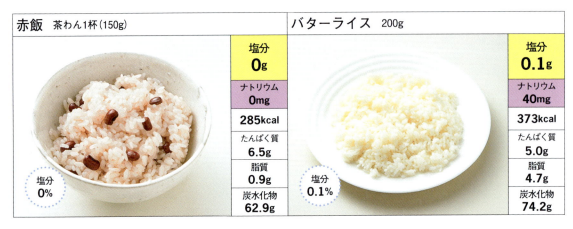

赤飯 茶わん1杯(150g)
- 塩分 0g
- ナトリウム 0mg
- 285kcal
- たんぱく質 6.5g
- 脂質 0.9g
- 炭水化物 62.9g
- 塩分 0%

バターライス 200g
- 塩分 0.1g
- ナトリウム 40mg
- 373kcal
- たんぱく質 5.0g
- 脂質 4.7g
- 炭水化物 74.2g
- 塩分 0.1%

うどんやそば、そうめんは乾めんだと塩分が多く、ゆでると塩分がいくらか抜けます。

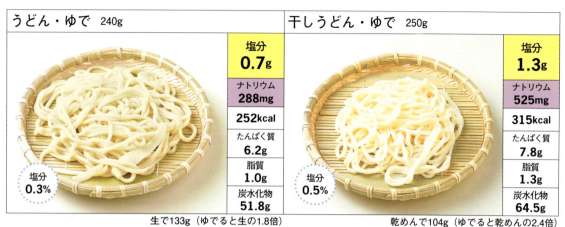

うどん・ゆで 240g
- 塩分 0.7g
- ナトリウム 288mg
- 252kcal
- たんぱく質 6.2g
- 脂質 1.0g
- 炭水化物 51.8g
- 塩分 0.3%
- 生で133g（ゆでると生の1.8倍）

干しうどん・ゆで 250g
- 塩分 1.3g
- ナトリウム 525mg
- 315kcal
- たんぱく質 7.8g
- 脂質 1.3g
- 炭水化物 64.5g
- 塩分 0.5%
- 乾めんで104g（ゆでると乾めんの2.4倍）

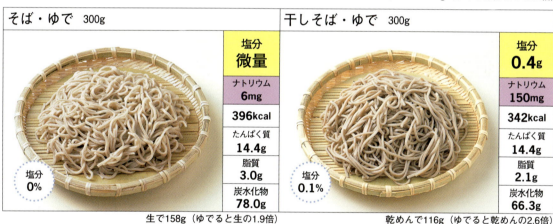

そば・ゆで 300g
- 塩分 微量
- ナトリウム 6mg
- 396kcal
- たんぱく質 14.4g
- 脂質 3.0g
- 炭水化物 78.0g
- 塩分 0%
- 生で158g（ゆでると生の1.9倍）

干しそば・ゆで 300g
- 塩分 0.4g
- ナトリウム 150mg
- 342kcal
- たんぱく質 14.4g
- 脂質 2.1g
- 炭水化物 66.3g
- 塩分 0.1%
- 乾めんで116g（ゆでると乾めんの2.6倍）

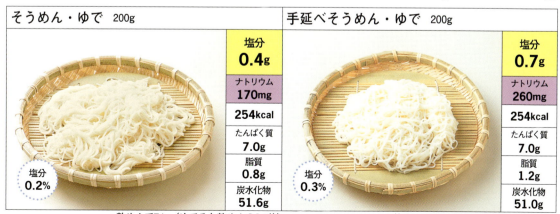

そうめん・ゆで 200g
- 塩分 0.4g
- ナトリウム 170mg
- 254kcal
- たんぱく質 7.0g
- 脂質 0.8g
- 炭水化物 51.6g
- 塩分 0.2%
- 乾めんで74g（ゆでると乾めんの2.7倍）

手延べそうめん・ゆで 200g
- 塩分 0.7g
- ナトリウム 260mg
- 254kcal
- たんぱく質 7.0g
- 脂質 1.2g
- 炭水化物 51.0g
- 塩分 0.3%
- 乾めんで69g（ゆでると乾めんの2.9倍）

おにぎり・すし

塩分は具だけでなくごはんにも加えられています。

ごはん、めん、パン ◎ おにぎり・すし

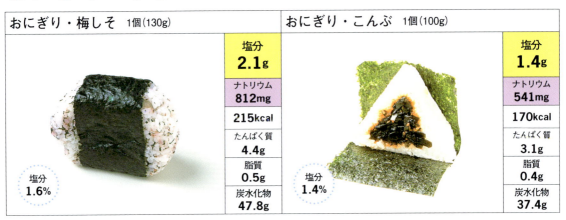

おにぎり・梅しそ 1個(130g)
- 塩分 2.1g
- ナトリウム 812mg
- 215kcal
- たんぱく質 4.4g
- 脂質 0.5g
- 炭水化物 47.8g
- 塩分 1.6%

おにぎり・こんぶ 1個(100g)
- 塩分 1.4g
- ナトリウム 541mg
- 170kcal
- たんぱく質 3.1g
- 脂質 0.4g
- 炭水化物 37.4g
- 塩分 1.4%

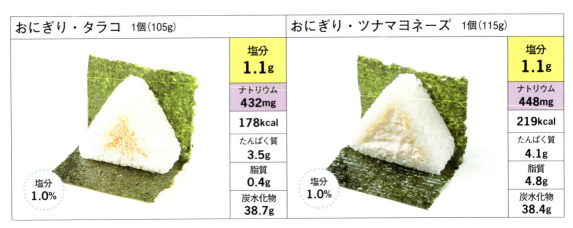

おにぎり・タラコ 1個(105g)
- 塩分 1.1g
- ナトリウム 432mg
- 178kcal
- たんぱく質 3.5g
- 脂質 0.4g
- 炭水化物 38.7g
- 塩分 1.0%

おにぎり・ツナマヨネーズ 1個(115g)
- 塩分 1.1g
- ナトリウム 448mg
- 219kcal
- たんぱく質 4.1g
- 脂質 4.8g
- 炭水化物 38.4g
- 塩分 1.0%

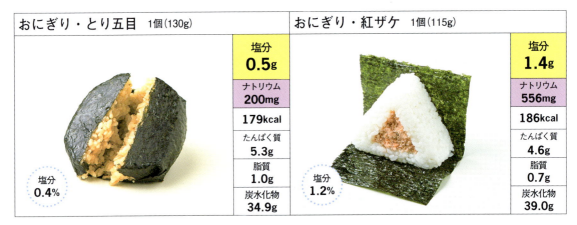

おにぎり・とり五目 1個(130g)
- 塩分 0.5g
- ナトリウム 200mg
- 179kcal
- たんぱく質 5.3g
- 脂質 1.0g
- 炭水化物 34.9g
- 塩分 0.4%

おにぎり・紅ザケ 1個(115g)
- 塩分 1.4g
- ナトリウム 556mg
- 186kcal
- たんぱく質 4.6g
- 脂質 0.7g
- 炭水化物 39.0g
- 塩分 1.2%

市販のおにぎりの塩分の半分以上は具によります。またごはんに加えられた塩は、ごはん重量の約0.5〜1.0%に相当します。

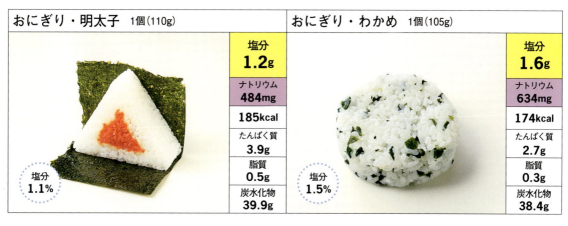

おにぎり・明太子　1個(110g)
- 塩分 1.2g
- ナトリウム 484mg
- 185kcal
- たんぱく質 3.9g
- 脂質 0.5g
- 炭水化物 39.9g
- 塩分 1.1%

おにぎり・わかめ　1個(105g)
- 塩分 1.6g
- ナトリウム 634mg
- 174kcal
- たんぱく質 2.7g
- 脂質 0.3g
- 炭水化物 38.4g
- 塩分 1.5%

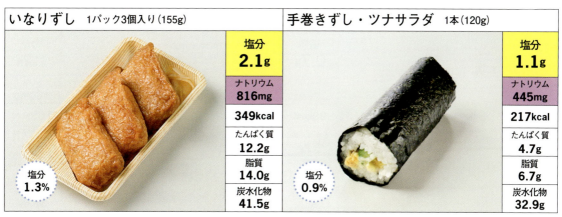

いなりずし　1パック3個入り(155g)
- 塩分 2.1g
- ナトリウム 816mg
- 349kcal
- たんぱく質 12.2g
- 脂質 14.0g
- 炭水化物 41.5g
- 塩分 1.3%

手巻きずし・ツナサラダ　1本(120g)
- 塩分 1.1g
- ナトリウム 445mg
- 217kcal
- たんぱく質 4.7g
- 脂質 6.7g
- 炭水化物 32.9g
- 塩分 0.9%

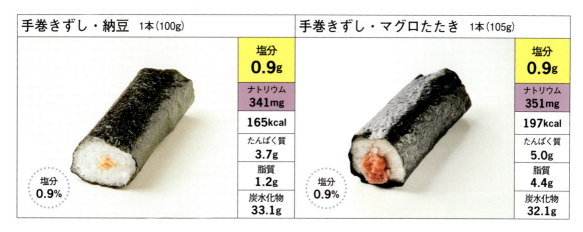

手巻きずし・納豆　1本(100g)
- 塩分 0.9g
- ナトリウム 341mg
- 165kcal
- たんぱく質 3.7g
- 脂質 1.2g
- 炭水化物 33.1g
- 塩分 0.9%

手巻きずし・マグロたたき　1本(105g)
- 塩分 0.9g
- ナトリウム 351mg
- 197kcal
- たんぱく質 5.0g
- 脂質 4.4g
- 炭水化物 32.1g
- 塩分 0.9%

ごはん、めん、パン◎おにぎり・すし

パスタ・中華めん

めん類は汁やソースの塩分を忘れずに。

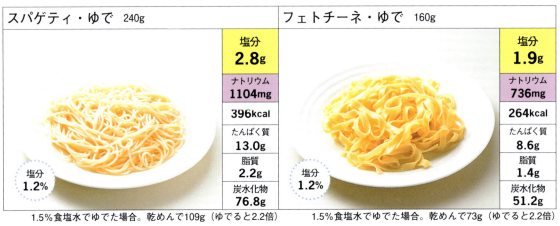

スパゲティ・ゆで 240g
- 塩分 2.8g
- ナトリウム 1104mg
- 396kcal
- たんぱく質 13.0g
- 脂質 2.2g
- 炭水化物 76.8g
- 塩分 1.2%

1.5%食塩水でゆでた場合。乾めんで109g（ゆでると2.2倍）

フェトチーネ・ゆで 160g
- 塩分 1.9g
- ナトリウム 736mg
- 264kcal
- たんぱく質 8.6g
- 脂質 1.4g
- 炭水化物 51.2g
- 塩分 1.2%

1.5%食塩水でゆでた場合。乾めんで73g（ゆでると2.2倍）

マカロニ・ゆで 60g
- 塩分 0.7g
- ナトリウム 276mg
- 99kcal
- たんぱく質 3.2g
- 脂質 0.5g
- 炭水化物 19.2g
- 塩分 1.2%

1.5%食塩水でゆでた場合。乾めんで27g（ゆでると2.2倍）

ラザニア・ゆで 100g
- 塩分 1.2g
- ナトリウム 460mg
- 165kcal
- たんぱく質 5.4g
- 脂質 0.9g
- 炭水化物 32.0g
- 塩分 1.2%

1.5%食塩水でゆでた場合。乾燥で45g（ゆでると2.2倍）

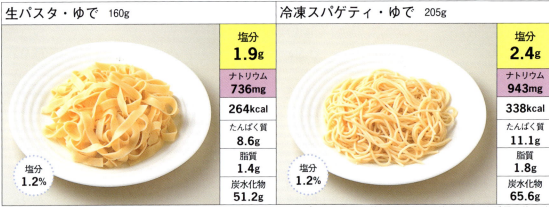

生パスタ・ゆで 160g
- 塩分 1.9g
- ナトリウム 736mg
- 264kcal
- たんぱく質 8.6g
- 脂質 1.4g
- 炭水化物 51.2g
- 塩分 1.2%

データはゆでる前130gあたりの値。ゆでると重量は1.2倍

冷凍スパゲティ・ゆで 205g
- 塩分 2.4g
- ナトリウム 943mg
- 338kcal
- たんぱく質 11.1g
- 脂質 1.8g
- 炭水化物 65.6g
- 塩分 1.2%

データはゆでる前190gあたりの値。ゆでると重量は約1.1倍

乾燥時のパスタ類は塩分を含みませんが、ゆで湯に塩を加えるため、その一部がゆで上がりの塩分にプラスされます。

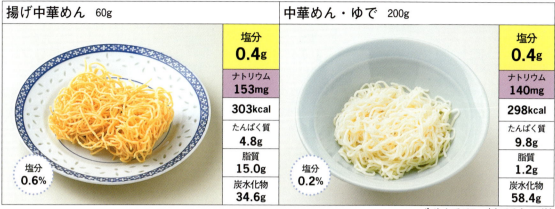

揚げ中華めん 60g	中華めん・ゆで 200g
塩分 0.4g / ナトリウム 153mg / 303kcal / たんぱく質 4.8g / 脂質 15.0g / 炭水化物 34.6g / 塩分 0.6%	塩分 0.4g / ナトリウム 140mg / 298kcal / たんぱく質 9.8g / 脂質 1.2g / 炭水化物 58.4g / 塩分 0.2%

生めんで105g（ゆでると1.9倍）

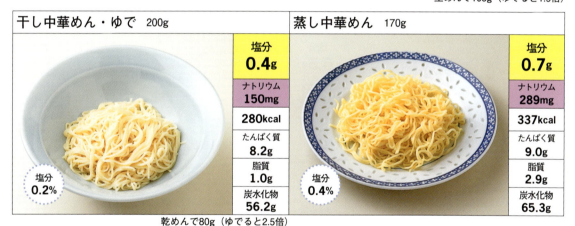

干し中華めん・ゆで 200g	蒸し中華めん 170g
塩分 0.4g / ナトリウム 150mg / 280kcal / たんぱく質 8.2g / 脂質 1.0g / 炭水化物 56.2g / 塩分 0.2%	塩分 0.7g / ナトリウム 289mg / 337kcal / たんぱく質 9.0g / 脂質 2.9g / 炭水化物 65.3g / 塩分 0.4%

乾めんで80g（ゆでると2.5倍）

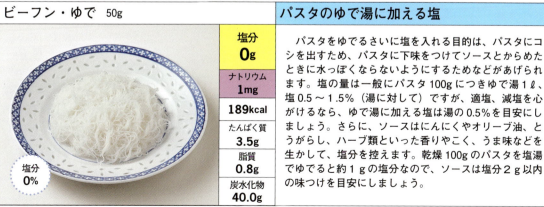

ビーフン・ゆで 50g
塩分 0g / ナトリウム 1mg / 189kcal / たんぱく質 3.5g / 脂質 0.8g / 炭水化物 40.0g / 塩分 0%

乾めんで17g（ゆでると3倍）

パスタのゆで湯に加える塩

パスタをゆでるさいに塩を入れる目的は、パスタにコシを出すため、パスタに下味をつけてソースとからめたときに水っぽくならないようにするためなどがあげられます。塩の量は一般にパスタ100gにつきゆで湯1ℓ、塩0.5〜1.5%（湯に対して）ですが、適塩、減塩を心がけるなら、ゆで湯に加える塩は湯の0.5%を目安にしましょう。さらに、ソースはにんにくやオリーブ油、とうがらし、ハーブ類といった香りやこく、うま味などを生かして、塩分を控えます。乾燥100gのパスタを塩湯でゆでると約1gの塩分なので、ソースは塩分2g以内の味つけを目安にしましょう。

ごはん、めん、パン◎パスタ・中華めん

食事パン

食塩無添加で作られたパンもあります。

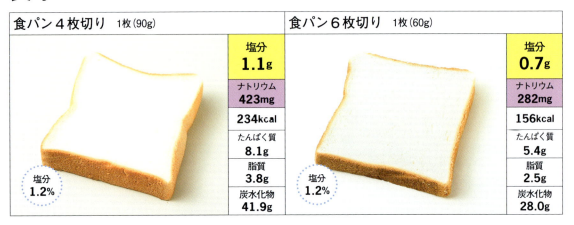

食パン4枚切り 1枚(90g)
- 塩分 1.1g
- ナトリウム 423mg
- 234kcal
- たんぱく質 8.1g
- 脂質 3.8g
- 炭水化物 41.9g
- 塩分 1.2%

食パン6枚切り 1枚(60g)
- 塩分 0.7g
- ナトリウム 282mg
- 156kcal
- たんぱく質 5.4g
- 脂質 2.5g
- 炭水化物 28.0g
- 塩分 1.2%

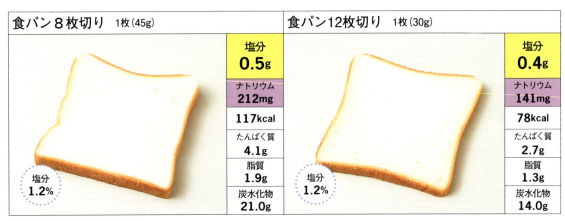

食パン8枚切り 1枚(45g)
- 塩分 0.5g
- ナトリウム 212mg
- 117kcal
- たんぱく質 4.1g
- 脂質 1.9g
- 炭水化物 21.0g
- 塩分 1.2%

食パン12枚切り 1枚(30g)
- 塩分 0.4g
- ナトリウム 141mg
- 78kcal
- たんぱく質 2.7g
- 脂質 1.3g
- 炭水化物 14.0g
- 塩分 1.2%

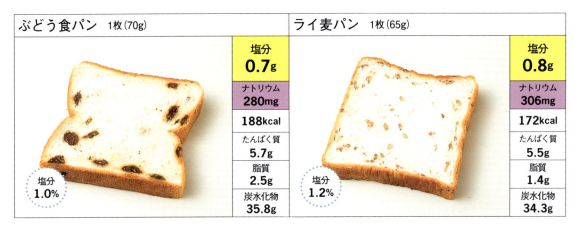

ぶどう食パン 1枚(70g)
- 塩分 0.7g
- ナトリウム 280mg
- 188kcal
- たんぱく質 5.7g
- 脂質 2.5g
- 炭水化物 35.8g
- 塩分 1.0%

ライ麦パン 1枚(65g)
- 塩分 0.8g
- ナトリウム 306mg
- 172kcal
- たんぱく質 5.5g
- 脂質 1.4g
- 炭水化物 34.3g
- 塩分 1.2%

ごはんに塩分がないように、パンにもないと思いがちですが、1食分に塩分1g弱。これは漬物20g分の塩分と同じです。

ごはん、めん、パン◎食事パン

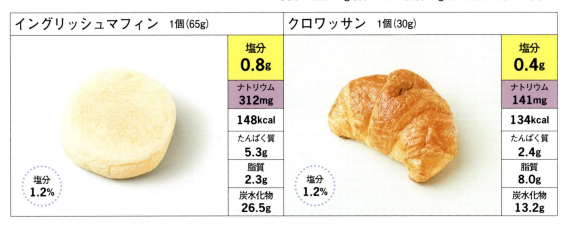

イングリッシュマフィン 1個(65g)	クロワッサン 1個(30g)
塩分 0.8g / ナトリウム 312mg / 148kcal / たんぱく質 5.3g / 脂質 2.3g / 炭水化物 26.5g / 塩分 1.2%	塩分 0.4g / ナトリウム 141mg / 134kcal / たんぱく質 2.4g / 脂質 8.0g / 炭水化物 13.2g / 塩分 1.2%

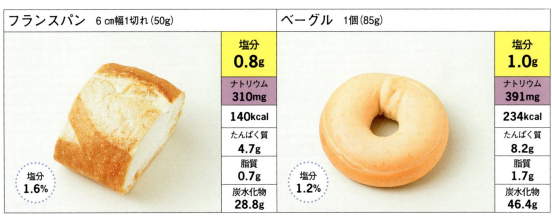

フランスパン 6cm幅1切れ(50g)	ベーグル 1個(85g)
塩分 0.8g / ナトリウム 310mg / 140kcal / たんぱく質 4.7g / 脂質 0.7g / 炭水化物 28.8g / 塩分 1.6%	塩分 1.0g / ナトリウム 391mg / 234kcal / たんぱく質 8.2g / 脂質 1.7g / 炭水化物 46.4g / 塩分 1.2%

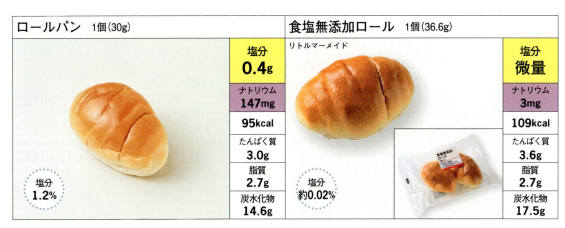

ロールパン 1個(30g)	食塩無添加ロール 1個(36.6g) リトルマーメイド
塩分 0.4g / ナトリウム 147mg / 95kcal / たんぱく質 3.0g / 脂質 2.7g / 炭水化物 14.6g / 塩分 1.2%	塩分 微量 / ナトリウム 3mg / 109kcal / たんぱく質 3.6g / 脂質 2.7g / 炭水化物 17.5g / 塩分 約0.02%

総菜パン

パンの中に入る具によって塩分量が違います。

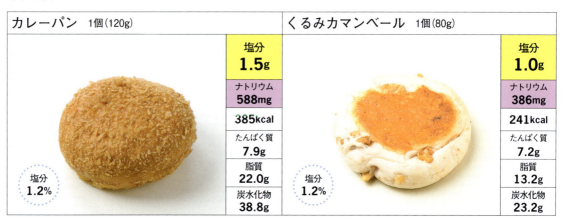

カレーパン 1個(120g)	くるみカマンベール 1個(80g)
塩分 1.5g / ナトリウム 588mg / 385kcal / たんぱく質 7.9g / 脂質 22.0g / 炭水化物 38.8g / 塩分1.2%	塩分 1.0g / ナトリウム 386mg / 241kcal / たんぱく質 7.2g / 脂質 13.2g / 炭水化物 23.2g / 塩分1.2%

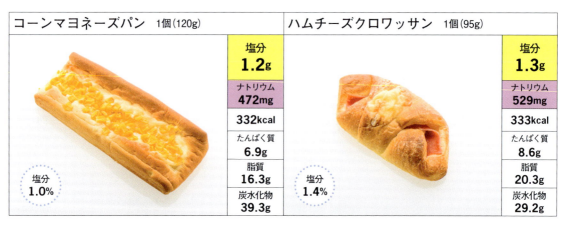

コーンマヨネーズパン 1個(120g)	ハムチーズクロワッサン 1個(95g)
塩分 1.2g / ナトリウム 472mg / 332kcal / たんぱく質 6.9g / 脂質 16.3g / 炭水化物 39.3g / 塩分1.0%	塩分 1.3g / ナトリウム 529mg / 333kcal / たんぱく質 8.6g / 脂質 20.3g / 炭水化物 29.2g / 塩分1.4%

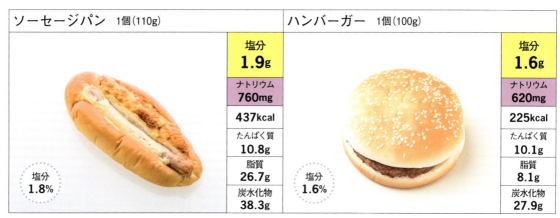

ソーセージパン 1個(110g)	ハンバーガー 1個(100g)
塩分 1.9g / ナトリウム 760mg / 437kcal / たんぱく質 10.8g / 脂質 26.7g / 炭水化物 38.3g / 塩分1.8%	塩分 1.6g / ナトリウム 620mg / 225kcal / たんぱく質 10.1g / 脂質 8.1g / 炭水化物 27.9g / 塩分1.6%

ハム、チーズ、ベーコン、ツナなどが入ったもの、バター、マヨネーズ、ソースを多く使ったものは塩分が高くなります。

ごはん、めん、パン◎総菜パン

ベーコンエピ 1個(95g)

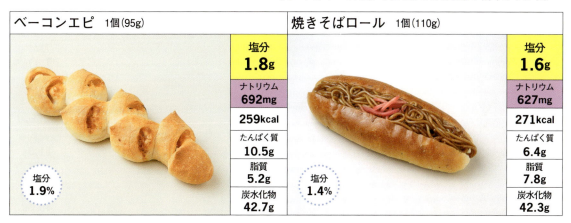

塩分	1.8g
ナトリウム	692mg
	259kcal
たんぱく質	10.5g
脂質	5.2g
炭水化物	42.7g

塩分 1.9%

焼きそばロール 1個(110g)

塩分	1.6g
ナトリウム	627mg
	271kcal
たんぱく質	6.4g
脂質	7.8g
炭水化物	42.3g

塩分 1.4%

サンドイッチ・卵 1パック(130g)

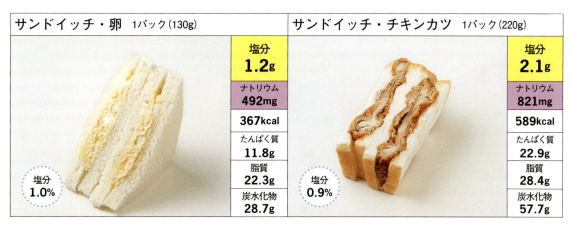

塩分	1.2g
ナトリウム	492mg
	367kcal
たんぱく質	11.8g
脂質	22.3g
炭水化物	28.7g

塩分 1.0%

サンドイッチ・チキンカツ 1パック(220g)

塩分	2.1g
ナトリウム	821mg
	589kcal
たんぱく質	22.9g
脂質	28.4g
炭水化物	57.7g

塩分 0.9%

サンドイッチ・ツナ 1パック(90g)

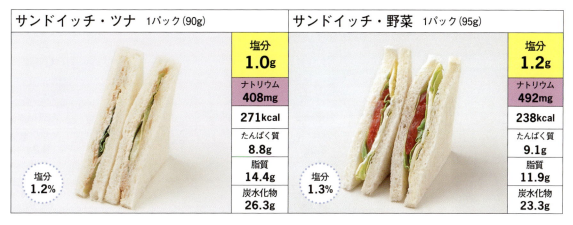

塩分	1.0g
ナトリウム	408mg
	271kcal
たんぱく質	8.8g
脂質	14.4g
炭水化物	26.3g

塩分 1.2%

サンドイッチ・野菜 1パック(95g)

塩分	1.2g
ナトリウム	492mg
	238kcal
たんぱく質	9.1g
脂質	11.9g
炭水化物	23.3g

塩分 1.3%

ごはん、めん、パン◎菓子パン

菓子パン

甘いパンにもパン生地に塩分が含まれます。

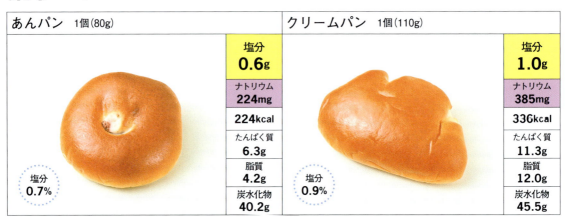

あんパン　1個(80g)
- 塩分 0.6g
- ナトリウム 224mg
- 224kcal
- たんぱく質 6.3g
- 脂質 4.2g
- 炭水化物 40.2g
- 塩分 0.7%

クリームパン　1個(110g)
- 塩分 1.0g
- ナトリウム 385mg
- 336kcal
- たんぱく質 11.3g
- 脂質 12.0g
- 炭水化物 45.5g
- 塩分 0.9%

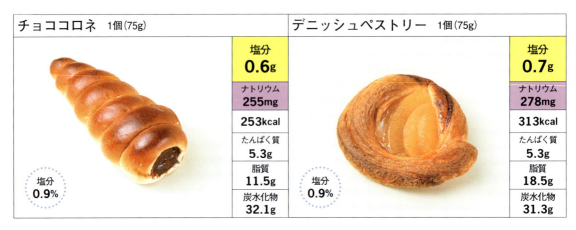

チョココロネ　1個(75g)
- 塩分 0.6g
- ナトリウム 255mg
- 253kcal
- たんぱく質 5.3g
- 脂質 11.5g
- 炭水化物 32.1g
- 塩分 0.9%

デニッシュペストリー　1個(75g)
- 塩分 0.7g
- ナトリウム 278mg
- 313kcal
- たんぱく質 5.3g
- 脂質 18.5g
- 炭水化物 31.3g
- 塩分 0.9%

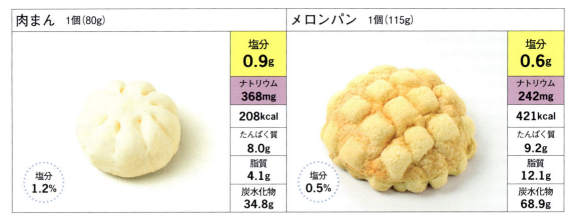

肉まん　1個(80g)
- 塩分 0.9g
- ナトリウム 368mg
- 208kcal
- たんぱく質 8.0g
- 脂質 4.1g
- 炭水化物 34.8g
- 塩分 1.2%

メロンパン　1個(115g)
- 塩分 0.6g
- ナトリウム 242mg
- 421kcal
- たんぱく質 9.2g
- 脂質 12.1g
- 炭水化物 68.9g
- 塩分 0.5%

食品の塩分早わかり

珍味、ナッツ、菓子

珍味は材料が魚介なので塩分多め。ナッツも塩をまぶしたものは塩分多めです。
和菓子や洋菓子など甘いものにも塩分があるので注意。
塩味のスナック菓子は食べる量を計算して、食べすぎないようにしましょう。

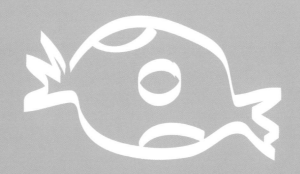

珍味

嗜好品なので1回量は塩分1gくらいにおさえたい。

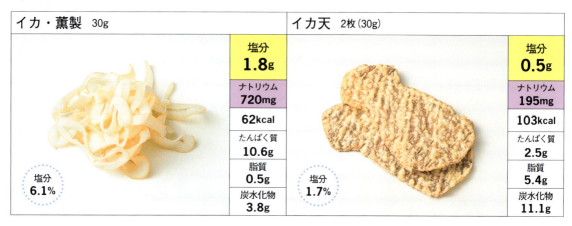

イカ・薫製　30g
- 塩分 1.8g
- ナトリウム 720mg
- 62kcal
- たんぱく質 10.6g
- 脂質 0.5g
- 炭水化物 3.8g
- 塩分 6.1%

イカ天　2枚(30g)
- 塩分 0.5g
- ナトリウム 195mg
- 103kcal
- たんぱく質 2.5g
- 脂質 5.4g
- 炭水化物 11.1g
- 塩分 1.7%

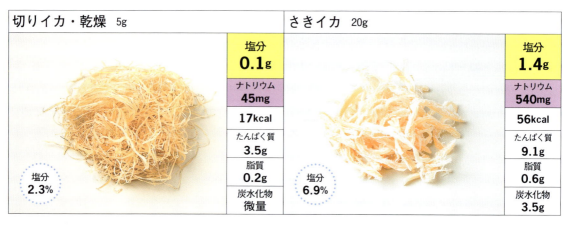

切りイカ・乾燥　5g
- 塩分 0.1g
- ナトリウム 45mg
- 17kcal
- たんぱく質 3.5g
- 脂質 0.2g
- 炭水化物 微量
- 塩分 2.3%

さきイカ　20g
- 塩分 1.4g
- ナトリウム 540mg
- 56kcal
- たんぱく質 9.1g
- 脂質 0.6g
- 炭水化物 3.5g
- 塩分 6.9%

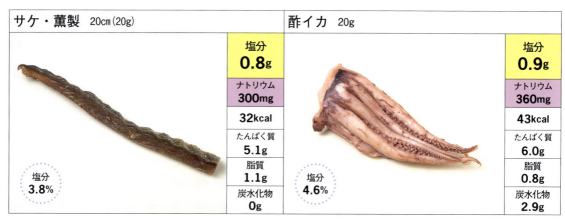

サケ・薫製　20cm(20g)
- 塩分 0.8g
- ナトリウム 300mg
- 32kcal
- たんぱく質 5.1g
- 脂質 1.1g
- 炭水化物 0g
- 塩分 3.8%

酢イカ　20g
- 塩分 0.9g
- ナトリウム 360mg
- 43kcal
- たんぱく質 6.0g
- 脂質 0.8g
- 炭水化物 2.9g
- 塩分 4.6%

少量でも高塩分。1袋食べると塩分5gを超えるものもあります。
のどが乾けばお酒も進み、エネルギーもとりすぎになります。

珍味、ナッツ、菓子 ○ 珍味

するめ 1枚（10g）

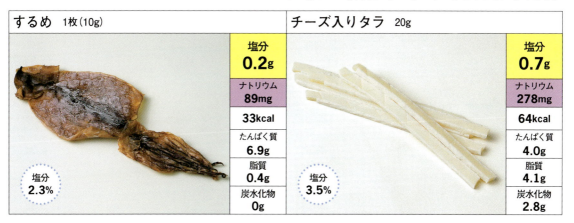

塩分	0.2g
ナトリウム	89mg
	33kcal
たんぱく質	6.9g
脂質	0.4g
炭水化物	0g

塩分 2.3%

チーズ入りタラ 20g

塩分	0.7g
ナトリウム	278mg
	64kcal
たんぱく質	4.0g
脂質	4.1g
炭水化物	2.8g

塩分 3.5%

ビーフジャーキー 20g

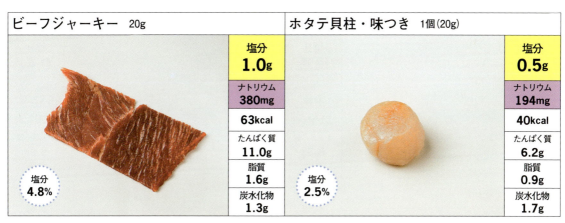

塩分	1.0g
ナトリウム	380mg
	63kcal
たんぱく質	11.0g
脂質	1.6g
炭水化物	1.3g

塩分 4.8%

ホタテ貝柱・味つき 1個（20g）

塩分	0.5g
ナトリウム	194mg
	40kcal
たんぱく質	6.2g
脂質	0.9g
炭水化物	1.7g

塩分 2.5%

マグロ・味つき 10個（12g）

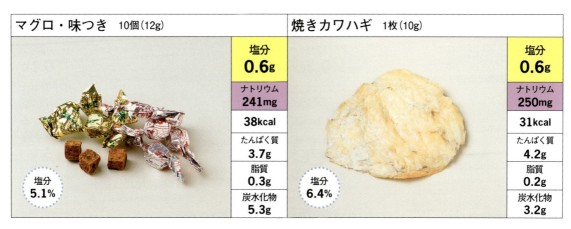

塩分	0.6g
ナトリウム	241mg
	38kcal
たんぱく質	3.7g
脂質	0.3g
炭水化物	5.3g

塩分 5.1%

焼きカワハギ 1枚（10g）

塩分	0.6g
ナトリウム	250mg
	31kcal
たんぱく質	4.2g
脂質	0.2g
炭水化物	3.2g

塩分 6.4%

ナッツ

塩分だけでなく、エネルギーにも注意したい。

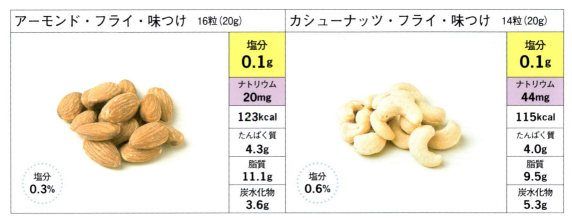

アーモンド・フライ・味つけ 16粒(20g)
- 塩分 0.1g
- ナトリウム 20mg
- 123kcal
- たんぱく質 4.3g
- 脂質 11.1g
- 炭水化物 3.6g
- 塩分 0.3%

カシューナッツ・フライ・味つけ 14粒(20g)
- 塩分 0.1g
- ナトリウム 44mg
- 115kcal
- たんぱく質 4.0g
- 脂質 9.5g
- 炭水化物 5.3g
- 塩分 0.6%

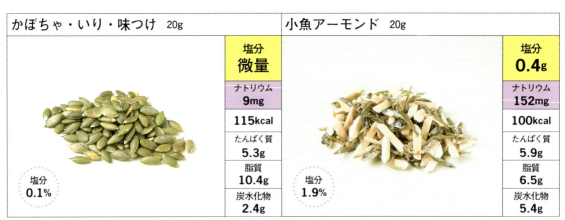

かぼちゃ・いり・味つけ 20g
- 塩分 微量
- ナトリウム 9mg
- 115kcal
- たんぱく質 5.3g
- 脂質 10.4g
- 炭水化物 2.4g
- 塩分 0.1%

小魚アーモンド 20g
- 塩分 0.4g
- ナトリウム 152mg
- 100kcal
- たんぱく質 5.9g
- 脂質 6.5g
- 炭水化物 5.4g
- 塩分 1.9%

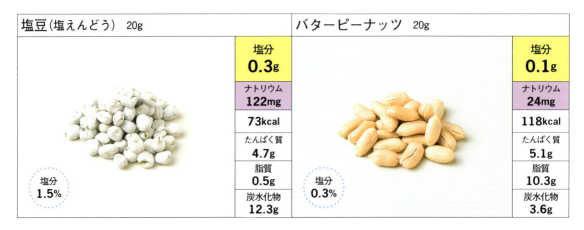

塩豆(塩えんどう) 20g
- 塩分 0.3g
- ナトリウム 122mg
- 73kcal
- たんぱく質 4.7g
- 脂質 0.5g
- 炭水化物 12.3g
- 塩分 1.5%

バターピーナッツ 20g
- 塩分 0.1g
- ナトリウム 24mg
- 118kcal
- たんぱく質 5.1g
- 脂質 10.3g
- 炭水化物 3.6g
- 塩分 0.3%

ナッツ類20gの塩分0.1〜0.3g、エネルギーはごはん茶わん約½杯分(70g)の120kcal前後に相当します。

珍味、ナッツ、菓子●ナッツ

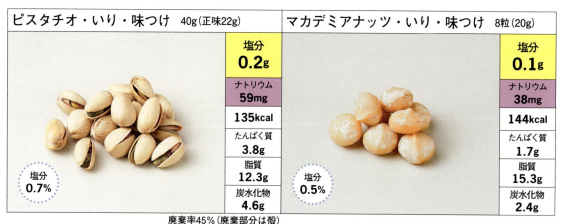

ピスタチオ・いり・味つけ　40g(正味22g)
- 塩分 0.2g
- ナトリウム 59mg
- 135kcal
- たんぱく質 3.8g
- 脂質 12.3g
- 炭水化物 4.6g
- 塩分 0.7%
- 廃棄率45%(廃棄部分は殻)

マカデミアナッツ・いり・味つけ　8粒(20g)
- 塩分 0.1g
- ナトリウム 38mg
- 144kcal
- たんぱく質 1.7g
- 脂質 15.3g
- 炭水化物 2.4g
- 塩分 0.5%

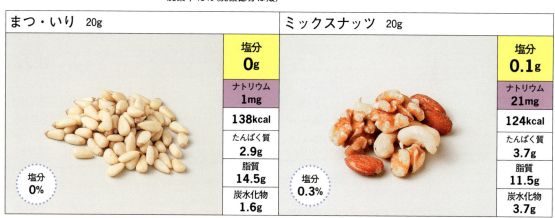

まつ・いり　20g
- 塩分 0g
- ナトリウム 1mg
- 138kcal
- たんぱく質 2.9g
- 脂質 14.5g
- 炭水化物 1.6g
- 塩分 0%

ミックスナッツ　20g
- 塩分 0.1g
- ナトリウム 21mg
- 124kcal
- たんぱく質 3.7g
- 脂質 11.5g
- 炭水化物 3.7g
- 塩分 0.3%

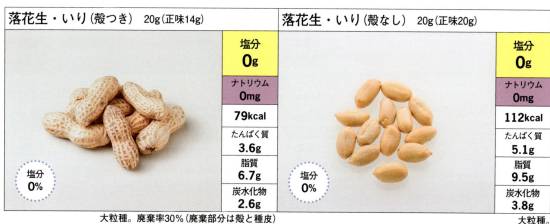

落花生・いり(殻つき)　20g(正味14g)
- 塩分 0g
- ナトリウム 0mg
- 79kcal
- たんぱく質 3.6g
- 脂質 6.7g
- 炭水化物 2.6g
- 塩分 0%
- 大粒種。廃棄率30%(廃棄部分は殻と種皮)

落花生・いり(殻なし)　20g(正味20g)
- 塩分 0g
- ナトリウム 0mg
- 112kcal
- たんぱく質 5.1g
- 脂質 9.5g
- 炭水化物 3.8g
- 塩分 0%
- 大粒種。

スナック菓子

塩分もエネルギーも高め。1回量は¼袋が限度です。

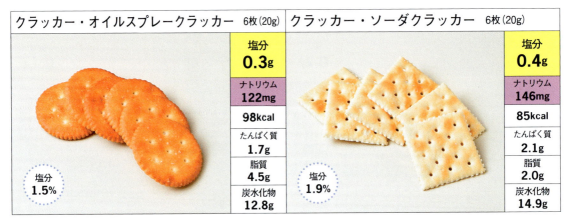

クラッカー・オイルスプレークラッカー　6枚(20g)
- 塩分 0.3g
- ナトリウム 122mg
- 98kcal
- たんぱく質 1.7g
- 脂質 4.5g
- 炭水化物 12.8g
- 塩分 1.5%

クラッカー・ソーダクラッカー　6枚(20g)
- 塩分 0.4g
- ナトリウム 146mg
- 85kcal
- たんぱく質 2.1g
- 脂質 2.0g
- 炭水化物 14.9g
- 塩分 1.9%

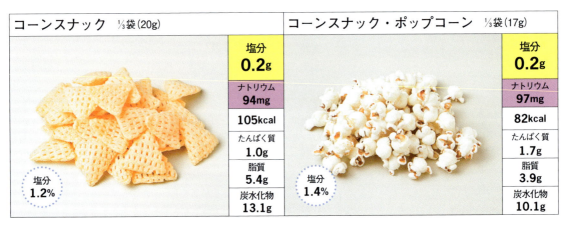

コーンスナック　⅓袋(20g)
- 塩分 0.2g
- ナトリウム 94mg
- 105kcal
- たんぱく質 1.0g
- 脂質 5.4g
- 炭水化物 13.1g
- 塩分 1.2%

コーンスナック・ポップコーン　⅓袋(17g)
- 塩分 0.2g
- ナトリウム 97mg
- 82kcal
- たんぱく質 1.7g
- 脂質 3.9g
- 炭水化物 10.1g
- 塩分 1.4%

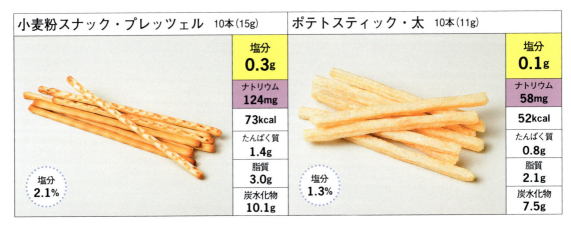

小麦粉スナック・プレッツェル　10本(15g)
- 塩分 0.3g
- ナトリウム 124mg
- 73kcal
- たんぱく質 1.4g
- 脂質 3.0g
- 炭水化物 10.1g
- 塩分 2.1%

ポテトスティック・太　10本(11g)
- 塩分 0.1g
- ナトリウム 58mg
- 52kcal
- たんぱく質 0.8g
- 脂質 2.1g
- 炭水化物 7.5g
- 塩分 1.3%

メーカーにより違いますが、1袋の重量は70〜100g、塩分は1〜2g。嗜好品なので塩分1g分までにおさえたいものです。

珍味、ナッツ、菓子◎スナック菓子

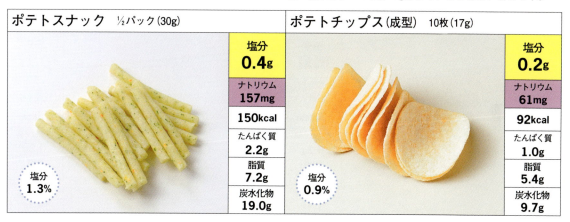

ポテトスナック ½パック(30g)	ポテトチップス(成型) 10枚(17g)
塩分 0.4g / ナトリウム 157mg / 150kcal / たんぱく質 2.2g / 脂質 7.2g / 炭水化物 19.0g / 塩分1.3%	塩分 0.2g / ナトリウム 61mg / 92kcal / たんぱく質 1.0g / 脂質 5.4g / 炭水化物 9.7g / 塩分0.9%

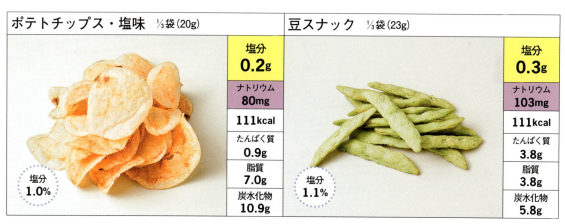

ポテトチップス・塩味 ⅓袋(20g)	豆スナック ⅓袋(23g)
塩分 0.2g / ナトリウム 80mg / 111kcal / たんぱく質 0.9g / 脂質 7.0g / 炭水化物 10.9g / 塩分1.0%	塩分 0.3g / ナトリウム 103mg / 111kcal / たんぱく質 3.8g / 脂質 3.8g / 炭水化物 5.8g / 塩分1.1%

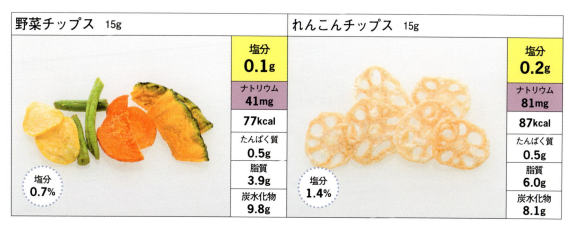

野菜チップス 15g	れんこんチップス 15g
塩分 0.1g / ナトリウム 41mg / 77kcal / たんぱく質 0.5g / 脂質 3.9g / 炭水化物 9.8g / 塩分0.7%	塩分 0.2g / ナトリウム 81mg / 87kcal / たんぱく質 0.5g / 脂質 6.0g / 炭水化物 8.1g / 塩分1.4%

珍味、ナッツ、菓子 ○ せんべい

せんべい

一般的に1回量20〜30gで塩分0.3g前後です。

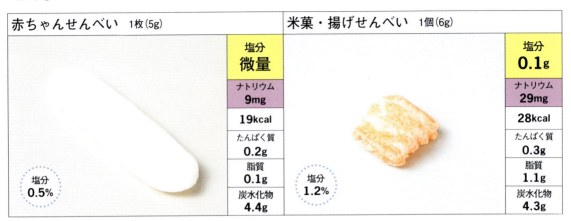

赤ちゃんせんべい 1枚(5g)
- 塩分 微量
- ナトリウム 9mg
- 19kcal
- たんぱく質 0.2g
- 脂質 0.1g
- 炭水化物 4.4g
- 塩分 0.5%

米菓・揚げせんべい 1個(6g)
- 塩分 0.1g
- ナトリウム 29mg
- 28kcal
- たんぱく質 0.3g
- 脂質 1.1g
- 炭水化物 4.3g
- 塩分 1.2%

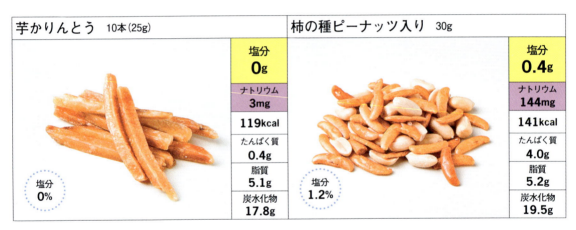

芋かりんとう 10本(25g)
- 塩分 0g
- ナトリウム 3mg
- 119kcal
- たんぱく質 0.4g
- 脂質 5.1g
- 炭水化物 17.8g
- 塩分 0%

柿の種ピーナッツ入り 30g
- 塩分 0.4g
- ナトリウム 144mg
- 141kcal
- たんぱく質 4.0g
- 脂質 5.2g
- 炭水化物 19.5g
- 塩分 1.2%

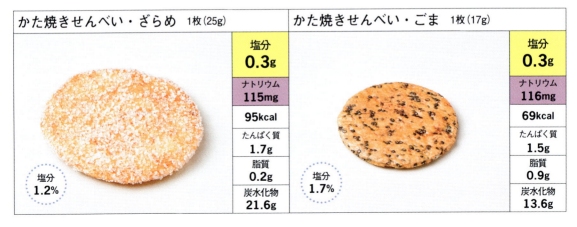

かた焼きせんべい・ざらめ 1枚(25g)
- 塩分 0.3g
- ナトリウム 115mg
- 95kcal
- たんぱく質 1.7g
- 脂質 0.2g
- 炭水化物 21.6g
- 塩分 1.2%

かた焼きせんべい・ごま 1枚(17g)
- 塩分 0.3g
- ナトリウム 116mg
- 69kcal
- たんぱく質 1.5g
- 脂質 0.9g
- 炭水化物 13.6g
- 塩分 1.7%

せんべいは同じ重量なら塩味よりしょうゆ味のほうが塩分は多いようです。1回量20〜30gを目安にしましょう。

珍味、ナッツ、菓子◎せんべい

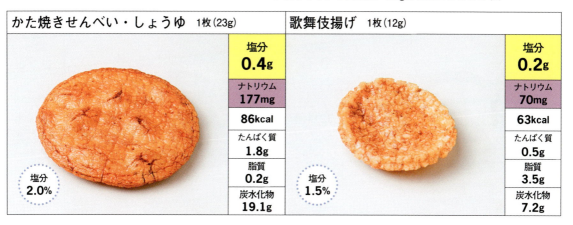

かた焼きせんべい・しょうゆ 1枚(23g)
- 塩分 0.4g
- ナトリウム 177mg
- 86kcal
- たんぱく質 1.8g
- 脂質 0.2g
- 炭水化物 19.1g
- 塩分 2.0%

歌舞伎揚げ 1枚(12g)
- 塩分 0.2g
- ナトリウム 70mg
- 63kcal
- たんぱく質 0.5g
- 脂質 3.5g
- 炭水化物 7.2g
- 塩分 1.5%

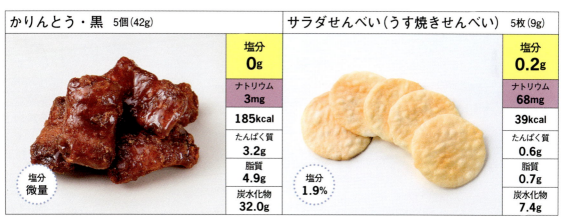

かりんとう・黒 5個(42g)
- 塩分 0g
- ナトリウム 3mg
- 185kcal
- たんぱく質 3.2g
- 脂質 4.9g
- 炭水化物 32.0g
- 塩分 微量

サラダせんべい（うす焼きせんべい） 5枚(9g)
- 塩分 0.2g
- ナトリウム 68mg
- 39kcal
- たんぱく質 0.6g
- 脂質 0.7g
- 炭水化物 7.4g
- 塩分 1.9%

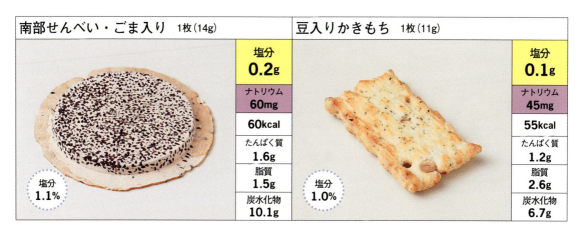

南部せんべい・ごま入り 1枚(14g)
- 塩分 0.2g
- ナトリウム 60mg
- 60kcal
- たんぱく質 1.6g
- 脂質 1.5g
- 炭水化物 10.1g
- 塩分 1.1%

豆入りかきもち 1枚(11g)
- 塩分 0.1g
- ナトリウム 45mg
- 55kcal
- たんぱく質 1.2g
- 脂質 2.6g
- 炭水化物 6.7g
- 塩分 1.0%

和菓子・洋菓子

甘いお菓子にも塩分が含まれています。

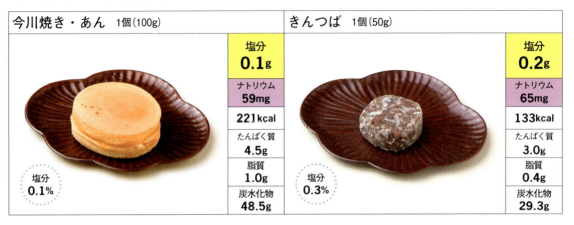

今川焼き・あん 1個(100g)
- 塩分 0.1g
- ナトリウム 59mg
- 221kcal
- たんぱく質 4.5g
- 脂質 1.0g
- 炭水化物 48.5g
- 塩分 0.1%

きんつば 1個(50g)
- 塩分 0.2g
- ナトリウム 65mg
- 133kcal
- たんぱく質 3.0g
- 脂質 0.4g
- 炭水化物 29.3g
- 塩分 0.3%

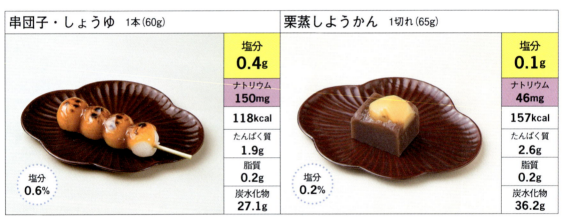

串団子・しょうゆ 1本(60g)
- 塩分 0.4g
- ナトリウム 150mg
- 118kcal
- たんぱく質 1.9g
- 脂質 0.2g
- 炭水化物 27.1g
- 塩分 0.6%

栗蒸しようかん 1切れ(65g)
- 塩分 0.1g
- ナトリウム 46mg
- 157kcal
- たんぱく質 2.6g
- 脂質 0.2g
- 炭水化物 36.2g
- 塩分 0.2%

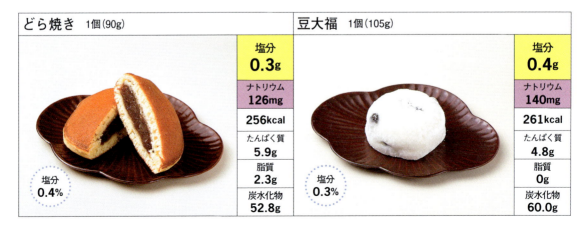

どら焼き 1個(90g)
- 塩分 0.3g
- ナトリウム 126mg
- 256kcal
- たんぱく質 5.9g
- 脂質 2.3g
- 炭水化物 52.8g
- 塩分 0.4%

豆大福 1個(105g)
- 塩分 0.4g
- ナトリウム 140mg
- 261kcal
- たんぱく質 4.8g
- 脂質 0g
- 炭水化物 60.0g
- 塩分 0.3%

和菓子の塩分は甘味を引き出すために加えた塩、洋菓子の塩分はバターやマーガリン、チーズ、牛乳、卵などに由来しています。

珍味、ナッツ、菓子◎和菓子・洋菓子

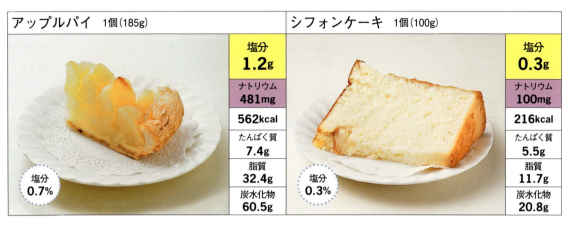

アップルパイ　1個(185g)
塩分 1.2g / ナトリウム 481mg / 562kcal / たんぱく質 7.4g / 脂質 32.4g / 炭水化物 60.5g / 塩分 0.7%

シフォンケーキ　1個(100g)
塩分 0.3g / ナトリウム 100mg / 216kcal / たんぱく質 5.5g / 脂質 11.7g / 炭水化物 20.8g / 塩分 0.3%

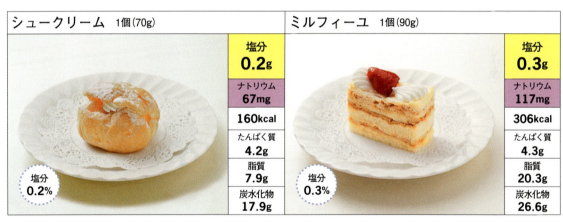

シュークリーム　1個(70g)
塩分 0.2g / ナトリウム 67mg / 160kcal / たんぱく質 4.2g / 脂質 7.9g / 炭水化物 17.9g / 塩分 0.2%

ミルフィーユ　1個(90g)
塩分 0.3g / ナトリウム 117mg / 306kcal / たんぱく質 4.3g / 脂質 20.3g / 炭水化物 26.6g / 塩分 0.3%

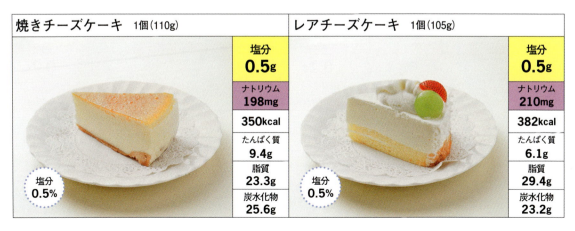

焼きチーズケーキ　1個(110g)
塩分 0.5g / ナトリウム 198mg / 350kcal / たんぱく質 9.4g / 脂質 23.3g / 炭水化物 25.6g / 塩分 0.5%

レアチーズケーキ　1個(105g)
塩分 0.5g / ナトリウム 210mg / 382kcal / たんぱく質 6.1g / 脂質 29.4g / 炭水化物 23.2g / 塩分 0.5%

デザート菓子

材料で使う乳製品の塩分が影響しています。

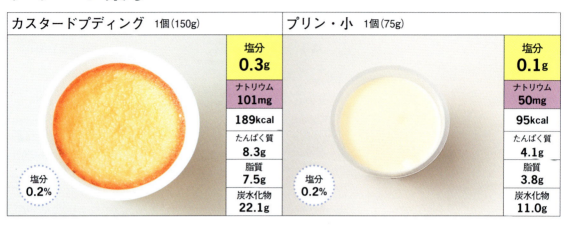

カスタードプディング 1個(150g)
- 塩分 0.3g
- ナトリウム 101mg
- 189kcal
- たんぱく質 8.3g
- 脂質 7.5g
- 炭水化物 22.1g
- 塩分 0.2%

プリン・小 1個(75g)
- 塩分 0.1g
- ナトリウム 50mg
- 95kcal
- たんぱく質 4.1g
- 脂質 3.8g
- 炭水化物 11.0g
- 塩分 0.2%

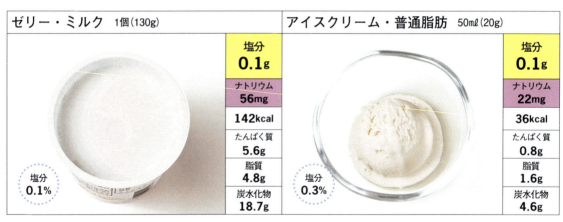

ゼリー・ミルク 1個(130g)
- 塩分 0.1g
- ナトリウム 56mg
- 142kcal
- たんぱく質 5.6g
- 脂質 4.8g
- 炭水化物 18.7g
- 塩分 0.1%

アイスクリーム・普通脂肪 50mℓ(20g)
- 塩分 0.1g
- ナトリウム 22mg
- 36kcal
- たんぱく質 0.8g
- 脂質 1.6g
- 炭水化物 4.6g
- 塩分 0.3%

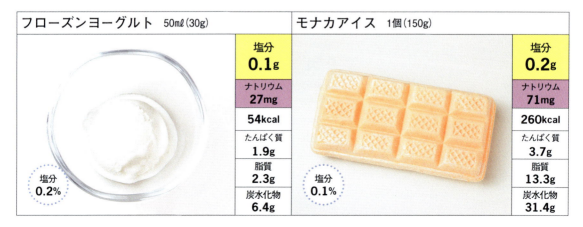

フローズンヨーグルト 50mℓ(30g)
- 塩分 0.1g
- ナトリウム 27mg
- 54kcal
- たんぱく質 1.9g
- 脂質 2.3g
- 炭水化物 6.4g
- 塩分 0.2%

モナカアイス 1個(150g)
- 塩分 0.2g
- ナトリウム 71mg
- 260kcal
- たんぱく質 3.7g
- 脂質 13.3g
- 炭水化物 31.4g
- 塩分 0.1%

外食の塩分早わかり

外食やコンビニで人気のメニューについて、栄養データを紹介します。
材料別の塩分データがあるので、食べた分の塩分量の把握に役立ちます。
さらに無理なく塩分を減らす食べ方のアドバイスも。
塩分を気にしている人も安心して外食を楽しめます。
188～191ページの栄養価一覧も合わせて活用してください。

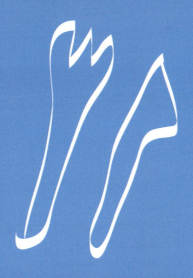

そば・うどん

店や地方によりつゆの濃さや具の種類が異なるため、塩分量も多少違います。塩分を控えるにはめんつゆを飲まずに残すことです。

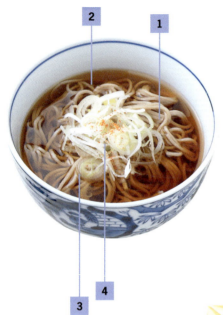

かけそば

塩分	ナトリウム	エネルギー
4.0g	1564mg	294kcal
たんぱく質	脂質	炭水化物
11.3g	1.8g	58.0g

塩分はつゆを1/3量残すと2.7g、1/2量残すと2.0gになります。つゆの色の濃さから、色のうすい関西風のほうが色の濃い関東風よりも塩分が少ないように思われがちですが、関西風はうす口しょうゆ、関東風は濃い口しょうゆを使っているためで、塩分量としては大差ありません。

No.	材料名・重量（概量）	塩分	ナトリウム	エネルギー
1	そば・ゆで　180g	微量	4mg	238kcal
2	つゆ　360ml（めんつゆストレート120ml＋水240ml）	4.0g	1560mg	53kcal
3	ねぎ　10g	0g	0mg	3kcal
4	一味とうがらし　少量	0g	0mg	0kcal

もりそば

塩分	ナトリウム	エネルギー
2.8g	1117mg	284kcal
たんぱく質	脂質	炭水化物
10.7g	2.1g	55.9g

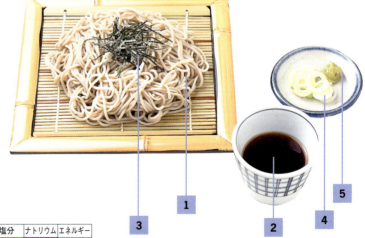

No.	材料名・重量（概量）	塩分	ナトリウム	エネルギー
1	そば・ゆで　180g	微量	4mg	238kcal
2	つゆ　80ml	2.6g	1040mg	35kcal
3	刻みのり　0.2g	0g	1mg	0kcal
4	ねぎ　10g	0g	0mg	3kcal
5	練りわさび　3g	0.2g	72mg	8kcal

塩分のほとんどをつけつゆが占めています。残ったつゆにそば湯を加えてうすめても、全部飲めば塩分を全量摂取することはいうまでもありません。そばにつゆをつけるときはそば全体ではなく、先端だけつけるようにすると、塩分摂取量をおさえることができます。大盛りにすれば当然その分つけつゆの量も増えます。

カレーうどんはカレー粉の風味で塩分控えめです。きつねうどんは油揚げで塩分約1g、なべ焼きは具が汁を吸うので塩分多めです。

そば・うどん

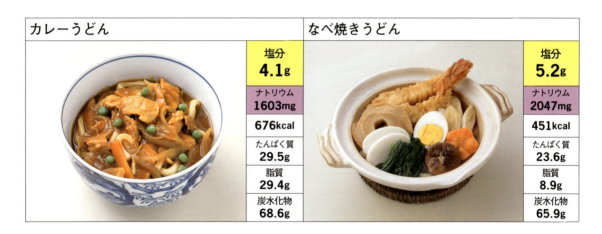

天ぷらそば
- 塩分 **4.4g**
- ナトリウム **1715mg**
- 491kcal
- たんぱく質 29.0g
- 脂質 11.3g
- 炭水化物 66.9g

きつねうどん
- 塩分 **5.6g**
- ナトリウム **2188mg**
- 431kcal
- たんぱく質 17.0g
- 脂質 11.4g
- 炭水化物 63.6g

カレーうどん
- 塩分 **4.1g**
- ナトリウム **1603mg**
- 676kcal
- たんぱく質 29.5g
- 脂質 29.4g
- 炭水化物 68.6g

なべ焼きうどん
- 塩分 **5.2g**
- ナトリウム **2047mg**
- 451kcal
- たんぱく質 23.6g
- 脂質 8.9g
- 炭水化物 65.9g

めんつゆの塩分（1杯分360mlとして）

食べているうちにめんがつゆを吸ってしまいますが、どのくらい飲むかの参考に。

めんつゆ全量飲むと
塩分 4.0g

めんつゆ½量飲むと
塩分 2.0g

トッピングのデータ

甘辛い味つけのきつねは高塩分。かまぼこ、鳴門巻きなどの練り製品も塩分があります。かき揚げは高エネルギーですが、野菜のみなら塩分はほとんどありません。

トッピング	重量	塩分	エネルギー
かき揚げ（小エビ、三つ葉）	80 g	0.1 g	171 kcal
きつね	2枚 50 g	0.9 g	136 kcal
わかめ	20 g	0.3 g	2 kcal
かまぼこ	2枚 10 g	0.3 g	10 kcal

ラーメン

しょうゆラーメン		
塩分	ナトリウム	エネルギー
7.1g	**2784mg**	**475kcal**
たんぱく質	脂質	炭水化物
19.8g	**6.7g**	**82.7g**

店によって具の種類や量が異なり塩分量も変わります。塩分の多い具はチャーシューやしなちく、鳴門巻き、紅しょうがなどです。

ラーメンは塩分が多く、1食で男性の1日の塩分摂取量（8g未満）の約90％になります。女性ならば約1日分（7g未満）に相当します。スープを1/3量残すと全体の塩分は5.1g、1/2量残すと4.2gになりますが、それでも多いので減塩にはスープを飲まないことをおすすめします。しなちくも全部食べると塩分が多くなるので、残したほうがよさそうです。

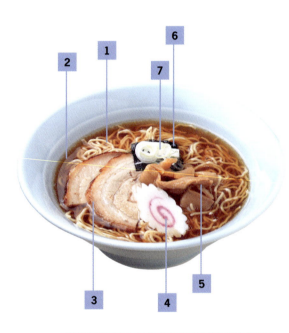

No.	材料名・重量（概量）	塩分	ナトリウム	エネルギー
1	ゆで中華めん 220g（1玉）	0.4g	154mg	328kcal
2	スープ（しょうゆ味） 約380ml	5.9g	2341mg	109kcal
3	チャーシュー 15g	0.4g	140mg	26kcal
4	鳴門巻き 5g	0.1g	40mg	4kcal
5	しなちく 30g	0.3g	108mg	6kcal
6	のり 0.2g（1枚）	0g	1mg	0kcal
7	ねぎ 5g	0g	0mg	2kcal

スープの塩分（1杯分約380mlあたり）

スープだけで見ると、塩味の塩分がいちばん多いです。

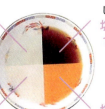

塩味 塩分 6.6g 88kcal
しょうゆ味 塩分 5.9g 109kcal
とんこつ味 塩分 5.5g 248kcal
みそ味 塩分 6.0g 155kcal

めんの量と塩分

めんの塩分にも注意。大盛りになれば塩分もプラス。

 普通盛り 220g 塩分 0.4g 328kcal

 大盛り 330g 塩分 0.6g 492kcal

スープだけで比べると塩味が一般的に高塩分です。ラーメン1食分になるとのせる具によっても塩分が変わります。

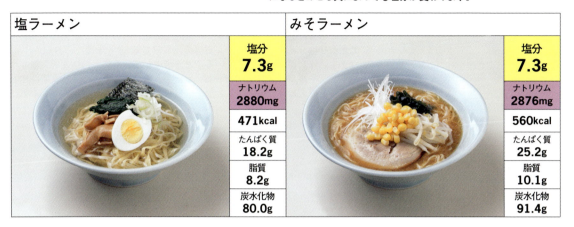

塩ラーメン
- 塩分 7.3g
- ナトリウム 2880mg
- 471kcal
- たんぱく質 18.2g
- 脂質 8.2g
- 炭水化物 80.0g

みそラーメン
- 塩分 7.3g
- ナトリウム 2876mg
- 560kcal
- たんぱく質 25.2g
- 脂質 10.1g
- 炭水化物 91.4g

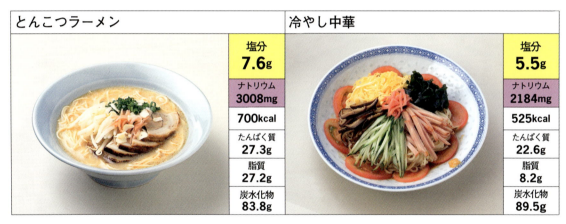

とんこつラーメン
- 塩分 7.6g
- ナトリウム 3008mg
- 700kcal
- たんぱく質 27.3g
- 脂質 27.2g
- 炭水化物 83.8g

冷やし中華
- 塩分 5.5g
- ナトリウム 2184mg
- 525kcal
- たんぱく質 22.6g
- 脂質 8.2g
- 炭水化物 89.5g

トッピングの塩分データ

チャーシュー、煮卵は店により味つけが異なりますが、いずれも塩分が多いので、追加するのは避けましょう。ねぎ、コーン、もやし、にんにく、ラー油などは塩分を気にしなくて大丈夫です。

トッピング	塩分	ナトリウム	エネルギー
チャーシュー（1枚）15g	0.4g	140mg	26kcal
煮卵（1個）50g	0.6g	241mg	81kcal
しなちく 30g	0.3g	108mg	6kcal
紅しょうが 5g	0.4g	140mg	1kcal
わかめ 10g	0.1g	54mg	1kcal

丼もの

牛丼セット

塩分	ナトリウム	エネルギー
4.6g	1802mg	863kcal
たんぱく質 28.3g	脂質 29.0g	炭水化物 117.9g

ごはんに汁がしみ込むので、塩分調整には汁などがしみ込んだごはんを残したり、漬物、汁物をとらないようにします。

写真の牛丼はチェーン店ではない一般的なお店のものです。牛丼は丼物の中でかなり塩分が多く、男性の1日分の摂取目安量（8g未満）の約60％になります。汁がごはんにしみていることを考慮して、牛肉、ごはんを⅓量ずつ残すと、牛丼だけのエネルギーは524kcal、塩分は1.8gになります。さらに塩分を控えたい人は、紅しょうがにも手をつけないほうがよさそうです。

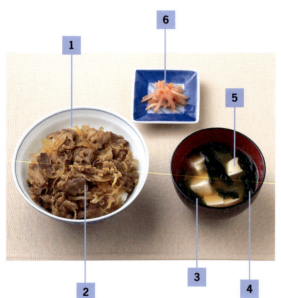

No.	材料名・重量（概量）	塩分	ナトリウム	エネルギー
1	牛丼・ごはん 250g	微量	3mg	420kcal
2	牛丼・具 約300g	2.7g	1078mg	393kcal
3	みそ汁・汁 150mℓ	1.4g	541mg	22kcal
4	みそ汁・わかめ 10g	0.1g	54mg	1kcal
5	みそ汁・絹ごし豆腐 40g	微量	6mg	22kcal
6	紅しょうが	0.3g	120mg	5kcal

外食チェーン店の牛丼データ

外食チェーン店の牛丼は、一般的なお店のものよりも塩分は少なめのようです。ただし、つゆを多めにする「つゆだく」にすれば高塩分に、さらに卵のせにすれば卵1個につき0.2gの塩分がプラスされます。

メニュー	塩分	ナトリウム	エネルギー
牛丼大盛り	3.4g	1339mg	863kcal
牛丼特盛り	4.3g	1693mg	1030kcal
牛丼並盛り卵のせ	2.9g (卵0.2g)	1142mg (卵79mg)	743kcal (卵91kcal)

外食チェーン店のデータを参考

ウナ重セット

塩分	ナトリウム	エネルギー
4.2g	1646mg	758kcal
たんぱく質	脂質	炭水化物
32.5g	22.3g	104.3g

ウナ重は店によってたれのからまり具合やウナギの大きさが違い、塩分量も異なりますが、かば焼きは表面に味が集中しているので、塩分量のわりに食べたときに味が濃く感じられます。参考までに、ウナギ白焼き1串（100 g）はエネルギー331kcal、塩分0.3 gですが、つけじょうゆ小さじ1（塩分0.9 g）を使うと塩分は1.2 gとなります。

丼もの

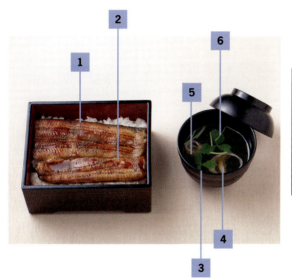

No.	材料名・重量（概量）	塩分	ナトリウム	エネルギー
1	ウナ重・ごはん　250 g	微量	3mg	420kcal
2	ウナ重・ウナギかば焼き（さんしょう含む）100 g	3.0g	1194mg	317kcal
3	肝吸い・汁　150mℓ	1.1g	435mg	5kcal
4	肝吸い・肝　10 g	0g	14mg	12kcal
5	肝吸い・麸　1 g	0g	0mg	4kcal
6	肝吸い・三つ葉　3 g	0g	0mg	0kcal

丼物のデータ

塩分は3～4 gのものが多く、大盛りにすればその分具が増えるので塩分も高くなります。丼ものは具の汁がごはんにしみ込むので、塩分を控えるならごはんを残して調整すると効果的です。

メニュー	塩分	ナトリウム	エネルギー
うな重	3.1 g	1220mg	881kcal
親子丼	3.6 g	1412mg	670kcal
海鮮丼	0.6 g	219mg	542kcal
鉄火丼	1.9 g	738mg	547kcal
とりそぼろ丼	2.0 g	803mg	579kcal

外食チェーン店のデータを参考

丼もの

天丼セット		
塩分 **4.0g**	ナトリウム **1556mg**	エネルギー **648kcal**
たんぱく質 **25.4g**	脂質 **10.2g**	炭水化物 **107.7g**

天つゆがエビ天の衣とごはんにしみ込むので、塩分調整をするなら衣かごはんを残すことになります。ただし、せっかくの天ぷらで衣を残すのは味気なく、行儀も悪いので、つゆがしみ込んだごはんを残すか、漬物を食べないようにしましょう。家庭で作る場合は、天つゆはかけずに、つけながら食べるようにすれば減塩になります。

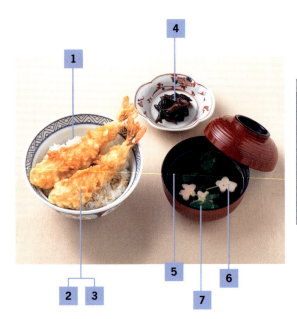

No.	材料名・重量（概量）	塩分	ナトリウム	エネルギー
1	天丼・ごはん　250g	微量	3mg	420kcal
2	天丼・エビ天　2尾(80g)	0.4g	148mg	190kcal
3	天丼・天つゆ　30ml	1.7g	650mg	22kcal
4	柴漬け　20g	0.8g	320mg	6kcal
5	吸い物・汁　150ml	1.1g	435mg	5kcal
6	吸い物・麩　1g	0g	0mg	4kcal
7	吸い物・三つ葉　5g	0g	0mg	1kcal

天ぷらのデータ

魚介の入る天ぷら、かき揚げは塩分が0.1～0.2gくらいあります。野菜のみの天ぷら、かき揚げはほとんど塩分がありません。食べるときに塩をふるのはNGです。

種類	塩分	ナトリウム	エネルギー
アナゴの天ぷら　½尾分	0.1g	59mg	147kcal
キスの天ぷら　1尾分	0.1g	27mg	78kcal
小エビのかき揚げ　80g	0.1g	37mg	171kcal
イカの天ぷら　20g	0.1g	45mg	65kcal

カツ丼セット

塩分	ナトリウム	エネルギー
5.6g	2213mg	1133kcal
たんぱく質	脂質	炭水化物
41.0g	41.7g	141.5g

丼物のごはんは 250～300ｇ（420～504kcal）あります。塩分は調味料がごはんにしみ込んでいるので、ごはんを減らすと塩分も調整できます。塩分に加えてエネルギーも調整したいときは、ごはんを減らすだけでなく、豚カツを1～2切れ、また脂身を残すなども有効です。豚カツは総エネルギーの約40％（474kcal）を占め、そのうち衣が約45％です。

丼もの

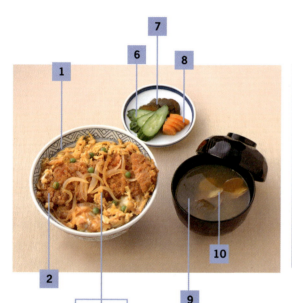

No.	材料名・重量（概量）	塩分	ナトリウム	エネルギー
1	カツ丼・ごはん　300ｇ	微量	3mg	504kcal
2	カツ丼・豚カツ（豚ロース肉100ｇ）120ｇ	0.3g	111mg	474kcal
3	カツ丼・卵とじ　卵液　50ｇ（1個分）	2.8g	1114mg	111kcal
4	カツ丼・卵とじ　玉ねぎ　20ｇ	0g	0mg	7kcal
5	カツ丼・卵とじ　グリーンピース　5ｇ	0g	0mg	5kcal
6	ぬか漬け・きゅうり　10ｇ	0.5g	210mg	3kcal
7	ぬか漬け・なす　5ｇ	0.1g	50mg	1kcal
8	ぬか漬け・にんじん　5ｇ	0.1g	43mg	2kcal
9	みそ汁・汁　150mℓ	1.4g	541mg	22kcal
10	みそ汁・具（アサリ正味10ｇ、わかめ10ｇ）	0.4g	141mg	4kcal

セットメニューにつく漬物の塩分

漬物の種類と重量	塩分	ナトリウム	エネルギー
きゅうりのぬか漬け　30ｇ	1.6 g	630mg	8 kcal
柴漬け　20ｇ	0.8 g	320mg	6 kcal
かぶのぬか漬け　20ｇ	0.4 g	172mg	6 kcal
にんじんのぬか漬け　10ｇ	0.2 g	87mg	4 kcal
しょうがの甘酢漬け　5ｇ	0.2 g	60mg	3 kcal
ザーサイ　15ｇ	2.1 g	810mg	3 kcal

野菜といってもビタミンやミネラルが期待できるわけではありません。塩分を極力控えたいなら、漬物には手をつけないこと。特にザーサイは高塩分なので、塩分を気にしている場合は控えるようにしましょう。

すし

にぎりずし

塩分	ナトリウム	エネルギー
2.6g	**1006mg**	**455kcal**
たんぱく質 26.7g	脂質 9.5g	炭水化物 61.3g

すし飯、ネタの塩分は減らせないので、つけじょうゆやガリの量に気をつけましょう。写真の量のガリだけでも0.2gの塩分です。

ごはんの量や、ネタの大きさは店により違いますが、写真のにぎりのごはんは1個約15gで24kcal、塩分は約0.1gに相当します。ネタはそれぞれ10〜15gくらいで塩分は0.1g前後。すし1個あたりは塩分0.2gくらい。10個食べると塩分は2gくらいになります。これにしょうゆは入りません。つけじょうゆは片面にさっとつけて1個あたり0.5gで、塩分0.1gが目安です。

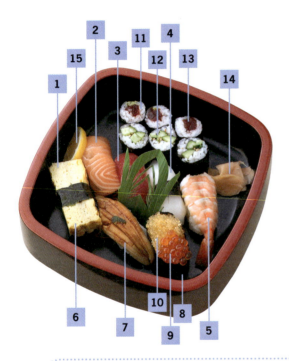

No.	材料名・重量（概量）	塩分	ナトリウム	エネルギー
1	にぎりずし飯　15g（1個あたり）	0.1g	53mg	24kcal
2	にぎりネタ・サケ　11g	微量	4mg	26kcal
3	にぎりネタ・マグロ　12g	微量	6mg	15kcal
4	にぎりネタ・イカ　9g	0g	19mg	7kcal
5	にぎりネタ・エビ　10g	0.1g	20mg	12kcal
6	にぎりネタ・卵焼き　44g	0.5g	194mg	66kcal
7	にぎりネタ・アナゴ　10g	0g	12mg	19kcal
8	軍艦巻きすし飯（のり含む）　12g	0.1g	43mg	19kcal
9	軍艦巻きネタ・イクラ　5g	0.1g	46mg	14kcal
10	軍艦巻きネタ・トビコ　7g	0.2g	64mg	19kcal
11	細巻きすし飯　10g（1個あたり）	0.1g	36mg	16kcal
12	細巻きネタ・きゅうり　9g（3個あたり）	0g	0mg	1kcal
13	細巻きネタ・マグロ　9g（3個あたり）	微量	4mg	11kcal
14	しょうが甘酢漬け（ガリ）　5g	0.2g	60mg	3kcal
15	レモン　5g	0g	0mg	3kcal

※わさびの詳細データは省略（合計には含む）

そのほかのにぎりずしのデータ（1個あたり）

ネタの種類にかかわらずどれも1個あたり塩分0.1g前後で、これにしょうゆが加わります。ただし、酢じめや、煮たもの、たれが塗ってあるものは0.2g前後になり、しょうゆなしで食べられます。

種類	塩分	ナトリウム	エネルギー
アジ　30g	0.2g	70mg	42kcal
ハマチ　30g	0.1g	59mg	54kcal
コハダ　30g	0.5g	187mg	53kcal
タイ（天然）　30g	0.2g	62mg	45kcal
バッテラ　1切れ30g	0.4g	149mg	75kcal
ホタテ貝柱　30g	0.2g	71mg	37kcal

ちらしずし

塩分	ナトリウム	エネルギー
3.1g	**1217mg**	**557kcal**
たんぱく質 29.9g	脂質 5.3g	炭水化物 91.5g

写真のすし飯の量は230g（塩分1.3g、383kcal）でにぎりずし1人分のすし飯（約160g、塩分1.1g、269kcal）よりも多くなります。魚介はそれぞれ5～20gくらいで総量は約100gで塩分約1g。卵焼き、かまぼこ、でんぶは魚介より塩分が多いので、注意しましょう。

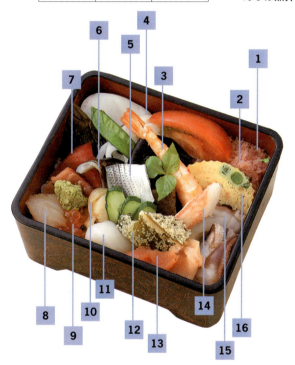

No.	材料名・重量（概量）	塩分	ナトリウム	エネルギー
1	すし飯　230g	1.3g	525mg	383kcal
2	でんぶ　6g	0.2g	96mg	17kcal
3	エビ　10g	0.1g	20mg	10kcal
4	かまぼこ　21g	0.5g	210mg	20kcal
5	コハダ（酢じめ）　7g	0.2g	62mg	14kcal
6	トリ貝　4g	微量	4mg	3kcal
7	マグロ　18g	微量	9mg	23kcal
8	タイ　6g	微量	3mg	11kcal
9	イクラ　4g	0.1g	36mg	11kcal
10	ホタテ貝　4g	微量	5mg	4kcal
11	イカ　19g	0.1g	40mg	16kcal
12	子持ちこんぶ　4g	0.1g	21mg	3kcal
13	タラコ　4g	0.2g	72mg	6kcal
14	カニ足　5g	微量	16mg	3kcal
15	タコ　5g	微量	14mg	4kcal
16	卵焼き　19g	0.2g	84mg	29kcal

※野菜、わさびの詳細データは省略（合計には含む）

つけじょうゆの量と塩分量

にぎりずしや刺し身を食べるとき、しょうゆの量はどれくらいつくかおおよその量を知っておくと安心です。

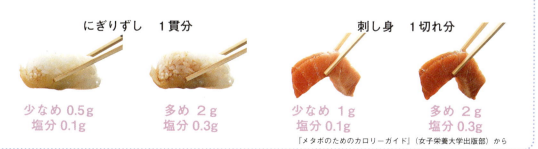

にぎりずし　1貫分
- 少なめ 0.5g　塩分 0.1g
- 多め 2g　塩分 0.3g

刺し身　1切れ分
- 少なめ 1g　塩分 0.1g
- 多め 2g　塩分 0.3g

『メタボのためのカロリーガイド』（女子栄養大学出版部）から

定食

和風、中国風の定食は塩やしょうゆ、みそなど調味料を多用するため、洋風よりも塩分が多くなります。食べ方、選び方にくふうが必要です。

焼き魚定食

塩分	ナトリウム	エネルギー
4.5g	1762mg	528kcal
たんぱく質	脂質	炭水化物
32.2g	7.4g	80.8g

魚の塩焼きの塩分は、生魚の塩分（写真のアジでは0.3g）に、ふり塩2.0％（生魚重量に対して）から調理のさいに油とともに落ちる塩分を除いた1.6％（生魚重量に対して。写真の場合塩分1.7g）が加わります。同様に、魚照り焼きの場合は1.0％、魚の立田揚げの場合は0.8％の塩が魚自体にプラスされます。

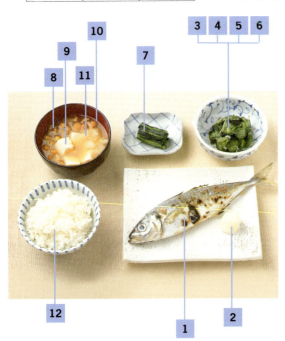

No.	材料名・重量（概量）	塩分	ナトリウム	エネルギー
1	アジの塩焼き　180g（正味108g）	2.1g	815mg	136kcal
2	アジの塩焼き・大根おろし　20g	微量	3mg	4kcal
3	酢の物・きゅうり　80g	0g	1mg	11kcal
4	酢の物・わかめ　20g	0.3g	108mg	2kcal
5	酢の物・シラス干し　3g	0.1g	48mg	3kcal
6	酢の物・甘酢　大さじ1弱（12g）	0.1g	56mg	15kcal
7	かぶの葉の塩漬け	0.5g	182mg	6kcal
8	みそ汁・汁　150ml	1.4g	541mg	22kcal
9	みそ汁・豆腐　35g	微量	5mg	20kcal
10	みそ汁・なめこ　25g	0g	1mg	4kcal
11	みそ汁・ねぎ　10g	0g	0mg	3kcal
12	ごはん　180g	微量	2mg	302kcal

主菜のバリエーション（和食編）

和定食の主菜はごはんが進むように濃いめの味つけのものが多いようです。煮汁があったら残すように、刺し身はつけじょうゆを控えめにして、塩分をとりすぎないようにしましょう。

カレイの煮つけ

塩分	ナトリウム	エネルギー
2.4g	945mg	179kcal

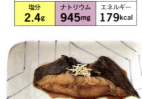

刺し身（しょうゆ含む）

塩分	ナトリウム	エネルギー
1.1g	444mg	136kcal

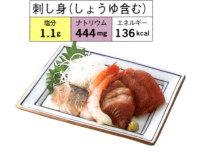

鶏肉の照り焼き定食

塩分	ナトリウム	エネルギー
4.6g	1823mg	695kcal
たんぱく質	脂質	炭水化物
27.6g	26.2g	85.2g

照り焼きの場合、つけ汁の塩分は肉や魚の重量の1〜2％になります。つけ汁は煮つめて肉にからめるので、ほぼ全量を摂取することになります。写真のひじきの五目煮の塩分は0.6gですが、これは店によってばらつきがあります。塩分を控えたい人は、漬物を残すと定食全体の塩分は4.2g、みそ汁の汁も残すと定食全体の塩分は2.9gになります。

定食

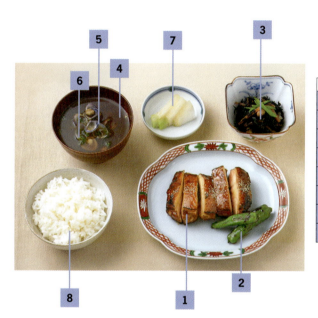

No.	材料名・重量（概量）	塩分	ナトリウム	エネルギー
1	鶏肉の照り焼き　80g	1.9g	747mg	286kcal
2	鶏肉の照り焼き・ししとうがらし　10g	0.3g	117mg	6kcal
3	ひじきの五目煮	0.7g	264mg	70kcal
4	シジミのみそ汁・汁（赤だし）　150mℓ	1.3g	510mg	20kcal
5	シジミのみそ汁・シジミ　10個	微量	11mg	4kcal
6	シジミのみそ汁・小ねぎ　5g	0g	0mg	1kcal
7	かぶのぬか漬け　20g	0.4g	172mg	6kcal
8	ごはん　180g	微量	2mg	302kcal

汁物のバリエーション

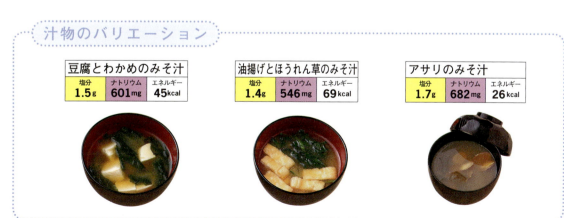

豆腐とわかめのみそ汁 — 塩分 1.5g / ナトリウム 601mg / エネルギー 45kcal

油揚げとほうれん草のみそ汁 — 塩分 1.4g / ナトリウム 546mg / エネルギー 69kcal

アサリのみそ汁 — 塩分 1.7g / ナトリウム 682mg / エネルギー 26kcal

定食

ポークソテー定食

塩分	ナトリウム	エネルギー
5.1g	1997mg	884kcal
たんぱく質	脂質	炭水化物
43.3g	51.4g	56.6g

ソテーやハンバーグ、ステーキは肉の下味の塩分（肉重量の0.6〜0.8％）にソースの塩分が加わります。一般に洋食のおかずは和食に比べ、しょうゆや塩の使用量が少ないので塩分はおさえられています。しかし、パンに塩分があるので（1食分0.5〜1.0g）、減塩したい人はパンをごはんにかえるとよいでしょう。

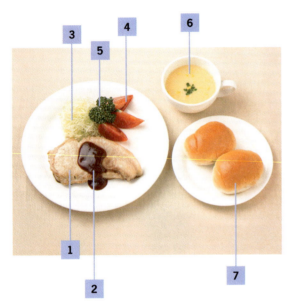

No.	材料名・重量（概量）	塩分	ナトリウム	エネルギー
1	ポークソテー　130g	1.2g	469mg	503kcal
2	ポークソテー・ケチャップソース　大さじ2(36g)	2.1g	810mg	43kcal
3	ポークソテー・キャベツせん切り　50g	微量	3mg	12kcal
4	ポークソテー・トマト　35g	0g	1mg	7kcal
5	ポークソテー・パセリ　1g	0g	0mg	0kcal
6	コーンスープ（パセリ含む）　150ml	1.1g	420mg	129kcal
7	ロールパン　2個(60g)	0.7g	294mg	190kcal

主菜のバリエーション（洋食編）

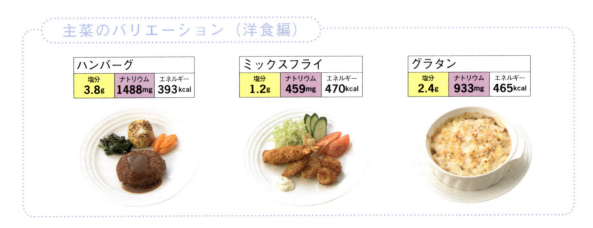

ハンバーグ		
塩分	ナトリウム	エネルギー
3.8g	1488mg	393kcal

ミックスフライ		
塩分	ナトリウム	エネルギー
1.2g	459mg	470kcal

グラタン		
塩分	ナトリウム	エネルギー
2.4g	933mg	465kcal

エビチリ定食		
塩分 **7.4g**	ナトリウム **2919mg**	エネルギー **577kcal**
たんぱく質 **36.1g**	脂質 **9.4g**	炭水化物 **82.6g**

エビチリ以外の主菜の塩分は次のとおり(いずれも1人分)。八宝菜3.0g、酢豚2.7g、肉野菜いため1.8g、家常豆腐2.5g、ギョウザ(6個)2.4g、青椒肉絲1.4gです。減塩には皿に残ったあんや副菜のザーサイを残すとよいでしょう。ザーサイ15gは塩分2.1gで、1日摂取目安量の¼量に相当します。

定食

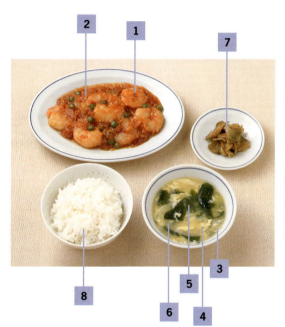

No.	材料名・重量(概量)	塩分	ナトリウム	エネルギー
1	エビチリ・エビ　90g	1.3g	525mg	145kcal
2	エビチリ・エビソース(あん)　80g	2.2g	870mg	105kcal
3	スープ・汁　150mℓ	1.6g	644mg	4kcal
4	スープ・卵　10g	微量	14mg	15kcal
5	スープ・わかめ　10g	0.1g	54mg	1kcal
6	スープ・ねぎ　5g	0g	0mg	2kcal
7	ザーサイ	2.1g	810mg	3kcal
8	ごはん　180g	微量	2mg	302kcal

主菜のバリエーション(中国料理編)

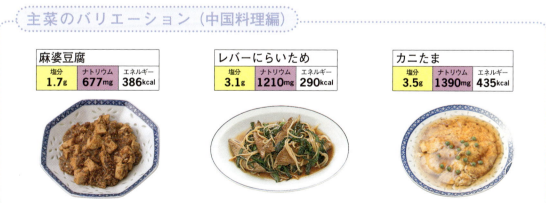

麻婆豆腐		
塩分 1.7g	ナトリウム 677mg	エネルギー 386kcal

レバーにらいため		
塩分 3.1g	ナトリウム 1210mg	エネルギー 290kcal

カニたま		
塩分 3.5g	ナトリウム 1390mg	エネルギー 435kcal

酒のつまみ

串焼き盛り合わせ

塩分	ナトリウム	エネルギー
3.7g	1460mg	818kcal
たんぱく質	脂質	炭水化物
65.3g	51.3g	16.0g

酒が進むように、つまみは味の濃いものが多くなります。少量をじっくり味わいながら食べましょう。お酒の量にも要注意です。

串焼き1本の鶏肉の量は20〜40gくらい。塩味もたれ味も肉の約1％塩分（0.2〜0.4g）の味つけです。10本食べると塩分は2〜4gに。串焼きばかり食べるのではなく、口直しのキャベツなどの生野菜を積極的に食べて、ナトリウムの排泄を促すカリウムを補いましょう。

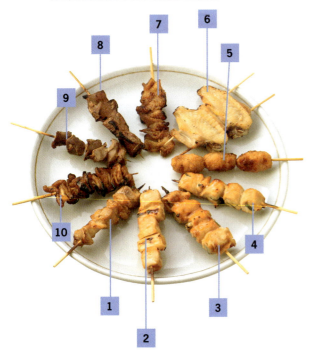

No.	材料名・重量（概量）	塩分	ナトリウム	エネルギー
1	正肉・たれ　30g	0.3g	120mg	97kcal
2	ねぎま・たれ　45g	0.4g	157mg	78kcal
3	アスパラ巻き・たれ　45g	0.4g	149mg	93kcal
4	しそ巻き・たれ　35g	0.4g	150mg	45kcal
5	つくね・たれ　40g	0.4g	166mg	103kcal
6	手羽・塩　60g（正味40g）	0.4g	168mg	137kcal
7	皮・塩　20g	0.3g	124mg	151kcal
8	レバー・たれ　35g	0.4g	176mg	58kcal
9	砂肝・塩　25g	0.2g	92mg	24kcal
10	白もつ・たれ　20g	0.4g	158mg	32kcal

つまみのバリエーション①

アサリの酒蒸しはうま味のしみ出した汁が魅力ですが、塩分が多いので汁をきって食べましょう。

つまみで人気の煮込み料理はじっくり味をしみ込ませているので、少量でも塩分が多めです。

アサリ酒蒸し

塩分	ナトリウム	エネルギー
3.4g	1321mg	27kcal

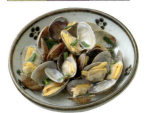

牛もつ煮込み

塩分	ナトリウム	エネルギー
1.7g	658mg	136kcal

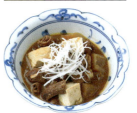

おでん盛り合わせ

塩分	ナトリウム	エネルギー
5.0g	**1955mg**	**728kcal**
たんぱく質	脂質	炭水化物
48.2g	**31.6g**	**63.5g**

おでんは煮物なのでもともと塩分が多い料理です。中でも練り製品はそれ自体に塩分2〜3％を含み、さらに煮汁を吸うので1食分5個で塩分約4gに。塩分摂取をおさえるなら、練り製品を控え、煮汁をなるべく飲まないようにしましょう。

酒のつまみ

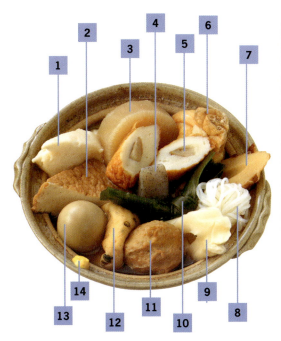

No.	材料名・重量（概量）	塩分	ナトリウム	エネルギー
1	はんぺん 35g	0.6g	236mg	34kcal
2	厚揚げ 65g	0.2g	79mg	100kcal
3	大根 95g	0.3g	132mg	21kcal
4	こんにゃく 30g	0.1g	33mg	3kcal
5	ごぼう天 45g	0.6g	243mg	55kcal
6	もち入り袋 65g	0.2g	76mg	180kcal
7	焼きちくわ 45g	0.9g	374mg	54kcal
8	しらたき 45g	0.1g	34mg	4kcal
9	ちくわ麩 25g	0.1g	30mg	44kcal
10	こんぶ 15g	0.5g	179mg	9kcal
11	つみれ 50g	0.7g	285mg	57kcal
12	がんもどき 40g	0.2g	92mg	92kcal
13	ゆで卵 45g	0.3g	104mg	69kcal
14	練りがらし 2g	0.1g	58mg	6kcal

つまみのバリエーション②

ビールとの相性抜群のフライドチキン＆ポテトは少量をとり分けて食べすぎないこと。マリネはスモークサーモンやケーパーなど、塩けの強い材料が入っている場合は少量にしましょう。

フライドチキン＆ポテト

塩分	ナトリウム	エネルギー
3.7g	**1462mg**	**524kcal**

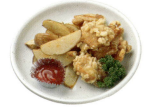

サーモンマリネ

塩分	ナトリウム	エネルギー
2.8g	**1119mg**	**365kcal**

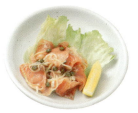

イタリアン

スパゲティボンゴレ

塩分	ナトリウム	エネルギー
5.1g	2013mg	623kcal
たんぱく質	脂質	炭水化物
17.2g	22.0g	83.8g

パスタだけなら1食分の塩分として問題ありませんが、いっしょに生ハムやソーセージ、ピクルスを使った料理を食べると高塩分に。

ボンゴレソースはアサリの塩分とうま味が味つけに生かされているので、卓上で調味料を加える必要はありません。ボンゴレ以外のスパゲティのデータは、ペスカトーレ700kcal・塩分3.7g、バジリコ675kcal・塩分2.8g、ナポリタン675kcal・塩分3.4g、タラコ540kcal・塩分3.5g、きのこ550kcal・塩分2.5gです（いずれもスパゲティ250gを含む1皿分）。

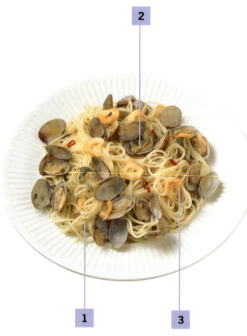

No.	材料名・重量（概量）	塩分	ナトリウム	エネルギー
1	ゆでスパゲティ　250g	2.9g	1150mg	413kcal
2	あさりソース（パセリ含む）殻つき90g	2.2g	863mg	199kcal
3	にんにくチップ	0g	0mg	11kcal

パスタのバリエーション

ミートソース

塩分	ナトリウム	エネルギー
4.5g	1760mg	514kcal

カルボナーラ

塩分	ナトリウム	エネルギー
4.5g	1785mg	791kcal

シーフード

塩分	ナトリウム	エネルギー
4.9g	1915mg	627kcal

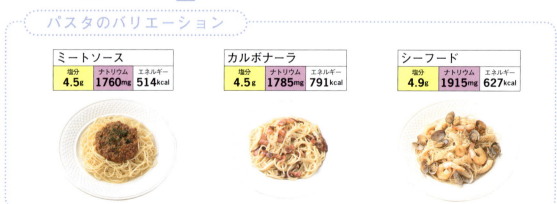

ミックスピザ

塩分	ナトリウム	エネルギー
7.3g	2857mg	1066kcal
たんぱく質	脂質	炭水化物
50.6g	53.7g	92.9g

写真のピザ台は直径24cm（約10インチ）で150g、塩分2.0g、エネルギー402kcalです。具の野菜以外のソーセージ、ベーコン、チーズなどはすべて塩分があります。アンチョビーやツナを使ったものも塩分が多いので、要注意です。

イタリアン

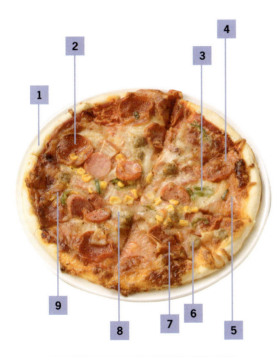

No.	材料名・重量（概量）	塩分	ナトリウム	エネルギー
1	ピザ台（10インチ） 150g	1.9g	765mg	402kcal
2	サラミ 20g	0.9g	340mg	99kcal
3	ピーマン 10g	0g	0mg	2kcal
4	ウインナソーセージ 18g	0.3g	131mg	58kcal
5	ベーコン 20g	0.4g	160mg	81kcal
6	コーン 10g	0.1g	21mg	8kcal
7	ミートボール 10g	0.1g	52mg	24kcal
8	チーズ 100g	2.8g	1100mg	339kcal
9	ピザソース 120g	0.7g	288mg	53kcal

前菜のバリエーション

生ハムやベーコン、チーズ、オリーブなど、塩分の多い材料を使っている料理は控えめに。野菜中心のものを選んで楽しみましょう。

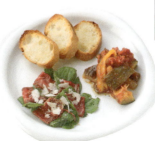

ガーリックトースト

塩分	ナトリウム	エネルギー
0.4g	173mg	108kcal

ラタトゥイユ

塩分	ナトリウム	エネルギー
0.5g	198mg	87kcal

カルパッチョ

塩分	ナトリウム	エネルギー
0.6g	246mg	131cal

中国料理など

塩分を含む調味料を多用するため、料理全体で塩分が高くなります。皿に残ったあんや、汁物は残して少しでも塩分を減らします。

外食の丼物の中では塩分が少ないほうですが、店によっては濃い味つけの場合もあります。塩分を控えたいなら、大盛にしない、味がしみ込んだごはんを残しましょう。またセットメニューにつくスープの汁は残す、ザーサイには手をつけないなど、塩分が増えないように気をつけましょう。

中華丼

塩分	ナトリウム	エネルギー
3.1g	1230mg	608kcal

たんぱく質	脂質	炭水化物
24.7g	8.3g	100.9g

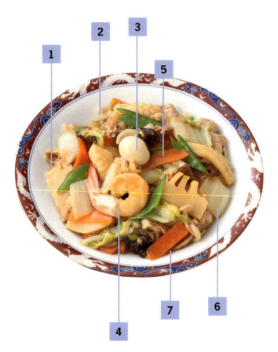

No.	材料名・重量（概量）	塩分	ナトリウム	エネルギー
1	ごはん　250g	微量	3mg	420kcal
2	豚肉　30g	微量	13mg	79kcal
3	うずらの卵　9g	微量	19mg	16kcal
4	魚介類・エビ20g　イカ30g	0.3g	103mg	44kcal
5	緑黄色野菜・にんじん15g　さやえんどう8g	微量	5mg	7kcal
6	淡色野菜・白菜 竹の子ほか　50g	微量	2mg	9kcal
7	あん　約90g	2.8g	1085mg	33kcal

点心のデータ

点心は食べるときにしょうゆや酢じょうゆ、からしなどをつけると塩分がプラスされます。まずは一口食べて、味が足りないようならつける程度にしましょう。

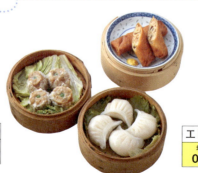

シューマイ
塩分	ナトリウム	エネルギー
1.7g	667mg	277kcal

春巻き
塩分	ナトリウム	エネルギー
1.3g	509mg	300kcal

エビ蒸しギョウザ
塩分	ナトリウム	エネルギー
0.9g	372mg	222kcal

中国料理など

ビビンバ			
塩分 **3.4g**	ナトリウム **1356mg**	エネルギー **753kcal**	
たんぱく質 **20.6g**	脂質 **31.9g**	炭水化物 **91.5g**	

　1食分で野菜が150g以上あるので、塩分（ナトリウム）の排泄を促す食物繊維の1日の目標量（成人男性20g以上、成人女性18g以上）の約⅓量がとれます。ごま油や辛味がきいている分、塩分はほかの丼より控えめです。ただし、キムチやスープは高塩分なので、塩分を調整したいなら、残したほうが無難です。

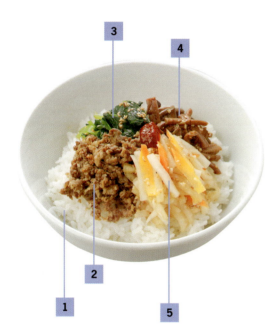

No.	材料名・重量（概量）	塩分	ナトリウム	エネルギー
1	ごはん　200g（コチュジャン2g）	0.1g	58mg	341kcal
2	味つけいため牛肉　50g	1.6g	629mg	296kcal
3	ナムル・小松菜　50g	0.6g	221mg	34kcal
4	ナムル・ぜんまい　50g	0.5g	214mg	41kcal
5	ナムル・大根とにんじん　50g	0.6g	234mg	41kcal

中国料理、エスニック料理のデータ

タイ風さつま揚げ
塩分 **6.3g**　ナトリウム **2473mg**　エネルギー **503kcal**

ナムル
塩分 **2.1g**　ナトリウム **807mg**　エネルギー **132kcal**

棒々鶏
塩分 **1.5g**　ナトリウム **597mg**　エネルギー **235kcal**

ファストフード

照り焼きバーガーセット

塩分	ナトリウム	エネルギー
5.2g	2062mg	650kcal
たんぱく質	脂質	炭水化物
15.1g	32.8g	75.4g

バーガー類ではハンバーガーが最も塩分が少なく、照り焼き味や和風味、ベーコンやソーセージが入ったものは塩分が多くなります。

バーガー類の塩分はバンズパンやミートパテ（ハンバーグ）の大きさ、チーズやベーコンの有無などで違います。一般的なバーガー類のデータは、チーズバーガー305kcal・塩分2.2g、フィッシュバーガー445kcal・塩分2.3g、ベーコンエッグバーガー445kcal・塩分1.8gです。

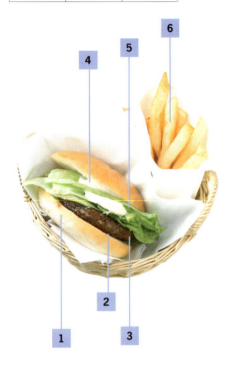

No.	材料名・重量（概量）	塩分	ナトリウム	エネルギー
1	照り焼きバーガー・バンズパン　55g	0.7g	286mg	146kcal
2	照り焼きバーガー・バター　4g	0.1g	30mg	30kcal
3	照り焼きバーガー・照り焼きハンバーグ　50g	3.2g	1277mg	167kcal
4	照り焼きバーガー・マヨネーズ　10g	0.2g	77mg	69kcal
5	照り焼きバーガー・レタス　5g	0g	0mg	1kcal
6	フライドポテト　100g	1.0g	392mg	237kcal

バーガー類のデータ

セットメニューの定番のフライドポテトはSサイズでも塩分1gはあり、ケチャップをつければさらに塩分がプラスされます。1人前でも高エネルギー、高塩分なので何人かでシェアして食べましょう。

チーズバーガーセット

塩分	ナトリウム	エネルギー
3.1g	1226mg	729kcal

フィッシュバーガーセット

塩分	ナトリウム	エネルギー
2.7g	1063mg	584kcal

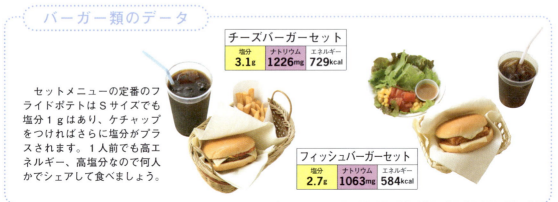

ジャーマンドッグセット

塩分	ナトリウム	エネルギー
3.9g	**1549mg**	**458kcal**
たんぱく質	脂質	炭水化物
15.4g	**27.0g**	**38.7g**

ジャーマンドッグの塩分の約半分 1.1ｇをソーセージが占めます。塩分調整はソーセージを残すか、または調味料を控えましょう。そのほかファストフードのメニューのデータは、コールスロー 140kcal・塩分 0.8ｇ、ポテトサラダ 225kcal・塩分 1.2ｇ、フライドチキン 165kcal・塩分 0.9ｇ、アップルパイ 210kcal・塩分 0.4ｇです（1個または1人分）。

ファストフード

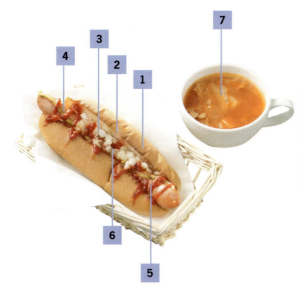

No.	材料名・重量（概量）	塩分	ナトリウム	エネルギー
1	ジャーマンドッグ・ドッグパン　50ｇ	0.7g	260mg	133kcal
2	ジャーマンドッグ・バター　4ｇ	0.1g	30mg	30kcal
3	ジャーマンドッグ・ソーセージ　60ｇ	1.1g	438mg	193kcal
4	ジャーマンドッグ・マスタード　6ｇ	0.2g	72mg	10kcal
5	ジャーマンドッグ・トマトケチャップ　10ｇ	0.3g	120mg	12kcal
6	ジャーマンドッグ・玉ねぎ　2ｇ	0g	0mg	1kcal
7	ミネストローネ　170ｇ	1.6g	629mg	79kcal

ドリンクメニューのデータ

コーラなどの炭酸飲料や清涼飲料は塩分を含みませんが、栄養のバランスを考えると少し塩分がプラスされても牛乳や野菜ジュースなどのほうがおすすめです。

ドリンクの種類と分量	塩分	ナトリウム	エネルギー
コーヒー　150ml（150ｇ）	0 g	2 mg	6 kcal
カフェオレ　150ml（153ｇ）	0.1 g	23mg	40kcal
カフェモカ　155ml（158ｇ）	0.1 g	24mg	54kcal
キャラメルモカ　155ml（158ｇ）	0.1 g	35mg	52kcal
バニラシェイク　175ｇ	0.3 g	109mg	200kcal
野菜と果物のジュース　130ｇ	0.1 g	39mg	52kcal

コンビニ弁当

最近はパッケージにエネルギーだけでなく、塩分やナトリウム量が記載されていることが多いので、購入するときの参考にしましょう。

割り子そば		
塩分 **2.9g**	ナトリウム **1145mg**	エネルギー **344kcal**
たんぱく質 **13.4g**	脂質 **3.0g**	炭水化物 **66.3g**

掲載したデータはつゆを全部使った場合ですが、実際は1/3量ほど残るので、残ったつゆを飲まなければ摂取する塩分は2.0gになります。このほかコンビニのめん類は、とろろそば400kcal・塩分3.6g、冷やし中華450kcal・塩分7.0g、天ぷらうどん530kcal・塩分7.1g、きつねうどん420kcal・塩分4.8g、焼きうどん500kcal・塩分6.6gです（いずれも1人分）。

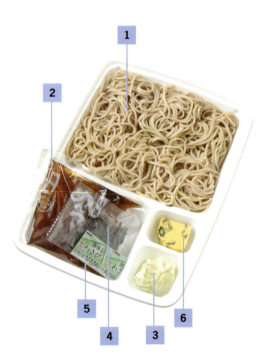

No.	材料名・重量（概量）	塩分	ナトリウム	エネルギー
1	ゆでそば 220g	微量	4mg	290kcal
2	めんつゆ（ストレート）80g	2.6g	1040mg	35kcal
3	薬味・ねぎ 4g	0g	0mg	1kcal
4	薬味・のり 少量	微量	3mg	1kcal
5	薬味・わさび 小さじ1/2（3g）	0.2g	72mg	8kcal
6	卵焼き 6g	0.1g	26mg	9kcal

コンビニ弁当のデータ①

ごはんやめん中心の弁当は、それだけで満足できるように量が多く、塩分もその分多くなります。写真以外のメニューでは、チャーハン301kcal・塩分1.9g、オムライス875kcal・塩分4.0g、ミートソーススパゲティ547kcal・塩分2.7gです（いずれも1人分）。

焼きそば

塩分	ナトリウム	エネルギー
3.5g	1379mg	554kcal

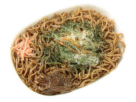

牛カルビ丼

塩分	ナトリウム	エネルギー
3.3g	1312mg	808kcal

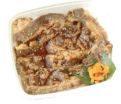

コンビニ弁当

塩ザケ弁当

塩分	ナトリウム	エネルギー
3.9g	1545mg	695kcal
たんぱく質	脂質	炭水化物
30.6g	16.3g	103.6g

弁当のおかずとして入っている食品はいずれも塩分が多いので、各料理は少量でも合計すると塩分は3～4gになります。塩分を控えたい人は、添付のしょうゆ、ソースなどの調味料を使いきらず、味をみて必要な分だけ使うようにしましょう。

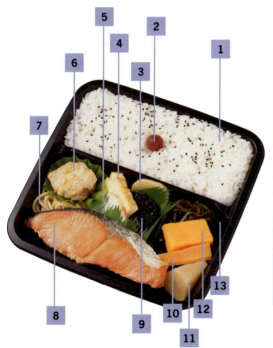

No.	材料名・重量（概量）	塩分	ナトリウム	エネルギー
1	ごはん（黒ごま含む） 225g	微量	2mg	382kcal
2	梅干し 2g（正味1g）	0.2g	87mg	0kcal
3	たくあん 4g	0.2g	68mg	3kcal
4	卵焼き 18g	0.2g	83mg	23kcal
5	かまぼこ 6g	0.2g	60mg	6kcal
6	鶏肉のマヨネーズ焼き 30g	0.1g	49mg	71kcal
7	スパゲティ 20g	0.6g	229mg	42kcal
8	塩ザケ 60g	1.1g	432mg	119kcal
9	のりのつくだ煮 5g	0.3g	115mg	8kcal
10	野菜たき合わせ・にんじん 10g	0.2g	60mg	6kcal
11	野菜たき合わせ・大根 16g	0.2g	77mg	5kcal
12	野菜たき合わせ・かぼちゃ 20g	0.2g	86mg	21kcal
13	こんぶの煮物 13g	0.5g	197mg	9kcal

コンビニ弁当のデータ②

減塩したい人は、添付の調味料を使わないことに加えて、少量でも塩分の多い梅干しや漬物、つくだ煮も控えましょう（ハンバーグ弁当の柴漬けは写真の量で塩分0.4g）。

ハンバーグ弁当

塩分	ナトリウム	エネルギー
4.5g	1784mg	995kcal

のり弁当

塩分	ナトリウム	エネルギー
3.8g	1479mg	733kcal

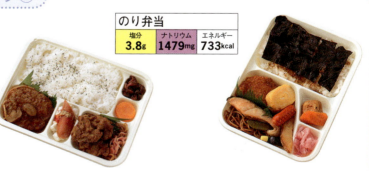

コンビニ弁当

助六弁当		
塩分 4.8g	ナトリウム 1907mg	エネルギー 644kcal
たんぱく質 16.0g	脂質 9.3g	炭水化物 122.0g

太巻き、いなりずし、細巻きのすし飯に含まれている塩分が全体の半分近くを占めます。また、かんぴょうやしいたけ、いなりずしの油揚げなど、煮含めてあるものも量のわりに塩分を多く含んでいます。塩分調整にはいなりずしを1個にしたり、しょうがの甘酢漬けを残したり、つけじょうゆをやめましょう。

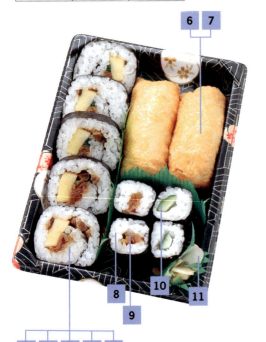

No.	材料名・重量（概量）	塩分	ナトリウム	エネルギー
1	太巻き・すし飯　200g（5個分、のり含む）	1.6g	628mg	328kcal
2	太巻き・卵　15g（5個分）	0.2g	69mg	19kcal
3	太巻き・しいたけ　5g（5個分）	0.4g	175mg	8kcal
4	太巻き・かんぴょう　10g（5個分）	0.5g	185mg	10kcal
5	太巻き・三つ葉　5g（5個分）	0g	0mg	1kcal
6	いなり・すし飯　60g（2個分）	0.5g	186mg	97kcal
7	いなり・油揚げ　30g（2個分）	0.9g	360mg	94kcal
8	細巻き・すし飯　48g（4個分、のり含む）	0.4g	152mg	79kcal
9	細巻き・かんぴょう　4g（2個分）	0.2g	92mg	5kcal
10	細巻き・きゅうり　3g（2個分）	0g	0mg	0kcal
11	しょうがの甘酢漬け　5g	0.2g	60mg	3kcal

市販の総菜のデータ

青菜のお浸し		
塩分 1.3g	ナトリウム 514mg	エネルギー 88kcal

ひじきの煮物		
塩分 1.3g	ナトリウム 504mg	エネルギー 68kcal

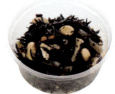

ポテトサラダ		
塩分 0.8g	ナトリウム 316mg	エネルギー 153kcal

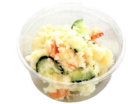

調理で変わる塩分早わかり

塩分コントロールには食材選び、調味料の計量はもちろんのこと、
調理の仕方でも仕上がりの塩分量、おいしさが変わります。
だしのとり方、下調理で使う塩の適量、煮物の煮汁の残し方など、
減塩料理を作るコツを紹介します。
174〜177ページでは、味つけの基本「調味パーセント」を紹介します。

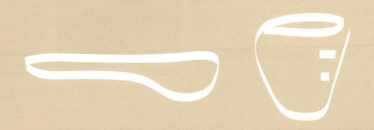

だし

基本のだしの作り方と その塩分量

「だし」は料理の基本です。汁物や煮物をはじめ、和洋中に限らず、だしは料理の味の基本となります。特に塩分制限のある場合には、だしのうま味が調味料の代わりにもなり、調味料の節約にもなります。

とはいえ、だしにも塩分が含まれています。市販のだしのもとはもちろん、家庭で削りガツオやこんぶ、煮干し等から作るだしにも材料に起因したナトリウムからの塩分が微量に含まれています。

そこで、家庭で作る基本のだしがどのくらい塩分を含んでいるか調べてみました。

1 混合だしの作り方と塩分、ナトリウム（Na）量

削りガツオとこんぶでとる基本的なだし。吸い物や淡泊な仕上げの煮物に向きます。

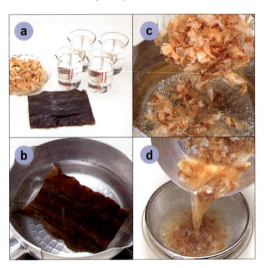

●材料（でき上がり3カップ分）
水 ——— 4カップ
削りガツオ（でき上がり重量の1%）——— 6g
こんぶ（でき上がり重量の2%）——— 12g
（写真a）

●作り方
①こんぶはかわいたふきんで表面を軽くふき、蒸発分などを見込んだ分量の水とともになべに入れ、弱火にかける（写真b）。
②煮立つ直前にこんぶをとり出し、削りガツオを一度に加える（写真c）。
③静かに1分煮、再び沸騰し始めたら火を消し、そのまま静かに2分ほどおく。削りガツオが下に沈んだら、こす（写真d）。

でき上がりの混合だしは、

| ナトリウム **0.04%** | 塩分 **0.10%** |

みそ汁1杯分150mlあたりでは、

| ナトリウム **58.2mg** | 塩分 **0.15g** |

みそ汁の具の選び方で塩分は変わります

みそ汁にはさまざまな具があります。塩分制限があったり、塩分控えめを心がけている場合には手作りだしを使い、みその種類や量を考えることはもちろんですが、具の選び方にも注意したいものです。

一般にカリウム（K）やカルシウム（Ca）、マグネシウム（Mg）、亜鉛（Zn）などのミネラル分は、ナトリウムを排泄する作用があります。したがって、みそ汁の具にこれらのミネラル分を多く含むものを組み合わせるとナトリウムの摂取量をいくらか減らすことができます。ミネラル分の多い具の組み合わせ例をいくつか紹介しますので、みそ汁を作るさいの参考にしてください。

※腎臓病等でカリウム制限がある場合は、カリウムの多い組み合わせは避けてください。

減塩に役立つミネラル分の多い具の組み合わせ例

カリウム…K
カルシウム…Ca
マグネシウム…Mg
亜鉛…Zn

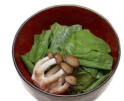

ほうれん草 30 g
しめじ 10 g
⇒ K 245mg / Ca 15mg / Mg 22mg

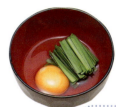

卵1個 50 g
にら 15 g
⇒ K 142mg / Ca 33mg / Mg 8mg

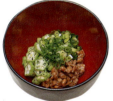

納豆 20 g
オクラ 10 g
あさつき 5 g
⇒ K 175mg / Ca 28mg / Mg 26mg / Zn 0.5mg

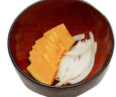

かぼちゃ 25 g
玉ねぎ 10 g
⇒ K 128mg

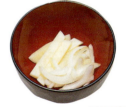

じゃが芋 25 g
玉ねぎ 10 g
⇒ K 118mg

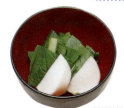

かぶ 20 g
小松菜 20 g
⇒ K 150mg / Ca 39mg

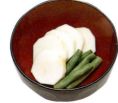

里芋 40 g
さやいんげん 10 g
⇒ K 282mg

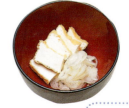

厚揚げ 30 g
根深ねぎ 10 g
⇒ K 56mg / Ca 76mg

だし

2 その他の和風だしの作り方

カツオだし

イノシン酸をはじめとしたうま味の強いだしです。吸い物など上品な料理に向きます。

●材料（でき上がり3カップ分）
水 ――― 4カップ
削りガツオ（でき上がり重量の2％）―――12 g
（写真a）

●作り方
①なべに分量の水を煮立て、沸騰したら削りガツオを一気に入れる（写真b）。そのまま静かに1分沸騰させ、火を消して3分ほどおく。
②削りガツオが下に沈んだら、こす（写真c）。

でき上がりのカツオだしは、

塩分 0.16％

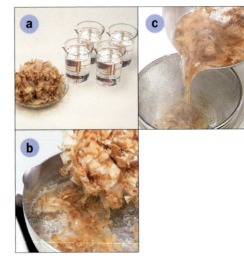

煮干しだし

みそ汁や煮物などの料理に合います。少し生臭いので吸い物には不向きです。

●材料（でき上がり3カップ分）
水 ――― 4カップ
煮干し※（でき上がり重量の2％）―――12 g
こんぶ（でき上がり重量の1％）―――6 g
※煮干しは頭と内臓を除いて縦に裂く。
（写真a）

●作り方
①なべに分量の水と煮干し、こんぶを入れて火にかけ（写真b）、静かに7～8分煮る。
②沸騰したらこんぶをとり出し、アクを除きながら（写真c）弱火で6～7分ほど煮出し、こす（写真d）。

でき上がりの煮干しだしは、

塩分 0.18％

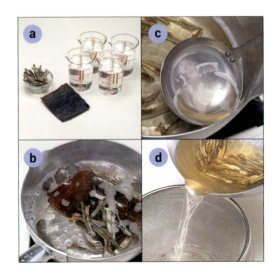

3 中国風、洋風だしの作り方

中国風だし（鶏がらだし）

　鶏がらがなければ鶏もも骨つきぶつ切り肉で代用します。調味料として少量の塩を加えます。

●材料（でき上がり5カップ分）
鶏がら————大1羽または小2羽分（450g）
水————10カップ
ねぎ————5cm
しょうがの薄切り————3枚
塩————ミニスプーン1/2
（写真a）

●作り方
①鶏がらはていねいに水洗いし（写真b）、血のかたまりや汚れ、肝臓や内臓を除く。
②厚手のなべに鶏がらとねぎ、しょうが、水、塩を入れ、強火にかける（写真c）。
③煮立ち始めたら、鶏がらが踊らない程度の火加減にし、浮き上がるアクを除く（写真d）。中央部がごく静かに煮立つ火加減で1時間、ふたをしないで煮出す。
④熱いうちにこす（写真e）。

洋風だし（チキンブイヨン）

　作り方は基本的に中国風だしと同じです。調味に塩を使うため、塩分は和風や中国風だしに比べて多くなります。

●材料（でき上がり5カップ分）
鶏がら————大1羽または小2羽分（450g）
水————14カップ
玉ねぎの薄切り————60g
にんじんの薄切り————10g
セロリの薄切り————10g
塩（でき上がり重量の0.3%）——ミニスプーン3
（写真a）

●作り方
①鶏がらはていねいに水洗いし、血のかたまりや汚れ、肝臓や内臓を除く。
②厚手のなべに鶏がらと玉ねぎ、にんじん、セロリ、水、塩を入れて強火にかける。
③煮立ち始めたら、鶏がらが踊らない程度の火加減にし、アクを除く。中央部がごく静かに煮立つ火加減で2時間、ふたをしないで煮出す。
④熱いうちにこす。

でき上がりの洋風だしは、
塩分 0.3%

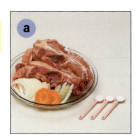

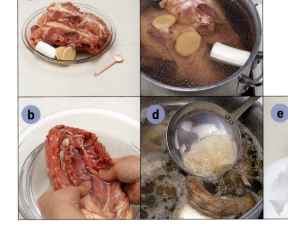

でき上がりの中国風だしは、
塩分 0.05%

だし

下調理

1 下ゆでによる吸塩量

下ゆでに使う塩には重要な役目があります。青菜をゆでる場合にはアクの成分のシュウ酸を減らし、甘味を増します。芋をゆでる場合には芋臭さを除き、やわらかくします。パスタ類をゆでる場合にはコシを強くします。しかし、塩を使う以上、下ゆでの塩は使用した量すべてではありませんが、いくらか材料に吸収されます。そこでどのくらい塩が吸収されるか、適正量を考えながら調べてみました。

ほうれん草

●実験条件
ほうれん草————50 g（写真a）
ゆで湯——ほうれん草の重量に対して10倍量
　　　　（500 g＝2½カップ）を用意する。
塩————ゆで湯の重に対して
　　　　1.0％（5 g＝小さじ1弱）、
　　　　2.0％（10 g＝小さじ1⅔）の
　　　　2種類で行なう。

●実験方法（ゆで方）
なべに湯を沸かし、塩を入れる（写真b）。ほうれん草を入れて3分ゆで（写真c）、水にとって振り洗いし、水けを絞る。

●実験結果
塩ゆで後のほうれん草の塩分濃度はゆで湯食塩濃度の約⅕程度で、ゆで液食塩濃度が高いほう（2.0％）がほうれん草の塩分濃度は高くなり、甘味も強く感じられます。アクっぽさについては1.0％のほうが甘味と塩辛さのバランスがよいため、2.0％よりもやわらげられます。

減塩を心がけている場合には、できれば下調理での塩の使用は避けたいものです。しかし、ほうれん草のようにアクがある野菜については少量の塩を使用してアクっぽさを除き、仕上げの調味（本味）で調整するほうがおいしさも保てます。

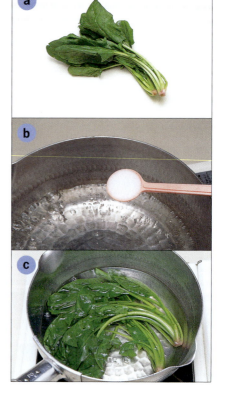

ゆでたほうれん草の塩分

1.0％塩分のゆで湯の場合　　塩分 **0.22%**※

2.0％塩分のゆで湯の場合　　塩分 **0.42%**※

※いずれもゆで上げ後の重量に対して

じゃが芋

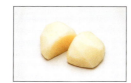

●実験条件
じゃが芋——50 g（2等分し、面とりしたもの）
ゆで湯——じゃが芋の重量に対して
　　　　　6倍量（300 g＝1½カップ）を用意する。
塩————ゆで湯の重量に対して
　　　　　0.3％（0.9 g＝ミニスプーン⅔強）、
　　　　　0.5％（1.5 g＝ミニスプーン1¼）
　　　　　の2種類。

●実験方法（ゆで方）
　なべに湯を沸かし、塩を加える。じゃが芋を入れ、25分ゆでる。水けをきって粉吹きにする。

●実験結果
　塩ゆで後のじゃが芋の食塩濃度はゆで湯のそれとほぼ同じ濃度です。一般に塩分濃度が高くなるほどホクホクとやわらかく仕上がり、水っぽさや芋臭さがなくなります。ただし、1％以上の高い塩分濃度になると芋自体が塩辛くなり、反対に塩分濃度が0％の場合には芋臭く、水っぽいため味の評価は悪くなります。ゆで湯の食塩濃度0.3％と0.5％は食味上では大きな差が認められないので、減塩を心がけている場合には、0.3％の食塩濃度でゆでましょう。新じゃが芋の場合もほぼ同じ傾向です。

スパゲティ

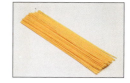

●実験条件
スパゲティ——100 g（太さ1.8mm）
ゆで湯——スパゲティの重量に対して
　　　　　10倍量（1000 g＝1 ℓ＝5カップ）
　　　　　を用意する。
塩————ゆで湯の重量に対して
　　　　　0.3％（3 g＝小さじ½）を用意する。

●実験方法（ゆで方）
　なべに湯を沸かし、塩を加える。スパゲティの長さを2等分にして入れ、10～13分ゆでる。ざるにとって湯をきる。

●実験結果
　ゆでたスパゲティの食塩濃度は0.36％で、ゆで湯の食塩濃度を若干上まわっています。ほうれん草などに比べて吸塩率が高いのは、乾物のためにゆで湯をよく吸収するからです（ゆで上げ後重量2.6～2.7倍）。
　パスタ類は塩を加えてゆでることでめんがしまり、コシが強くなります（食塩無添加でゆでると粘りが少なくなり、切れやすくなります）。0.3％塩分のゆで湯でゆでた場合にもこの効果は現われ、適度な下味がつき、歯ざわりもよく、めんに弾力が出ます。
　この結果から、一般の料理書ではパスタ類のゆで湯の食塩濃度は0.5～1.5％の範囲ですが、0.3％塩分のゆで湯で行なってもでき上がりの味に支障はないことがわかります。

ゆでたじゃが芋の塩分

0.3％塩分のゆで湯の場合　　**塩分 0.30％**[※]

0.5％塩分のゆで湯の場合　　**塩分 0.45％**[※]

※いずれもゆで上げ後の重量に対して

ゆでたスパゲティの塩分

0.3％塩分のゆで湯の場合　　**塩分 0.36％**[※]

※いずれもゆで上げ後の重量に対して

下調理

2 ふり塩による吸塩量

酢の物やなます、漬物などを作る場合に。下ごしらえをして材料に塩をふって水けを出し、しんなりさせることがあります。これを塩もみまたはふり塩といい、塩の浸透圧の作用を利用した調理法です。

● 実験条件
きゅうり─30 g
（2 mm厚さの輪切りにしたもの。写真a)
塩────きゅうりの重量に対して
　　　　1.0％（0.3 g＝ミニスプーン¼）、
　　　　2.0％（0.6 g＝ミニスプーン½）
　　　　の2種類で行なった。

● 実験方法
輪切りにしたきゅうりに分量の塩をふり、手でもんで全体に混ぜる（写真b）。そのまま5分放置し、手絞りで軽くひと絞りする（写真c）。これについて塩分量を測定する。

● 実験結果
食塩量1.0％、2.0％とも、ふり塩によって使用量の53〜57％が吸収され、ふり塩後のきゅうりの塩分濃度は1.0％では0.53％、2.0％では1.08％になります。この結果からふり塩する塩の量と吸塩量の間に比例関係が成り立ち、使用量が増えれば口に入る塩の量も増えることがわかります。同じ条件で大根についても実験したところ、同じ傾向が見られました（ふり塩後の塩分濃度：ふり塩1.0％→0.63％、ふり塩2.0％→1.02％）。

さらに、同じく大根でふり塩後の放置時間を10分にしたところ、5分の場合よりわずかに低い傾向が見られました。これは時間経過にしたがって脱水量が増加したためと考えられます。

下処理でふり塩を行なう場合には、吸収される塩分量を考えて調味料の量をコントロールしましょう。

野菜にふった塩の一部はとり出された水分といっしょに落ちます。そこで、ふった塩が実際にどのくらい口に入るのか、塩の使用量をいくつか変えて調べてみました。

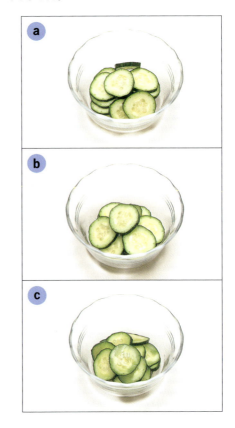

ふり塩後の塩分

ふり塩 1.0％[※1]の場合　　塩分 **0.53％**[※2]

ふり塩 2.0％[※2]の場合　　塩分 **1.08％**[※2]

※1 ふり塩前の重量に対して　　※2 ふり塩後の重量に対して

3 立て塩による吸塩量

　立て塩とは本来、魚介類を洗ったり、材料に塩味を含ませるときに用いる塩水のことです。後者は浸漬ともいい、ふり塩（塩もみ）と同様に塩の浸透圧を利用した下調理法です。つまり、塩水に浸すと材料の内と外の塩分濃度を均一にしようとする力が働くため、塩水の濃度は低くなり、材料に塩分が吸収されるのです。実際に立て塩（浸漬）による吸塩量はどのくらいか、以下のように調べてみました。

●実験条件
きゅうり—30 g
　　　　（2 mm厚さの輪切りにしたもの。写真 a）
浸漬液——水 100mℓ（½カップ）に対し、
　　　　1.0％の塩（1 g＝ミニスプーン 1 弱）
　　　　を加えた 1.0％食塩水、
　　　　2.0％の塩（2 g＝小さじ ⅓）
　　　　を加えた 2.0％食塩水を用意する。

●実験方法
　輪切りにしたきゅうりを 1.0％食塩水と 2.0％食塩水にそれぞれ浸漬する（写真 b）。そのまま 5 分放置し、手絞りで軽くひと絞りする（写真 c）。これについて塩分量を想定する。

●実験結果
　浸漬後の材料の塩分量は、1.0％食塩水、2.0％食塩水いずれについても浸漬液食塩濃度の⅕〜¼程度。これは使用した食塩の 6.6〜8.4％を吸収したことになります。
　前ページのふり塩と比べると、浸漬は使用食塩量が 3 倍ほど多かったにもかかわらず、下調理後の塩分濃度はふり塩のほうが多く、浸漬の約 2 倍になりました。さらに材料の脱水量もふり塩のほうが多く、重量減少率は浸漬では平均 13％であったのに対し、ふり塩では平均 27％でした。これは、ふり塩は直接塩をふりかけるため材料の表面の塩分がとても高くなり、浸漬に比べて脱水しやすくなるためだと考えられています。
　調味をしっかり行なう場合には、下調理は浸漬法を採用し、でき上がりの塩分量を調整するとよいでしょう。

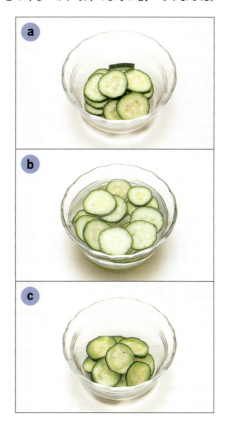

浸漬後の塩分
1.0％塩分の浸漬液の場合　　塩分 **0.22％**※
2.0％塩分の浸漬液の場合　　塩分 **0.48％**※

※浸漬後の重量に対して

煮物

野菜の煮物の吸塩量

　野菜の煮物の塩分は味つけに使った調味料によるものです。ただし、使った調味料がすべて口に入るわけではなく、煮物によっては煮汁をたくさん残したり、逆に煮汁をほとんど残さず煮含めたりするため、調理方法によって実際に口に入る塩分量はさまざまです。
　そこで、野菜の煮物で使った調味料の塩分がどのくらい口に入るか（＝吸塩量）を野菜の性質や調理条件などいくつかの条件を設定して調べてみました。

かぼちゃ

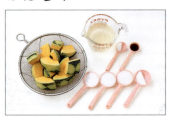

●材料／4人分
かぼちゃ――――400 g
だし（かぼちゃの60％）
　―240 g
砂糖（かぼちゃの8％）
　―32 g（大さじ3⅓強）
塩（かぼちゃの0.8％塩分）
　―2.5 g（小さじ½弱）
しょうゆ― 4.2 g（小さじ⅔強）
※煮る前の材料1人分の塩分 0.8 g

●作り方
　かぼちゃは面とりして1切れ30 gに切り、直径18cmの厚手アルミニュームゆきひらなべに入れる。だしを加えて沸騰後5分加熱し、砂糖と塩を加えて10分煮、しょうゆを加えて10分煮る。

○煮汁全部煮含める場合

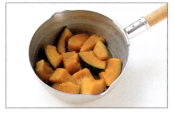

かぼちゃの吸塩率	**89.0%**
残った煮汁	**なし**
1人分の塩分	**0.7g**

○煮汁 ⅓ 量を残す場合

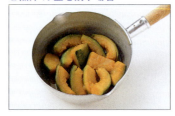

かぼちゃの吸塩率	**68.5%**
残った煮汁の塩分	**11.6%**
1人分の塩分	**0.6g**

○煮汁 ½ 量を残す場合

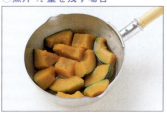

かぼちゃの吸塩率	**58.7%**
残った煮汁の塩分	**29.8%**
1人分の塩分	**0.5g**

★でんぷん質の野菜は煮汁を残すほど吸塩量は少ない。

　かぼちゃの煮物の吸塩率は、煮汁全部を煮含めた場合は89.0％、煮汁⅓量を残した場合は68.5％、煮汁を½量残した場合は58.7％と煮汁を多く残すほどかぼちゃ自体の吸塩量は少なくなっています。

　この結果から、かぼちゃのようにでんぷん質が多い野菜は煮汁を吸収しやすいため、同じ条件、同じ調味パーセントで調味した場合には、煮汁を多く残すほど口に入る吸塩量は少なくなることがわかります。

煮物

大根

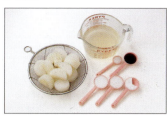

●材料／4人分
大根—600 g
だし（大根の100%）—600 g
砂糖（大根の4%）
　—24 g（大さじ2⅔）
塩｛大根の1.2%塩分｝—4.2 g（小さじ⅔強）
しょうゆ　　　　　　　—18 g（大さじ1）
※煮る前の材料1人分の塩分2.4 g

●作り方
　大根は面とりして1切れ30 gに切り、直径18cmの厚手アルミニュームゆきひらなべに入れる。だしを加えて沸騰後5分加熱し、砂糖と塩を加えて10分煮、しょうゆを加えて10分煮る。

○煮汁 ⅓ 量を残す場合

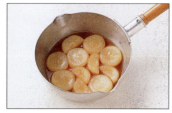

大根の吸塩率	**57.5%**
残った汁の塩分	**41.6%**
1人分の塩分	**1.2g**

○煮汁 ½ 量を残す場合

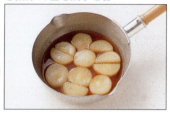

大根の吸塩率	**59.2%**
残った煮汁の塩分	**40.6%**
1人分の塩分	**1.3g**

★水分の多い野菜は煮汁に塩分が残る。煮汁の残し方による吸塩率の差は少ない。

　大根の吸塩率は約60%で、残す煮汁の量による差はあまり見られません。大根のように水分の多い野菜は、煮汁を吸収するのと同時に野菜の水分が汁に流れ出ます。このとき、浸透圧の作用で調味液が濃い濃度からうすい濃度へ移行されます。そのため、塩分が野菜か煮汁の一方に偏ることがなく、でんぷん質の多い野菜よりも吸塩率が低くなります。

ぬめりのある里芋や葉状で水分の多い小松菜の場合

　里芋はでんぷん質ですが、かぼちゃほど吸塩量は多くありません（吸塩率50〜70%）。これはでんぷん組成や細胞膜の状態の違い、ぬめりの影響、表面積の差のためと考えられます。特にぬめりの影響は大きく、下ゆでをしないでぬめりのあるまま煮ると味がしみ込みにくく、吸塩率は50〜55%と下ゆでしたものと比べて低くなります。中でも煮汁を全部煮含める「煮ころがし」では、ぬめりありの吸塩率は50%と低く、残りの調味料はなべ肌に付着したりするようです。
　葉状で水分の多い小松菜の場合は、里芋に比べて吸塩率が高く、2分煮る「青煮」で吸塩率約70%となります。これは表面積が大きいので表面につく調味料が多いためと、下ゆでにより味がしみ込みやすくなるためと考えられます。ただし、煮る時間がある程度長くなると小松菜自体が煮やせしてしまうため、吸塩率は低くなる傾向にあります（15分煮る「煮浸し」の場合、吸塩率約68%）。

調味パーセント

調味パーセントとは

●調味パーセントの考え方

　「調味パーセント」は、だれにでもいつでも同じ味つけができるように考案された「味つけの伝達・記録手段」です。作りたい分量が材料表とは違う場合に調味パーセントにしたがって調味料の分量を計算すれば、一定の味つけができます。

　調味パーセントを使えば不確かな勘に頼ることなく、失敗することもなく、どんな分量の材料でも同じ味つけを再現することができます。

●一般的に好まれる「標準の味」です

　料理は長い経験により味のつけ方がくふうされて、一般的に好まれる「標準の味」ができ上がっています。これを数値（％）で表したものが調味パーセントです。

　調味パーセントは、「材料の重量に対する塩分量または糖分量の割合」で表されるので、材料も調味料もきちんと計量することが必要です。きちんと計量して調味パーセントに従って調味すれば塩分量を管理でき、塩分制限が必要なときに役立ちます。

調味料の量を決める方法

①材料の重量を量る

　材料の調味直前の状態の重量を量ります。たとえば魚介や野菜ならば下ごしらえの済んだもの、汁物や煮汁の多い煮物なら液体の重量も量ります。

②塩分・糖分の重量 $=\dfrac{\text{材料の重量（g）×調味パーセント（％）}}{100}$

　各料理に適切な塩分または糖分の重量は、調味パーセントに従って、上記の式で算出します。重量をスプーン・カップの容量に換算するには、176ページ表2を参考にします。

③塩や砂糖以外の調味料の量を出すには

　塩味は塩のほかにしょうゆやみそでつけることもありますし、甘味は砂糖のほかにみりんでつけることもあります。その場合も176ページ表2を使って換算します。

表1　料理の調味パーセント

	料理名	調味対象	調味パーセント 塩分（%）	糖分（%）	メモ
汁物	スープ	だし	0.2 〜 0.5		だしの味が濃い場合は、塩分をうすくできる
	みそ汁	だし	0.6 〜 0.8		
	すまし汁	だし	0.5 〜 0.7		
	けんちん汁	だし	0.6 〜 0.7		
焼き物	魚の塩焼き	魚（一尾魚）	1 〜 3		鮮度、魚の種類による。切り身魚の場合、0.5 〜 1.0%
	魚のムニエル	魚	0.5 〜 1		
	豚肉のくわ焼き	肉	1 〜 1.5	2 〜 3	
	ハンバーグ	材料※1	0.4 〜 0.6		※1 全材料に対して
煮物	魚の煮つけ	魚	1.5 〜 2※2	2 〜 7※2	※2 鮮度、魚の種類による
	サバのみそ煮	魚	1.2 〜 2	6 〜 8	
	里芋の煮物	芋	0.8 〜 1.2	4 〜 6	
	いりどり	材料※3	1 〜 1.2	4 〜 6	※3 全材料に対して
	青菜の煮浸し	青菜	0.8	1	
	乾物の煮物	材料※4	1 〜 1.5	4 〜 15	※4 もどした材料に対して
ごはん	炊き込みごはん	米	1.5		
	すし飯	米	1 〜 1.5※5	2 〜 5	酢12%、※5 飯に対して0.6 〜 0.8%
	チャーハン	飯	0.5 〜 0.8		油5 〜 8 %
その他	お浸し	材料※6	0.8 〜 1		※6 ゆでる前の材料に対して
	野菜のいため物	材料※7	0.5 〜 1	0.5	油5 〜 10%、※7 全材料に対して
	茶わん蒸し	卵液	0.3 〜 0.6		
	野菜の即席漬け	材料	1.5 〜 2		

女子栄養大学調理学第一研究室・調理科学研究室 編

★ 「調味対象」を把握しましょう

○汁物…だしの重量
○焼き物・いため物・揚げ物…材料の合計重量（一尾魚は下ごしらえ後の重量、切り身魚は切り身の重量）
○煮物…だしを除いた材料の合計重量
○ごはん…吸水前の米もしくは飯の重量

調味パーセント

表2　計量スプーン・カップによる調味量の重量および塩分・糖分換算表

食品名		ミニスプーン（1mℓ）	小さじ（5mℓ）	大さじ（15mℓ）	カップ（200mℓ）
重量＝塩分・糖分	あら塩（並塩）	1g＝塩分1g	5g＝塩分5g	15g＝塩分15g	180g＝塩分180g
	食塩	1.2g＝塩分1.2g	6g＝塩分6g	18g＝塩分18g	240g＝塩分240g
	精製塩	1.2g＝塩分1.2g	6g＝塩分6g	18g＝塩分18g	240g＝塩分240g
	上白糖	—	3g＝糖分3g	9g＝糖分9g	130g＝糖分130g
	ざらめ糖	—	5g＝糖分5g	15g＝糖分15g	200g＝糖分200g
	グラニュー糖	—	4g＝糖分4g	12g＝糖分12g	180g＝糖分180g
重量より換算した塩分	濃い口しょうゆ（塩分15%）	—	6g→塩分1g	18g→塩分3g	230g→塩分35g
	うす口しょうゆ（塩分16%）	—	6g→塩分1g	18g→塩分3g	230g→塩分37g
	減塩しょうゆ（塩分8%）	—	6g→塩分0.5g	18g→塩分1.4g	230g→塩分18g
	淡色辛みそ（塩分12%）	—	6g→塩分0.7g	18g→塩分2.2g	230g→塩分28g
	減塩みそ（塩分10%）	—	6g→塩分0.6g	18g→塩分1.8g	230g→塩分23g
	ウスターソース（塩分8%）	—	6g→塩分0.5g	18g→塩分1.4g	240g→塩分19g
	トマトケチャップ（塩分3%）	—	6g→塩分0.2g	18g→塩分0.5g	240g→塩分7g
	マヨネーズ（塩分2%）	—	4g→塩分0.1g	12g→塩分0.2g	190g→塩分4g
	有塩バター（塩分2%）	—	4g→塩分0.1g	12g→塩分0.2g	180g→塩分4g
甘み	みりん（砂糖の⅓の甘さ）	—	みりん6g＝砂糖2g	みりん18g＝砂糖6g	みりん230g＝砂糖76g

上記は調理に使いやすいよう定めた実用値です。

計量スプーンを使って正しく計量しましょう

●粉末のものを計る

塩や砂糖、小麦粉など粉状のものは、ふんわりともって、すり切り用へらを使って計ります。

①スプーン1杯を計る（写真a）

ふんわりと山盛りにすくい、すり切り用へらの柄の部分を垂直に立てて端から平らにすり切る。

②スプーン½杯を計る（写真b）

まず①の方法でスプーン1杯を計り、すり切り用へらの曲線部分（各スプーンの大きさに合った曲線部分）を真ん中に垂直に立てて半分を払い除く。スプーン¼杯を計るときは、さらにへらで半量を払い除く。

③スプーン⅓杯、⅔杯を計る（写真c）

まず①の方法でスプーン1杯を計り、すり切り用へらで表面に目安の線をつけて不要な部分を払い除く。

●液体を計る

しょうゆや油などの液体のものは、内径を満たすように注ぎ入れて計ります。

①スプーン1杯を計る（写真d）

スプーンを水平に持ち、表面張力で表面が盛り上がるくらいまで液体を注ぎ入れる。

②スプーン½杯を計る（写真e）

スプーンを水平に持ち、深さの⅔まで注ぎ入れるとほぼ½の量になる（スプーンの底の部分がつぼんでいるので、深さの半分よりも心持ち多めに入れる）。

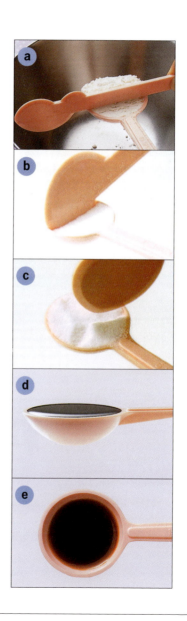

調味パーセント

食品の塩分早わかり 索引

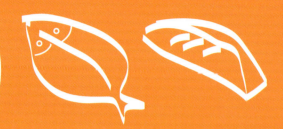

10～136ページで掲載した
食品の総索引。
食品の種類ごと掲載しています。

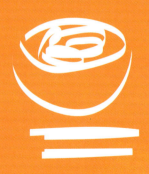

外食の塩分早わかり 料理＆栄養価一覧

138～162ページで掲載した
料理の1食分の
栄養成分値を掲載しています。

食品の塩分早わかり
索引

10 ～ 136 ページで掲載した食品の総索引です。
まずは、下記の項目索引から食品の種類のページを
検索し、探したい食品をひいてください。

おかず ――――――― 179 ページ
海藻 ――――――― 179 ページ
菓子 ――――――― 180 ページ
カップめん・袋めん ―――― 180 ページ
缶詰め ――――――― 180 ページ
乾物 ――――――― 181 ページ
ごはん ――――――― 181 ページ
魚 ――――――― 181 ページ
汁物 ――――――― 181 ページ
だし・ブイヨン ―――― 182 ページ
卵 ――――――― 182 ページ
チーズ ――――――― 182 ページ
調味料 ――――――― 183 ページ
調理ミックス ――――― 183 ページ
珍味 ――――――― 184 ページ
漬物 ――――――― 184 ページ
つゆ・たれ・ソース ―――― 184 ページ
ドレッシング・マヨネーズ 185 ページ
ナッツ ――――――― 185 ページ
肉 ――――――― 185 ページ
練り製品 ――――――― 185 ページ
パン ――――――― 186 ページ
ふりかけ・つくだ煮 ―――― 186 ページ
めん・パスタ・ピザ ―――― 186 ページ
油脂 ――――――― 186 ページ
レトルト食品 ――――― 186 ページ

おかず		ページ
あ	「味からっ」やわらか若鶏から揚げ〈じゅわん鶏もも〉（味の素冷凍食品）	111
お	お弁当に Good!® パリパリの春巻 （ニチレイフーズ）	111
	お弁当に Good!® ミニハンバーグ （ニチレイフーズ）	110
	お弁当に Good!® やわらかひとくちカツ （ニチレイフーズ）	110
き	ギョーザ （味の素冷凍食品）	110
た	たこやき 18 個 （ニッスイ）	111
ふ	プリプリのエビシューマイ（味の素冷凍食品）	110
ほ	ほしいぶんだけちくわの磯辺揚げ （ニッスイ）	111
	ポテトコロッケ	110
め	明治えびグラタン 2 個入（明治）	111
	明治レンジピッツァ＆ピッツァ 2 枚入 （明治）	111
	メンチカツ	110

海藻		ページ
あ	青のり	31
	味つけのり	31
	あらめ・素干し	33
い	糸わかめ	32
お	おぼろこんぶ（削りこんぶ）	30
か	海藻ミックス（とさかのり）・塩蔵	33
	海藻ミックス（とさかのり）・乾燥	33
	カットわかめ	32
	韓国のり	31
き	刻みこんぶ	30
く	茎わかめ・湯通し塩蔵・塩抜き	32
こ	こんぶ茶	30
す	酢こんぶ	31
と	とろろこんぶ	30
な	長ひじき	33
ま	まこんぶ	30

179

み	みついしこんぶ（日高こんぶ）	30
め	芽かぶわかめ・生	32
	芽ひじき	33
も	もずく・塩蔵・塩抜き	33
や	焼きのり	31
ゆ	湯通し塩蔵わかめ	32
	湯通し塩蔵わかめ・塩抜き	32

菓子　ページ

あ	アイスクリーム・普通脂肪	136
	赤ちゃんせんべい	132
	アップルパイ	135
い	今川焼き・あん	134
	芋かりんとう	132
か	柿の種ピーナッツ入り	132
	カスタードプディング	136
	かた焼きせんべい・ごま	132
	かた焼きせんべい・ざらめ	132
	かた焼きせんべい・しょうゆ	133
	歌舞伎揚げ	133
	かりんとう・黒	133
き	きんつば	134
く	串団子・しょうゆ	134
	クラッカー・オイルスプレークラッカー	130
	クラッカー・ソーダクラッカー	130
	栗蒸しようかん	134
こ	コーンスナック	130
	コーンスナック・ポップコーン	130
	小麦粉スナック・プレッツェル	130
さ	サラダせんべい（うす焼きせんべい）	133
し	シフォンケーキ	135
	シュークリーム	135
せ	ゼリー・ミルク	136
と	どら焼き	134
な	南部せんべい・ごま入り	133
ふ	プリン・小	136
	フローズンヨーグルト	136
へ	米菓・揚げせんべい	132

ほ	ポテトスティック・太	130
	ポテトスナック	131
	ポテトチップス（成型）	131
	ポテトチップス・塩味	131
ま	豆入りかきもち	133
	豆スナック	131
	豆大福	134
み	ミルフィーユ	135
も	モナカアイス	136
や	焼きチーズケーキ	135
	野菜チップス	131
れ	レアチーズケーキ	135
	れんこんチップス	131

カップめん・袋めん　ページ

あ	赤いきつねうどん（関西）（東洋水産）	102
	赤いきつねうどん（西向け）（東洋水産）	102
	赤いきつねうどん（東向け）（東洋水産）	102
か	カップヌードル（日清食品）	100
	カップヌードル　ビッグ（日清食品）	100
	カップヌードルライト（日清食品）	100
に	日清麺職人　しょうゆ（日清食品）	100
	日清麺職人　担々麺（日清食品）	100
	日清麺職人　とんこつ（日清食品）	100
	日清焼そば U.F.O.（日清食品）	103
	認定だしの旨みで減塩　鶏炊きうどん　（エースコック）	103
	マルちゃん正麺　旨塩味（東洋水産）	101
	マルちゃん正麺　醤油味（東洋水産）	101
	マルちゃん正麺　味噌味（東洋水産）	101
み	緑のたぬき天そば（関西）（東洋水産）	102

	緑のたぬき天そば（西向け）（東洋水産）	102
	緑のたぬき天そば（東向け）（東洋水産）	102
	明星　中華三昧　涼麺（明星食品）	101
	明星　低糖質麺　ローカーボ Noodles　まろやか鶏白湯　（明星食品）	101
れ	レナケアー　かやくうどん（日清オイリオグループ）	103
	レナケアー　しょうゆラーメン　（日清オイリオグループ）	101
	レナケアー　ソース焼そば（日清オイリオグループ）	103

缶詰め　ページ

あ	アカガイ・味つけ	22
	アサリ・水煮	22
	アンコウ肝・水煮	20
い	イカ・味つけ	22
	イワシ・味つけ	20
	イワシ・アンチョビー	20
	イワシ・オイルサーディン	20
	イワシ・かば焼き	20
	イワシ・水煮	20
	イワシ・みそ煮	21
	イワシ・レモンスープ	21
う	ウナギ・かば焼き	21
か	カキ・薫製油漬け	22
	カツオ・油漬け	18
	カツオ・フレーク味つけ	18
	カニみそ	22
き	牛肉大和煮缶詰め	44
こ	国内産　あなご蒲焼（（国分）K&K　缶つま）	22
	コンビーフ	44
さ	サケ（カラフトマス）・水煮	18
	サケ・中骨入り水煮	18
	サバ・味つけ	21
	サバ・水煮	21
	サバ・みそ煮	21
	サンマ・味つけ	18
	サンマ・かば焼き	19
す	ズワイガニ・水煮	23

た	たこのオリーブオイル（（国分）　K&K　缶つま）	23
	タラバガニ・水煮	23
つ	ツナ・油漬け	19
	ツナ・油控えめ	19
	ツブ貝・味つけ	23
と	トップシェル・味つけ	23
に	ニューコンミート	44
へ	紅ザケ・水煮	18
ほ	ホタテ貝・水煮缶詰め	23
ま	マグロ・フレーク味つけ	19
む	無添加ツナ　（ホテイフーズコーポレーション）	19
や	焼きとり缶詰め・塩味	44
	焼きとり缶詰め・たれ	44
ら	ライトツナ　食塩無添加オイル無添加　（いなば食品）	19
れ	レバーペースト	44

乾物		ページ
い	イワシ・削り節	28
か	カツオ・削り節	28
	カツオ・なまり	29
	カツオ・なまり節	29
こ	混合削り節	28
さ	サクラエビ・煮干し	28
	サバ・削り節	28
し	塩クラゲ・塩抜き	29
	塩干しタラ	29
ほ	干しエビ・殻つき	29
	干しホタテ貝	29
ま	マグロ・削り節糸削り	28

ごはん		ページ
い	いなりずし	117
お	大きな大きな焼きおにぎり（ニッスイ）	112
	おにぎり・梅しそ	116
	おにぎり・こんぶ	116
	おにぎり・タラコ	116
	おにぎり・ツナマヨネーズ	116
	おにぎり・とり五目	116
	おにぎり・紅ザケ	116
	おにぎり・明太子	117
	おにぎり・わかめ	117

か	カップヌードルぶっこみ飯　（日清食品）	103
く	栗おこわ	114
こ	ごはん・普通盛り	114
	五目ごはん	114
	五目ちらしずし	114
せ	赤飯	114
ち	チキンライス（ニチレイフーズ）	112
	中華ちまき	112
て	手巻きずし・ツナサラダ	117
	手巻きずし・納豆	117
	手巻きずし・マグロたたき	117
に	日清カレーメシ　ビーフ（日清食品）	103
は	バターライス	114
や	焼おにぎり　10個入（ニチレイフーズ）	112
れ	レンジでふっくらパラッと五目炒飯　（ニチレイフーズ）	112

魚		ページ
あ	アジ・みりん干し	10
い	イクラ	26
	イボダイ・開き干し	14
	イワシ・ぬか漬け	16
う	ウルメイワシ・丸干し	12
か	数の子・塩蔵・水もどし	27
	カタクチイワシ・みりん干し	12
	カマス・開き干し	14
き	キチジ・開き干し	14
	キャビア	27
	ギンダラ・粕漬け	16
こ	小アジ・開き干し	10
	コウナゴ	12
	小ダイ・笹漬け	17
	コハダ・酢漬け	17
さ	サケ・粕漬け	16
	サバ・塩サバ	14
	サバ・みりん干し	14
	サワラ・みそ漬け	16
	サンマ・開き干し	14
	サンマ・みりん干し	15
し	塩ザケ・甘塩（甘口）	11

	塩ザケ・辛口	11
	塩ダラ	11
	シシャモ・生干し（輸入品）	15
	しめサバ	17
	シラス干し	13
す	スジコ	26
	酢ダコ	17
	スモークサーモン	11
た	たたみイワシ	13
	田作り	13
	タラコ	26
	タラコ・甘塩	26
ち	ちりめんじゃこ	13
つ	粒ウニ	27
て	デンマークキャビア	27
と	トビウオ卵	27
に	煮干し	13
ね	練りウニ	27
ほ	干しガレイ	15
	ホッケ・開き干し	15
ま	マアジ・開き干し	10
	マアジ・開き干し甘塩	10
	マイワシ・生干し	12
	マイワシ・丸干し	12
	マナガツオ・みそ漬け	16
み	身欠きニシン	15
む	ムツ・西京漬け	16
	ムロアジ・くさや	10
	ムロアジ・開き干し	10
め	目刺し	12
	明太子	26
	明太子・甘口	26

汁物		ページ
お	おいしいね‼　あさり（神州一味噌）	107
	おいしいね‼　とん汁（神州一味噌）	107
	おいしさ選べるスープはるさめ減塩8食　（ひかり味噌）	105
	お徳用　料亭の味みそ汁減塩　12食　（マルコメ）	106
	大人むけのスープ　ボストンクラムチャウダー　（ハインツ）	104

181

	おみそ汁の大革命野菜いきいきその２減塩 （永谷園）	106
か	化学調味料無添加　もずくスープ　（アサヒグループ食品）	105
く	「クノール®カップスープ」オニオンコンソメ（３袋入）（味の素株式会社）	104
	「クノール® 中華スープ」（５食入袋）（味の素株式会社）	105
し	じっくりコトコトこんがりパン　コーンポタージュ（ポッカサッポロフード＆ビバレッジ）	104
	じっくりコトコトとろ～りコーン（ポッカサッポロフード＆ビバレッジ）	104
	じっくりコトコト濃厚クラムチャウダー（ポッカサッポロフード＆ビバレッジ）	104
	じっくりコトコト濃厚コーンポタージュ（ポッカサッポロフード＆ビバレッジ）	104
す	スープはるさめかきたま　（エースコック）	105
	スープはるさめワンタン　（エースコック）	105
な	生みそ汁　料亭の味　減塩しじみ　８食　（マルコメ）	106
	生みそ汁　料亭の味　減塩わかめ　12食　（マルコメ）	106
	生みそタイプみそ汁あさげ（永谷園）	107
	生みそタイプみそ汁ひるげ（永谷園）	107
	生みそタイプみそ汁ゆうげ（永谷園）	107
は	ハッピースープ　わかめスープ（ポッカサッポロフード＆ビバレッジ）	105
ま	まごころ一杯　減塩なす（アサヒグループ食品）	106
	松茸の味お吸いもの（永谷園）	107
み	味噌汁庵　ほうれん草減塩（永谷園）	106

だし・ビヨン		ページ
あ	あじつゆ（まるさん（丸三食品））	83
	「味の素KK コンソメ」〈塩分ひかえめ〉固形15個入箱　（味の素株式会社）	84
	「味の素KK コンソメ」顆粒60g 袋　（味の素株式会社）	84
	「味の素KK コンソメ」固形21個入箱　（味の素株式会社）	84
う	うどんスープ（ヒガシマル醤油）	83
え	塩分55％カットだしの素（粉末）　（シマヤ）	81
お	「お塩控えめの・ほんだし®」100g 箱　（味の素株式会社）	81
か	鰹節屋のだしパック（ヤマキ）	82
	割烹白だし　（ヤマキ）	83
	顆粒いりこだし	80
	顆粒カツオだし	80
	顆粒こんぶだし	80
	顆粒鶏がらだし	85
け	減塩だしつゆ　300ml（ヤマキ）	83
	減塩中華だし・化学調味料無添加　（ライフプロモート）	85
こ	こんぶだしの素（顆粒）（シマヤ）	81
し	純粋だし　かつお（まるさん（丸三食品））	82
	純だし　いりこベース極うすしお味　（まるさん（丸三食品））	82
そ	素材力だし®いりこだし5g×7本入　（理研ビタミン）	81
	素材力だし® 本かつおだし5g×7本入　（理研ビタミン）	81
た	ダシダ（牛肉だしの素）（CJ ジャパン）	85
	だしてんねん（ティーバッグ式）　（シマヤ）	82
	だしパック　いりこ味（ヤマキ）	82
ち	中国風顆粒ブイヨン	85

	中国風ブイヨン（半練りタイプ）	85
て	手作りカツオ・こんぶだし	80
	手作りカツオだし	80
	手作りこんぶだし	80
ふ	ふりだし　かつおベース（まるさん（丸三食品））	82
	プロが使う味®　白だし（ミツカン）	83
ま	マギー　ブイヨン（マギー（ネスレ日本））	84
	マギー　無添加コンソメ（マギー（ネスレ日本））	84
	「丸鶏がらスープ」〈塩分ひかえめ〉　（味の素株式会社）	85
む	無添加だし焼きあご（顆粒）　（シマヤ）	81

卵		ページ
う	うずらの卵水煮缶詰め	45
お	温泉卵	45
し	塩卵	45
た	卵豆腐	45
ひ	ピータン	45

チーズ		ページ
え	エダムチーズ	46
	エメンタールチーズ	47
か	カテージチーズ	46
	カマンベールチーズ	46
く	クリームチーズ	46
こ	ゴーダチーズ	46
す	スティックチーズ	48
	スモークチーズ	48
	スライスチーズ	48
ち	チーズスプレッド	48
	チェダーチーズ	46
な	ナチュラルチーズ・クッキング用	47
は	パルメザンチーズ	47
	パルメザンチーズ・粉	47
ふ	ブルーチーズ	47
	プロセスチーズ	48
も	モッツァレラチーズ・水牛	47
ろ	６Pチーズ	48

調味料

	品名	ページ
あ	「アジシオ®」100g袋（味の素株式会社）	67
	味・塩こしょう（ダイショー）	67
	あら塩	66
う	うす口しょうゆ	68
え	XO醬	78
お	オイスターソース	78
か	カレー粉	91
	岩塩	66
き	キッコーマン いつでも新鮮 味わいリッチ減塩しょうゆ（キッコーマン食品）	69
	キッコーマン 特選 丸大豆減塩しょうゆ（キッコーマン食品）	69
く	黒ごま塩	66
け	減塩しょうゆ	68
	減塩しょうゆ本膳（ヒゲタ醤油）	69
	減塩みそ	71
こ	濃い口しょうゆ	68
	コチュ醬	78
	米みそ・赤色辛みそ（仙台みそなど）	70
	米みそ・甘みそ（西京みそ）	70
	米みそ・淡色辛みそ（信州みそなど）	70
さ	沙茶醬	78
	再仕込みしょうゆ	68
し	しょうが・おろし（チューブ入り）	90
	食塩	66
	白しょうゆ	68
	神州一味噌「無添加 減塩」500g（神州一味噌）	71
せ	精製塩	66
	西洋からし・練り（チューブ入り）	90
た	タケヤみそ「塩ひかえめ」500g（タケヤみそ）	71
	だし入りみそ	70
	だしわりしょうゆ（日清オイリオグループ）	69
	たまりしょうゆ	68
ち	芝麻醬	78
つ	粒マスタード	90
て	甜麺醬	78
と	豆板醬	79
	豆豉	79
な	ナンプラー	79
に	にんにく・おろし（チューブ入り）	90
ぬ	ヌクマム	79
は	伯方の塩・焼塩250g（伯方塩業）	67
ほ	花椒塩	79
ま	豆みそ	70
む	麦みそ	70
も	モートン減塩しお（塩分50％カット岩塩）（野村事務所）	67
や	やさしお® 90g瓶（味の素株式会社）	67
	ヤマサさしみしょうゆ（ヤマサ醤油）	69
	ヤマサ北海道昆布しょうゆ（ヤマサ醤油）	69
ら	ラー油	79
り	リビタ 減塩習慣（大正製薬）	67
わ	和からし・練り（チューブ入り）	90
	わさび・おろし（チューブ入り）	90

調理ミックス

	品名	ページ
え	えびチャーハンの素（永谷園）	93
お	おいしさパック ドライカレーの素（エスビー食品）	93
か	カレーの王子さま（エスビー食品）	97
	完熟トマトのハヤシライスソース（ハウス食品）	98
	広東風かに玉（永谷園）	95
き	キッコーマン うちのごはん すきやき肉豆腐（キッコーマン食品）	95
く	「Cook Do® きょうの大皿®（合わせ調味料）」豚バラ大根用（味の素株式会社）	95
	「Cook Do® コリア！」（韓国合わせ調味料）豆腐チゲ用（味の素株式会社）	94
	「Cook Do® コリア！」（韓国合わせ調味料）プルコギ用（味の素株式会社）	94
	「Cook Do®」（中華合わせ調味料）四川式麻婆豆腐用（味の素株式会社）	94
	「Cook Do®」（中華合わせ調味料）青椒肉絲用（味の素株式会社）	94
	「Cook Do®」（中華合わせ調味料）回鍋肉用（味の素株式会社）	94
	「Cook Do®」（中華合わせ調味料）麻婆茄子用（味の素株式会社）	94
こ	濃いシチュークリーム（エスビー食品）	97
	ゴールデンカレー中辛（エスビー食品）	96
	こくまろカレー 〈中辛〉（ハウス食品）	96
	五目釜めしの素（丸美屋食品工業）	92
	五目寿司のたね（桃屋）	93
	五目チャーハンの素（永谷園）	93
	五目焼きビーフン（永谷園）	95
し	シチューミクス〈クリーム〉（ハウス食品）	97
	ジャワカレー 〈中辛〉（ハウス食品）	96
す	すし太郎 黒酢入り（永谷園）	93
た	炊き込みお赤飯の素（白子）	92
ち	チキンライスの素（江崎グリコ）	93
	ちょっとぞうすい かに雑炊（ヒガシマル醤油）	92
	ちょっとぞうすい とり雑炊（ヒガシマル醤油）	92
と	特選炊き込み御膳〈松茸ごはん〉（江崎グリコ）	92

	とり釜めしの素（丸美屋食品工業）	92
	鶏肉のトマト煮用ソース（カゴメ）	95
	とろけるカレー中辛（エスビー食品）	96
	とろけるシチュークリーム（エスビー食品）	97
	とろけるハヤシ（エスビー食品）	98
は	バーモントカレー〈中辛〉（ハウス食品）	96
	ハインツかけて本格デミグラスソース　（ハインツ）	98
	ハインツデミグラスソース（ハインツ）	98
	ハインツホワイトソース（ハインツ）	98
ひ	ビストロシェフ　ビーフシチュー　（ハウス食品）	98
ふ	プライムバーモントカレー〈中辛〉　（ハウス食品）	97
	プレミアム熟カレー〈中辛〉　（江崎グリコ）	96
ま	麻婆春雨　中辛　（永谷園）	95
よ	横濱舶来亭カレーフレークこだわりの中辛　180g　（エバラ食品工業）	97

珍味　ページ

あ	アミ・塩辛	24
	アユ・うるか	24
い	イカ・薫製	126
	イカ・塩辛赤造り	24
	イカ・塩辛麹造り	24
	イカ・塩辛白造り	24
	イカ・塩辛墨造り	24
	イカ天	126
か	カツオ・塩辛（酒盗）	25
	がん漬け（シオマネキの塩辛）	25
き	切りイカ・乾燥	126
こ	このわた（ナマコの内臓）	25
さ	さきイカ	126
	サケ・薫製	126
す	酢イカ	126
	するめ	127

ち	チーズ入りタラ	127
ひ	ビーフジャーキー	127
ほ	ホタテ貝柱・味つき	127
	ホヤ・塩辛	25
ま	マグロ・味つき	127
め	めふん（シロザケの腎臓）・しょうゆ漬け	25
や	焼きカワハギ	127

漬物　ページ

あ	赤じそ・塩漬け	51
う	梅びしお	51
	梅干し	50
	梅干し・調味漬け	50
か	カツオ梅	50
	からし漬け・なす	54
	カリカリ梅	50
き	キムチ・きゅうり	56
	キムチ・大根	56
	キムチ・白菜	56
け	ケッパー	58
こ	小梅	50
さ	ザーサイ・かたまり	56
	ザーサイ・スライス	56
	桜の花・塩漬け	56
	ザワークラウト	58
	３年梅	50
し	塩漬け・かぶ（皮つき）	52
	塩漬け・キャベツ	52
	塩漬け・きゅうり	52
	塩漬け・なす	52
	塩漬け・白菜	52
	塩漬け・壬生菜	52
	しそ梅（チューブ入り）	51
	柴漬け・なす	54
	ジャネフ　梅ぼし（キユーピー）	51
	ジャネフ　ねりうめ（キユーピー）	51
	しょうが・甘酢漬け	59
	しょうが・酢漬け	59
す	すぐき漬け	54
	酢どりしょうが・はじかみ	59
た	高菜漬け	57
	たくあん漬け	54

	たくあん漬け・カツオ風味	54
	たくあん漬け・しょうゆ	54
つ	つぼ漬け	55
な	奈良漬け	55
ぬ	ぬかみそ漬け・かぶ・皮つき	53
	ぬかみそ漬け・かぶ葉	53
	ぬかみそ漬け・きゅうり	53
	ぬかみそ漬け・大根	53
	ぬかみそ漬け・なす	53
	ぬかみそ漬け・にんじん（皮つき）	53
の	野沢菜・塩漬け	57
	野沢菜・しょうゆ漬け	57
は	梅肉	51
ひ	ピクルス・オリーブ・グリーン	58
	ピクルス・オリーブ・ライプ	58
	ピクルス・きゅうり・スイート	58
	ピクルス・ミックス	58
ふ	福神漬け	57
へ	べったら漬け	55
め	メンマ・味つけ	57
も	守口漬け	55
や	山ごぼうしょうゆ漬け	55
ら	らっきょう・甘酢漬け	59
	らっきょう・しょうゆ漬け	59
わ	わさび漬け	57

つゆ・たれ・ソース　ページ

あ	浅漬けの素レギュラー500ml　（エバラ食品工業）	91
	味ぽん®　（ミツカン）	87
う	ウスターソース	72
	うなぎのたれ　210g（日本食研）	89
お	黄金の味　中辛　480g（エバラ食品工業）	88
	お好みソース	72
	おろしのたれ　270g（エバラ食品工業）	88
か	カゴメ完熟トマトのピザソース　（カゴメ）	73
き	キッコーマン　いつでも新鮮料理人直伝極みつゆ（キッコーマン食品）	86

	キッコーマン　本つゆヘルシー＆ライト　（キッコーマン食品）	86
	キムチ鍋の素（エバラ食品工業）	89
	キムチの素　（桃屋）	91
	金山寺みそ	71
け	減塩だしぽん酢　（ミツカン）	87
こ	ごましゃぶ®　（ミツカン）	89
し	〆まで美味しいごま豆乳鍋つゆ　ストレート　（ミツカン）	89
	ジャネフ　ゆずみそ（キユーピー）	71
す	すき焼のたれ　300ml（エバラ食品工業）	88
	すき焼のたれ　マイルド300ml　（エバラ食品工業）	88
	すし酢　（ミツカン）	87
	ステーキソース　あらびき黒胡椒味　225g　（モランボン）	88
た	だしわりぽんず（日清オイリオグループ）	87
ち	中濃ソース	72
	チリソース	73
つ	つゆ特級(濃縮２倍)　（桃屋）	86
て	田楽みそ	71
と	トマトケチャップ	73
	トマトソース	73
	トマトピュレ	73
	トマトペースト	73
	豚カツ（濃厚）ソース	72
な	生塩糀　（プラス糀(マルコメ)）	91
	生しょうゆ糀（プラス糀　（マルコメ））	91
は	晩餐館焼肉のたれ焙煎にんにく　500g　（日本食研）	88
ひ	冷やし中華のつゆ　しょうゆ　（ミツカン）	87
ふ	ぶっかけそうめんつゆ（ヒガシマル醤油）	86
ほ	ぽんしゃぶ®　（ミツカン）	89
	ぽん酢　（ミツカン）	87
め	めんスープ（４倍濃縮）（ヒガシマル醤油）	86
	めんつゆ（ストレート）	86

も	もつ鍋の素　あっさり醤油味　（エバラ食品工業）	89
や	焼そばソース	72
	野菜百珍　ごま和えの素（キユーピー）	91
ゆ	有機野菜使用　塩分・糖類・カロリー 50%カット中濃ソース　200ml　（ブルドックソース）	72

ドレッシング・マヨネーズ　ページ

え	MM マヨネーズ 500ml（旭食品）	75
き	キユーピー　シーザーサラダドレッシング　（キユーピー）	74
	キユーピー　深煎りごまドレッシング　（キユーピー）	74
さ	サウザンドアイランドドレッシング	74
た	だしわりドレッシング（日清オイリオグループ）	75
	タルタルソース	75
ふ	フレンチドレッシング・乳化型	74
ま	マヨネーズ・全卵型	75
	マヨネーズ・卵黄型	75
わ	和風ごまノンオイルドレッシング	74
	和風ドレッシング・しょうゆごま入り	74

ナッツ　ページ

あ	アーモンド・フライ・味つけ	128
か	カシューナッツ・フライ・味つけ	128
	かぼちゃ・いり・味つけ	128
こ	小魚アーモンド	128
し	塩豆（塩えんどう）	128
は	バターピーナッツ	128
ひ	ピスタチオ・いり・味つけ	129
ま	マカデミアナッツ・いり・味つけ	129
	まつ・いり	129
み	ミックスナッツ	129
ら	落花生・いり（殻つき）	129
	落花生・いり（殻なし）	129

肉　ページ

あ	あらびきソーセージ	42
う	ウインナソーセージ	42
	ウインナソーセージ缶詰め	42
	うす塩ブロックベーコン（丸大食品）	40
	うす塩ロースハム（丸大食品）	38
か	鴨スモーク	41
さ	サラミソーセージ	42
し	ショルダーハム	38
	ショルダーベーコン・薄切り・小	40
	ショルダーベーコン・ブロック	40
す	スモークタン	41
	スモークレバー	41
せ	セミドライソーセージ	42
な	生ソーセージ	43
	生ハム・促成	39
	生ハム・長期熟成	39
ふ	フランクフルトソーセージ	43
	プレスハム	39
へ	ベーコン・薄切り	40
	ベーコン・薄切り・小	40
	ベーコン・ブロック	40
ほ	ホットドッグ用ソーセージ	43
	骨つきハム	39
	ボロニアソーセージ	43
	ボンレスハム・厚切り	39
	ボンレスハム・薄切り	39
や	焼き豚・厚切り	41
	焼き豚・薄切り	41
り	リオナーソーセージ	43
れ	レバーソーセージ	43
ろ	ローストビーフ	41
	ロースハム	38
	ロースハム・厚切り	38
	ロースハム・薄切り	38
	ロースハム・超薄切り	38

練り製品　ページ

い	イワシ・すり身	34
	イワシ・つみれ	34

185

お	おさかなのソーセージ（ニッスイ）	36
か	カニ風味かまぼこ	36
	かまぼこ	36
さ	笹かまぼこ	36
	さつま揚げ・小判	34
	さつま揚げ・ごぼう巻き	34
	さつま揚げ・野菜入り	34
す	すじ	34
た	伊達巻	35
ち	チーズ入りかまぼこ	36
な	鳴門巻き	35
は	はんぺん	35
や	焼かまぼこ	36
	焼きちくわ・小	35
	焼きちくわ・大	35
	焼きちくわ・中	35

パン		ページ
あ	あんパン	124
い	イングリッシュマフィン	121
か	カレーパン	122
く	クリームパン	124
	くるみカマンベール	122
	クロワッサン	121
こ	コーンマヨネーズパン	122
さ	サンドイッチ・卵	123
	サンドイッチ・チキンカツ	123
	サンドイッチ・ツナ	123
	サンドイッチ・野菜	123
し	食塩無添加ロール（リトルマーメイド）	121
	食パン4枚切り	120
	食パン6枚切り	120
	食パン8枚切り	120
	食パン12枚切り	120
そ	ソーセージパン	122
ち	チョココロネ	124
て	デニッシュペストリー	124
に	肉まん	124
は	ハムチーズクロワッサン	122
	ハンバーガー	122
ふ	ぶどう食パン	120
	フランスパン	121
へ	ベーグル	121

	ベーコンエピ	123
め	メロンパン	124
や	焼きそばロール	123
ら	ライ麦パン	120
ろ	ロールパン	121

ふりかけ・つくだ煮		ページ
あ	アサリ・つくだ煮	62
	アミ・つくだ煮	62
い	イカナゴ（コウナゴ）・つくだ煮	62
	イナゴ・つくだ煮	62
	彩りごはん　混ぜ込み青菜（永谷園）	61
う	梅干し茶づけ　（永谷園）	61
お	お茶漬けサラサラだし茶漬け・さけ3P　（白子）	60
	お茶漬けサラサラだし茶漬け・わさび3P　（白子）	60
	お茶づけ海苔　（永谷園）	61
	おむすび山®梅かつおチャック袋タイプ　（ミツカン）	61
	おむすび山®鮭わかめチャック袋タイプ　（ミツカン）	61
	おむすび山®焼きたらこチャック袋タイプ　（ミツカン）	61
か	カツオ・角煮	62
	カツオ削り節・つくだ煮	62
	川エビ・つくだ煮	63
き	切りイカ・あめ煮	63
こ	こんぶ・つくだ煮	64
	こんぶ・つくだ煮しいたけ	64
	こんぶ・つくだ煮しそ	64
さ	サケ・フレーク	63
し	塩こんぶ	64
	ジャネフ　減塩のり佃煮（キユーピー）	64
た	タラ・でんぶ	63
の	のり・つくだ煮	64
は	ハゼ・つくだ煮	63
ふ	ふりかけ・カツオ	60
	ふりかけ・サケ	60
	ふりかけ・のりたまご	60
ゆ	ゆかり	60
わ	ワカサギ・つくだ煮	63

めん・パスタ・ピザ		ページ
あ	揚げ中華めん	119
う	うどん・ゆで	115
さ	さぬきうどん5食（テーブルマーク）	112
す	スパゲティ・ゆで	118
そ	そうめん・ゆで	115
	そば・ゆで	115
ち	中華めん・ゆで	119
て	手延べそうめん・ゆで	115
な	生パスタ・ゆで	118
ひ	ビーフン・ゆで	119
ふ	フェトチーネ・ゆで	118
ほ	干しうどん・ゆで	115
	干しそば・ゆで	115
	干し中華めん・ゆで	119
ま	マカロニ・ゆで	118
む	蒸し中華めん	119
ら	ラザニア・ゆで	118
れ	冷凍スパゲティ・ゆで	118

油脂		ページ
お	オリーブ油	77
こ	ごま油	77
し	ショートニング	76
ち	調合油	77
は	バター	76
	バター・食塩不使用	76
	発酵バター	76
ふ	ファットスプレッド	76
ま	マーガリン	77
	マーガリン・食塩不使用	77
れ	レーズンバター	76

レトルト食品		ページ
え	エネルギー130kcal塩分1.3gのクリームシチュー　（石井食品）	109
	エネルギー136kcal塩分1.2gのトマト味リゾットの素　（石井食品）	109
	エネルギー182kcal塩分1.3gのチキンカレー　（石井食品）	108
	エネルギー186kcal塩分1.3gのナスと挽肉のキーマカレー（石井食品）	109

か	完熟トマトのハヤシライスソース　（ハウス食品）	108
き	銀座キーマカリー　　（明治）	108
こ	国産野菜で作ったミートソース　　（カゴメ）	109
す	スパイスリゾートタイ風グリーンカレー　（エスビー食品）	108
は	ぱすた屋　〈カルボナーラ〉（ハウス食品）	109
ひ	100kcalマイサイズいいね！プラス塩分が気になる方の欧風カレー（大塚食品）	108
ほ	北海道シチュー　〈クリーム〉（ハウス食品）	109
	ボンカレーゴールド　中辛（大塚食品）	108

外食の塩分早わかり 料理＆栄養価一覧

138〜162ページで紹介した料理についてのくわしい栄養成分値です。いずれも1食分の数値になります。138〜162ページの材料別詳細データもこの数値からとっていますが、表示桁に満たないものは四捨五入をしたために、合計の数値と誤差を生じている場合があります。

ページ	料理名／材料名	塩分 g	ナトリウム mg	エネルギー kcal	たんぱく質 g	脂質 g	炭水化物 g	カルシウム mg	リン mg	鉄 mg	カリウム mg	ビタミンA（レチノール当量） μg	ビタミンB₁ mg	ビタミンB₂ mg	ビタミンE mg	ビタミンC mg	コレステロール mg	食物繊維 g
そば・うどん																		
138	かけそば	4.0	1564	294	11.3	1.8	58.0	29	204	2.0	203	1	0.11	0.09	0.2	1	0	3.9
138	もりそば	2.8	1117	284	10.7	2.1	55.9	29	189	1.9	174	5	0.11	0.08	0.2	2	0	3.9
139	天ぷらそば	4.4	1715	491	29.0	11.3	66.9	79	444	2.4	619	149	0.16	0.18	3.4	8	138	5.2
139	きつねうどん	5.6	2188	431	17.0	11.4	63.6	144	235	2.3	388	136	0.10	0.13	1.4	7	0	3.5
139	カレーうどん	4.1	1603	676	29.5	29.4	68.6	83	338	2.7	847	219	0.87	0.27	1.5	9	66	5.9
139	なべ焼きうどん	5.2	2047	451	23.6	8.9	65.9	74	300	1.8	512	200	0.13	0.25	2.5	6	180	3.6
ラーメン																		
140	しょうゆラーメン	7.1	2784	475	19.8	6.7	82.7	75	292	1.4	617	5	0.62	0.22	0.3	4	12	4.1
141	塩ラーメン	7.3	2880	471	18.2	8.2	80.0	101	259	1.5	643	175	0.51	0.27	1.3	8	109	5.3
141	みそラーメン	7.3	2876	560	25.2	10.1	91.4	105	353	2.5	719	4	0.76	0.25	0.6	10	18	6.2
141	とんこつラーメン	7.6	3008	700	27.3	27.2	83.8	78	391	1.5	727	10	1.02	0.29	0.7	17	48	3.8
141	冷やし中華	5.5	2184	525	22.6	8.2	89.5	83	247	2.0	604	67	0.44	0.33	1.2	15	117	7.1
丼もの																		
142	牛丼セット	4.6	1802	863	28.3	29.0	117.9	73	343	2.5	669	9	0.19	0.27	0.6	5	71	2.6
	牛丼	2.7	1081	813	24.4	27.2	112.9	27	271	1.6	472	7	0.13	0.23	0.5	5	71	1.5
	豆腐とわかめのみそ汁	1.5	601	45	3.9	1.8	3.7	42	72	0.8	194	2	0.06	0.04	0.1	0	0	0.9
	紅しょうが	0.3	120	5	0	0	1.3	4	0	0.1	3	0	0	0	0	0	0	0.2
143	ウナ重セット	4.2	1646	758	32.5	22.3	104.3	172	448	1.9	566	1948	0.86	0.89	5.3	1	273	0.9
	ウナ重	3.0	1197	737	30.3	21.8	102.5	163	406	1.3	425	1500	0.81	0.79	4.9	0	230	0.8
	肝吸い	1.1	449	21	2.2	0.5	1.8	9	42	0.6	141	448	0.05	0.10	0.3	1	43	0.1
144	天丼セット	4.0	1556	648	25.4	10.2	107.7	54	368	1.1	534	37	0.11	0.13	2.6	2	137	2.1
	天丼	2.0	801	632	24.2	10.2	104.9	40	336	0.7	393	13	0.09	0.10	2.4	1	137	1.0
	柴漬け　20g	0.8	320	6	0.3	0	1.4	6	5	0.3	10	10	0	0	0	0	0	0.2
	吸い物	1.1	435	10	0.9	0	1.4	8	27	0.1	131	14	0.02	0.03	0.1	1	0	0.2

ページ	料理名／材料名	塩分 g	ナトリウム mg	エネルギー kcal	たんぱく質 g	脂質 g	炭水化物 g	カルシウム mg	リン mg	鉄 mg	カリウム mg	ビタミンA (レチノール当量) μg	ビタミンB₁ mg	ビタミンB₂ mg	ビタミンE mg	ビタミンC mg	コレステロール mg	食物繊維 g
145	カツ丼セット	5.6	2213	1133	41.0	41.7	141.5	90	514	3.2	891	132	0.90	0.52	3.0	7	303	3.5
	カツ丼	3.1	1228	1101	38.2	41.0	137.2	60	454	2.3	647	93	0.85	0.47	2.8	4	299	2.3
	ぬか漬け	0.8	303	6	0.3	0	1.3	5	12	0.1	96	36	0.03	0.01	0.1	3	0	0.4
	アサリのみそ汁	1.7	682	26	2.5	0.7	3.0	25	48	0.8	148	3	0.02	0.04	0.1	0	4	0.8

すし

ページ	料理名／材料名	塩分 g	ナトリウム mg	エネルギー kcal	たんぱく質 g	脂質 g	炭水化物 g	カルシウム mg	リン mg	鉄 mg	カリウム mg	ビタミンA (レチノール当量) μg	ビタミンB₁ mg	ビタミンB₂ mg	ビタミンE mg	ビタミンC mg	コレステロール mg	食物繊維 g
146	にぎりずし	2.6	1006	455	26.7	9.5	61.3	60	358	1.6	395	216	0.17	0.29	2.9	9	296	0.9
	にぎりずし・サケ	0.1	57	50	2.5	1.8	5.3	1	32	0	44	2	0.03	0.01	0.4	0	8	0
	にぎりずし・マグロ	0.1	59	39	3.5	0.2	5.3	1	37	0.1	50	10	0.01	0.01	0.1	0	6	0
	にぎりずし・イカ	0.1	72	31	1.9	0.1	5.3	1	27	0	31	1	0.01	0.01	0.2	0	23	0
	にぎりずし・エビ	0.2	73	36	3.1	0.1	5.3	7	44	0.1	54	1	0.01	0.01	0.2	0	24	0
	にぎりずし・卵焼き	0.6	247	90	5.1	4.0	8.1	20	75	0.7	61	48	0.02	0.15	0.4	0	154	0
	にぎりずし・アナゴ	0.1	65	43	2.1	1.3	5.3	7	23	0.1	32	89	0.01	0.01	0.3	0	18	0
	軍艦巻き・イクラ トビコ	0.4	153	52	4.2	1.9	4.2	12	68	0.3	31	42	0.05	0.07	1.1	1	58	0.1
	細巻き・きゅうり 3個分	0.3	108	49	1.0	0	10.8	4	15	0.1	34	9	0.01	0	0	2	0	0.3
	細巻き・マグロ 3個分	0.3	112	59	3.3	0.1	10.5	2	36	0.2	50	5	0.01	0.01	0.1	1	5	0.2
	しょうが甘酢漬け	0.2	60	3	0	0	0.6	2	0	0	1	0	0	0	0	0	0	0.1
	レモン	0	0	3	0	0	0.6	3	1	0	7	0	0	0	0	5	0	0.2
147	ちらしずし	3.1	1217	557	29.9	5.3	91.5	66	353	1.3	394	54	0.18	0.21	2.1	3	213	0.7

定食

ページ	料理名／材料名	塩分 g	ナトリウム mg	エネルギー kcal	たんぱく質 g	脂質 g	炭水化物 g	カルシウム mg	リン mg	鉄 mg	カリウム mg	ビタミンA (レチノール当量) μg	ビタミンB₁ mg	ビタミンB₂ mg	ビタミンE mg	ビタミンC mg	コレステロール mg	食物繊維 g
148	焼き魚定食	4.5	1762	528	32.2	7.4	80.8	204	456	2.7	981	60	0.30	0.30	1.6	23	80	4.7
	アジの塩焼き	2.1	818	140	21.4	4.9	0.9	76	252	0.7	437	8	0.14	0.14	0.6	2	73	0.3
	酢の物	0.5	213	31	1.8	0.2	6.4	36	49	0.4	169	31	0.03	0.03	0.3	11	7	1.5
	かぶの葉の塩漬け	0.5	182	6	0.5	0	1.2	48	9	0.5	58	20	0.01	0.04	0.6	9	0	0.7
	豆腐となめこのみそ汁	1.4	547	49	4.0	1.8	5.5	39	85	0.9	265	1	0.08	0.07	0.1	1	0	1.7
	ごはん	微量	2	302	4.5	0.5	66.8	5	61	0.2	52	0	0.04	0.02	0	0	0	0.5
149	鶏肉の照り焼き定食	4.6	1823	695	27.6	26.2	85.2	144	355	5.5	1074	147	0.25	0.31	2.5	16	93	5.1
	鶏肉の照り焼き	2.2	864	292	17.9	20.7	7.5	19	199	1.0	380	45	0.12	0.18	1.6	8	89	0.4
	ひじきの五目煮	0.7	264	70	2.7	4.4	6.8	73	39	3.3	387	91	0.02	0.04	0.7	0	0	3.3
	シジミのみそ汁	1.3	521	25	2.2	0.6	2.9	36	47	0.9	155	11	0.02	0.06	0.2	2	4	0.5

ページ	料理名／材料名	塩分 g	ナトリウム mg	エネルギー kcal	たんぱく質 g	脂質 g	炭水化物 g	カルシウム mg	リン mg	鉄 mg	カリウム mg	ビタミンA (レチノール当量) μg	ビタミンB₁ mg	ビタミンB₂ mg	ビタミンE mg	ビタミンC mg	コレステロール mg	食物繊維 g
149	かぶのぬか漬け	0.4	172	6	0.3	0	1.2	11	9	0.1	100	0	0.05	0.01	0	6	0	0.4
	ごはん	微量	2	302	4.5	0.5	66.8	5	61	0.2	52	0	0.04	0.02	0	0	0	0.5
150	ポークソテー定食	5.1	1997	884	43.3	51.4	56.6	119	461	1.9	1062	48	1.33	0.44	2.4	33	104	2.9
	ポークソテー	3.3	1283	565	34.2	38.8	14.5	48	338	1.2	815	43	1.22	0.29	2.1	30	104	1.7
	コーンスープ	1.1	420	129	3.0	7.2	12.9	45	65	0.3	181	4	0.05	0.11	0	3	0	0
	ロールパン	0.7	294	190	6.1	5.4	29.2	26	58	0.4	66	1	0.06	0.04	0.3	0	0	1.2
151	エビチリ定食	7.4	2919	577	36.1	9.4	82.6	99	500	2.1	859	33	0.22	0.19	3.4	4	246	2.4
	エビチリ	3.5	1395	250	29.4	7.9	13.7	60	401	1.2	661	16	0.16	0.10	3.3	3	204	0.8
	卵とわかめのスープ	1.8	712	22	1.8	1.0	1.4	13	28	0.3	44	17	0.01	0.06	0.1	1	42	0.4
	ザーサイ	2.1	810	3	0.4	0	0.7	21	10	0.4	102	0	0.01	0.01	0	0	0	0.7
	ごはん	微量	2	302	4.5	0.5	66.8	5	61	0.2	52	0	0.04	0.02	0	0	0	0.5

酒のつまみ

ページ	料理名／材料名	塩分 g	ナトリウム mg	エネルギー kcal	たんぱく質 g	脂質 g	炭水化物 g	カルシウム mg	リン mg	鉄 mg	カリウム mg	ビタミンA (レチノール当量) μg	ビタミンB₁ mg	ビタミンB₂ mg	ビタミンE mg	ビタミンC mg	コレステロール mg	食物繊維 g
152	串焼き盛り合わせ	3.7	1460	818	65.3	51.3	16.0	52	650	7.0	1160	6451	0.59	1.37	2.7	24	518	1.3
	正肉・たれ	0.3	120	97	7.6	6.4	1.2	3	79	0.3	137	18	0.05	0.07	0.3	1	40	0
	ねぎま・たれ	0.4	157	78	5.5	4.3	3.9	11	62	0.3	147	14	0.04	0.06	0.3	4	27	0.6
	アスパラ巻き・たれ	0.4	149	93	3.9	7.1	3.0	7	48	0.4	139	12	0.15	0.08	0.6	5	14	0.5
	しそ巻き・たれ	0.4	150	45	8.3	0.3	1.9	6	82	0.3	167	19	0.04	0.05	0.1	1	23	0.1
	つくね・たれ	0.4	166	103	9.0	6.0	2.2	7	60	0.3	145	19	0.05	0.09	0.5	1	40	0.1
	手羽・塩	0.4	168	137	11.6	9.3	0	9	98	0.3	143	31	0.05	0.07	0.4	1	72	0
	皮・塩	0.3	124	151	2.4	15.0	0	1	15	0.1	26	36	0	0.02	0.1	0	35	0
	レバー・たれ	0.4	176	58	8.7	1.4	2.0	3	139	4.1	158	6300	0.17	0.81	0.2	9	167	0
	砂肝・塩	0.2	92	24	4.6	0.5	0	2	35	0.6	58	1	0.02	0.07	0.1	1	50	0
	白もつ・たれ	0.4	158	32	3.7	1.0	1.8	3	32	0.3	40	1	0.02	0.05	0.1	1	50	0
153	おでん盛り合わせ	5.0	1955	728	48.2	31.6	63.5	540	577	7.0	1088	69	0.21	0.45	2.6	11	232	8.4
	はんぺん	0.6	236	34	3.5	0.4	4.2	5	40	0.2	58	0	0	0	0.1	0	5	0
	厚揚げ	0.2	79	100	7.1	7.3	1.1	156	100	1.7	84	0	0.05	0.02	0.5	0	0	0.5
	大根	0.3	132	21	0.7	0.1	4.6	24	18	0.2	209	0	0.02	0.01	0	9	0	1.6
	こんにゃく	0.1	33	3	0.1	0	0.9	13	3	0.1	12	0	0	0	0	0	0	0.7
	ごぼう天	0.6	243	55	4.4	1.3	6.6	27	30	0.4	51	0	0.02	0.04	0	0	7	0.9
	もち入り袋	0.2	76	180	6.4	7.1	21.3	65	82	0.7	41	0	0.02	0.01	0.3	0	0	0.7
	焼きちくわ	0.9	374	54	5.5	0.9	6.1	7	50	0.5	43	0	0.02	0.04	0.2	0	11	0

ページ	料理名／材料名	塩分 g	ナトリウム mg	エネルギー kcal	たんぱく質 g	脂質 g	炭水化物 g	カルシウム mg	リン mg	鉄 mg	カリウム mg	ビタミンA (レチノール当量) μg	ビタミンB1 mg	ビタミンB2 mg	ビタミンE mg	ビタミンC mg	コレステロール mg	食物繊維 g
153	しらたき	0.1	34	4	0.1	0	1.6	34	6	0.2	8	0	0	0	0	0	0	1.3
	ちくわ麩	0.1	30	44	1.8	0.3	8.0	2	9	0.1	3	0	0	0.01	0	0	0	0.4
	こんぶ	0.5	179	9	0.5	0.1	3.9	45	13	0.2	390	6	0.03	0.02	0.1	2	0	1.7
	つみれ	0.7	285	57	6.0	2.2	3.3	30	60	0.5	90	0	0.01	0.10	0.1	0	20	0
	がんもどき	0.2	92	92	6.1	7.1	0.7	108	81	1.4	33	0	0.01	0.02	0.6	0	0	0.6
	ゆで卵	0.3	104	69	5.9	4.5	0.4	23	83	0.8	62	63	0.03	0.18	0.5	0	189	0
	練りがらし	0.1	58	6	0.1	0.3	0.8	1	2	0	4	0	0	0	0	0	0	0

イタリアン

ページ	料理名／材料名	塩分 g	ナトリウム mg	エネルギー kcal	たんぱく質 g	脂質 g	炭水化物 g	カルシウム mg	リン mg	鉄 mg	カリウム mg	ビタミンA (レチノール当量) μg	ビタミンB1 mg	ビタミンB2 mg	ビタミンE mg	ビタミンC mg	コレステロール mg	食物繊維 g
154	スパゲティボンゴレ	5.1	2013	623	17.2	22.0	83.8	68	197	4.2	207	8	0.17	0.17	3.0	2	22	4.6
155	ミックスピザ	7.3	2857	1066	50.6	53.7	92.9	682	1043	3.6	816	317	0.65	0.80	4.6	17	122	5.3

中国料理など

ページ	料理名／材料名	塩分 g	ナトリウム mg	エネルギー kcal	たんぱく質 g	脂質 g	炭水化物 g	カルシウム mg	リン mg	鉄 mg	カリウム mg	ビタミンA (レチノール当量) μg	ビタミンB1 mg	ビタミンB2 mg	ビタミンE mg	ビタミンC mg	コレステロール mg	食物繊維 g
156	中華丼	3.1	1230	608	24.7	8.3	100.9	51	333	1.1	558	161	0.32	0.18	1.5	7	169	2.5
157	ビビンバ	3.4	1356	753	20.6	31.9	91.5	237	259	4.0	763	403	0.20	0.30	2.1	37	50	6.4

ファストフード

ページ	料理名／材料名	塩分 g	ナトリウム mg	エネルギー kcal	たんぱく質 g	脂質 g	炭水化物 g	カルシウム mg	リン mg	鉄 mg	カリウム mg	ビタミンA (レチノール当量) μg	ビタミンB1 mg	ビタミンB2 mg	ビタミンE mg	ビタミンC mg	コレステロール mg	食物繊維 g
158	照り焼きバーガーセット	5.2	2062	650	15.1	32.8	75.4	50	188	2.5	927	33	0.25	0.25	3.4	41	22	4.3
	照り焼きバーガー	4.2	1670	413	12.2	22.2	43.0	46	140	1.7	266	33	0.13	0.19	1.9	1	22	1.2
	フレンチフライドポテト	1.0	392	237	2.9	10.6	32.4	4	48	0.8	661	0	0.12	0.06	1.5	40	0	3.1
159	ジャーマンドッグセット	3.9	1549	458	15.4	27.0	38.7	53	230	1.7	599	177	0.34	0.19	2.1	24	48	3.3
	ジャーマンドッグ	2.3	920	379	12.7	22.8	30.2	30	165	1.1	208	25	0.21	0.13	0.7	7	43	1.2
	ミネストローネ	1.6	629	79	2.7	4.2	8.5	23	65	0.6	391	152	0.13	0.06	1.4	17	5	2.1

コンビニ弁当

ページ	料理名／材料名	塩分 g	ナトリウム mg	エネルギー kcal	たんぱく質 g	脂質 g	炭水化物 g	カルシウム mg	リン mg	鉄 mg	カリウム mg	ビタミンA (レチノール当量) μg	ビタミンB1 mg	ビタミンB2 mg	ビタミンE mg	ビタミンC mg	コレステロール mg	食物繊維 g
160	割り子そば	2.9	1145	344	13.4	3.0	66.3	34	231	2.3	191	18	0.13	0.11	0.3	2	21	4.7
161	塩ザケ弁当	3.9	1545	695	30.6	16.3	103.6	95	380	1.6	847	183	0.26	0.28	2.3	15	131	4.3
162	助六弁当	4.8	1907	644	16.0	9.3	122.0	96	191	1.6	337	81	0.08	0.17	0.6	6	56	2.6
	太巻き　5個分	2.7	1057	366	7.8	2.0	77.6	20	58	0.6	182	66	0.03	0.12	0.3	4	56	1.5
	いなり　2個分	1.4	546	191	6.7	7.1	24.9	67	106	0.8	89	0	0.03	0.03	0.3	0	0	0.4
	細巻き　4個分	0.6	244	84	1.5	0.2	18.9	7	27	0.2	65	15	0.02	0.02	0	2	0	0.6
	しょうがの甘酢漬け	0.2	60	3	0	0	0.6	2	0	0	1	0	0	0	0	0	0	0.1

FOOD&COOKING DATA
塩分早わかり 第4版

監修・データ作成●牧野直子
撮影●川上隆二　堀口隆志　国井美奈子
　　　松園多聞　竹内章雄（監修者写真）ほか
ブックデザイン・イラスト●柳本あかね
編集協力●ウララコミュニケーションズ
校正●くすのき舎

1998年 9月 1日初版第 1 刷発行
2001年11月 1日初版第 6 刷発行
2002年 2月 1日改訂版第 1 刷発行
2013年 4月20日改訂版第22刷発行
2013年10月 1日第 3 版第 1 刷発行
2019年 3月 1日第 4 版第 1 刷発行

女子栄養大学出版部編

発行者●香川明夫
発行所●女子栄養大学出版部
〒170-8481　東京都豊島区駒込3-24-3
電話●03-3918-5411　（営業）
　　　03-3918-5301　（編集）
ホームページ●http://www.eiyo21.com
振替●00160-3-84647
印刷・製本所●大日本印刷株式会社
乱丁本・落丁本はお取り替えいたします。

ISBN978-4-7895-0223-8
ⓒ Kagawa Education Institute of Nutrition 2019, Printed in Japan

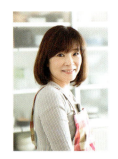

監修者プロフィール
牧野直子 まきのなおこ
管理栄養士／料理家

有限会社スタジオ食代表。女子栄養大学卒業。女子栄養大学生涯学習講師。日本肥満学会会員、日本食育学会会員・評議員。

大学在学中より栄養指導・教育に携わる。独立後は「生活習慣病や肥満の予防・改善のための食生活や栄養の情報提供」、「家族みんなが楽しめるヘルシーかつ簡単でおいしいレシピの提案」をわかりやすく実践しやすい指導をモットーに活動している。活動範囲は雑誌や書籍、テレビ・ラジオ、ウェブサイトなどのマスメディア、料理教室、講演会、保健センターや病院の栄養相談など幅広い。

おもな著書・監修書
『エネルギー早わかり』、『糖質早わかり』、『減塩のコツ早わかり』、『腎臓病の食品早わかり』、『コレステロール・食物繊維早わかり』、『メタボのためのカロリーガイド』、『ダイエットのためのカロリーガイド』、『元気塾弁』（以上、女子栄養大学出版部）、『健康診断の気になる結果を食べて治す』（マガジンハウス）、『栄養素図鑑』（新星出版社）、『ゆる塩レシピ』『最新版 腎臓病の基本の食事』（ともに学研）など多数。